中西医结合诊疗与康复系列丛书

总主编 李 冀 于 波 吴树亮

老年病诊疗与康复

主编 徐京育 李晨晔

U0243596

科学出版社

北京

内 容 简 介

本书是"中西医结合诊疗与康复系列丛书"之一,是针对我国老年患者编撰的集老年各系统常见疾病介绍、治疗、康复指导于一体的图书。本书分为总论、各论两部分。总论包括老年慢性疾病的概述及老年人健康评估与管理两章,详细阐述了当代老年患者的生理病理特点,老年人群及患者的综合评估等。各论分为五章,介绍老年患者呼吸系统、心血管系统、消化系统、泌尿与生殖系统、内分泌与代谢系统中 20 余种老年常见疾病的临床表现、检查、诊断、中西医治疗、康复治疗方面的内容。本书涵盖现代医学与中国传统医学的内容,着重突出了中国传统医学"辨证论治""审因论治"的个体化治疗方案及康复治疗内容,并在传承基础上做到创新。

本书适于老年科、康复科的临床医生、研究生及其他医务人员、医疗科研人员、中医院校学生参考阅读。

图书在版编目（CIP）数据

老年病诊疗与康复 / 徐京育,李晨晔主编. —北京:科学出版社,2022.4
（中西医结合诊疗与康复系列丛书 / 李冀,于波,吴树亮总主编）
ISBN 978-7-03-072027-6

Ⅰ. ①老… Ⅱ. ①徐… ②李… Ⅲ. ①老年病-诊疗 ②老年病-康复
Ⅳ. ①R592

中国版本图书馆 CIP 数据核字（2022）第 053967 号

责任编辑:刘　亚 / 责任校对:申晓焕
责任印制:徐晓晨 / 封面设计:蓝正设计

科学出版社 出版
北京东黄城根北街 16 号
邮政编码:100717
http://www.sciencep.com

固安县铭成印刷有限公司 印刷
科学出版社发行　各地新华书店经销

*

2022 年 4 月第　一　版　　开本:787×1092 1/16
2022 年 4 月第一次印刷　　印张:14 1/2
字数:338 000

定价:88.00 元
（如有印装质量问题,我社负责调换）

中西医结合诊疗与康复系列丛书

编 委 会

老年病诊疗与康复

编 委 会

主　编　徐京育　李晨晔

副主编　张　良　杜　琳　段永顺

编　委　（以姓氏笔画为序）

马维民　黑龙江中医药大学附属第二医院

刘瑞丰　瑞金医院无锡分院

孙欢欢　黑龙江中医药大学

苏也韬　舟山市中医院

杜　琳　黑龙江中医药大学附属第一医院

李佳鑫　舟山市中医院

李晨晔　哈尔滨医科大学附属第二医院

张　良　黑龙江中医药大学附属第二医院

范文君　哈尔滨医科大学附属第二医院

段永顺　哈尔滨医科大学附属第一医院

徐　睿　黑龙江中医药大学

徐京育　黑龙江中医药大学附属第一医院

黄丽丽　哈尔滨医科大学附属第二医院

焦梓桐　黑龙江中医药大学

总　序

中医被誉为"古老的东方智慧"，它蕴含着中国古代人民同疾病作斗争的过程中积累的临床经验和理论知识，是在古代朴素的唯物论和辩证法思想指导下，通过长期医疗实践逐步形成并不断发展的医学理论体系。近年来，随着理论研究的不断深入和技术的不断发展，中医学焕发勃勃生机，尤其是在新冠肺炎疫情以来，中医药抗疫效果显著，中医药的疗效日益得到公众的认可，人们深刻认识到中医药的独特地位。

中西医结合是中国传统医学与现代医学现实并存的必然结果，是科学发展和科学研究走向交叉、综合、系统化、国际化和多元化的必然趋势。旨在互相取长补短、提高临床疗效、发展新的医疗模式、创新医学理论、弘扬中华传统医药文化，以丰富世界医学，贡献全人类。

2021 年 6 月 30 日，国家卫生健康委、国家中医药局、中央军委后勤保障部卫生局联合发布《关于进一步加强综合医院中医药工作推动中西医协同发展的意见》，给中西医结合带来了前所未有的发展契机，这也必将带来对中西医结合人才培养和知识储备的巨大需求。鉴于此，我们集合了中医和西医领域的专家学者，从中西医结合的角度，精心编写了这套"中西医结合诊疗与康复系列丛书"，以飨读者（分册书名见下页）。希望本丛书能为广大医疗工作者解决中西医结合领域的诸多问题提供思路和方法，能对我国中西医结合事业的发展有所裨益。

丛书编委会

2021 年 7 月

中西医结合诊疗与康复系列丛书

消化系统疾病诊疗与康复

神经系统疾病诊疗与康复

内分泌疾病诊疗与康复

血液病诊疗与康复

冠心病诊疗与康复

脑卒中诊疗与康复

肾脏疾病诊疗与康复

肺癌诊疗与康复

耳鼻喉科疾病诊疗与康复

临床罕见病诊疗与康复

口腔疾病诊疗与康复

胃肠肿瘤术后诊疗与康复

骨科疾病诊疗与康复

妇产科疾病诊疗与康复

儿科疾病诊疗与康复

老年病诊疗与康复

目 录

总　　论

各　　论

附　表

总　　论

第一章

老年慢性疾病的概述

第一节　人口老龄化与衰老

　　我国人口的老龄化正在加速，20 世纪 90 年代以来，我国的老龄化进程加快，老年人口占总人口的比重一直持续增长。2000 年至 2019 年，60 岁以上的老年人从 1.26 亿增长到 2.5 亿，老年人口占总人口的比重从 10.2%上升到 17.9%。在这 2.5 亿的老年人中，有 75%都有疾病在身。这不仅严重影响老年人的生活质量，也给家庭和社会带来沉重的负担。面对快速人口老龄化的难题，我们需要从社会、医学等各个方面采取创新性的思路和对策。在慢性病防治方面，国内外的大量研究初步阐明了衰老与老年病发生的因果关系，明确了老年病的特征，从而为建立有效的防治措施奠定了良好的理论基础。随着我国社会的快速发展，人口老龄化问题日趋严重，而老年病也越来越突出。

一、中国人口老龄化存在的问题

　　随着我国社会的快速发展，人口老龄化问题日趋严重，而老年病也越来越突出。老年人本身就是社会的弱势群体，随着年龄的不断增长，老年群体自身的免疫功能也会逐渐下降，生理机能开始退化，老年痴呆、心脑血管疾病、风湿病等都是老年群体中常见的疾病。老年人自身健康状况和社会角色的改变，常容易产生悲观、抑郁、孤独和焦虑等一系列不良心理和情绪，而如今的家庭结构模式越来越趋于小型化，子女忙于工作无心照料在家的老人，使家庭养老问题突出，更别说是精神上的交流，因此，很多老年人精神状态比较差，他们需要社会的关心和理解。老年病防治已是亟待解决的问题。

二、衰老的现象

　　从生物学上讲，衰老是生物随着时间的推移，自发的必然过程，它是复杂的自然现象，表现为结构的退行性变和机能的衰退，适应性和抵抗力减退。在生理学上，把衰老看作从受精卵开始一直进行到老年的个体发育史。从病理学上，衰老是应激和劳损、损伤和感染、免疫反应衰退、营养失调、代谢障碍以及疏忽和滥用药物积累的结果。另外从社会学上看，衰老的表现是个人对新鲜事物失去兴趣，超脱现实，喜欢怀旧。

衰老的特性表现：有时间的依赖性，是生物体内所有细胞、组织、器官和整体普遍存在的现象。根据大量的研究，衰老的特征概括为五性：普遍性、累积性、渐进性、内生性、危害性，这就是所谓的"衰老的金标准"——丘比特（CUPID）标准。

（1）衰老的累积性

衰老是一个漫长而复杂的过程，一般来说，到人体成熟期后，机体的某些细胞、组织、器官便开始老化。但此时老化的改变十分轻微，不表现出任何衰老的症状。只有积累到一定程度后，机体的形态结构才会出现明显的退行性变化，生理功能才会有所下降。例如，动脉粥样硬化始发于青年时期，但早期的动脉硬化很轻微，经过多年之后，脂质在动脉内膜上的沉积日益增多，导致内膜增厚，血管老化的程度则日益加重。衰老的累积性是抗衰老的重要理论基础，通过早期干预，可减缓衰老症状的出现。

（2）衰老的普遍性

衰老是真核生物普遍存在的现象，任何生物个体都不可避免地走向衰老和死亡，这是一个不可逆转的生理过程。衰老是人体正常发生的自然生理现象，不是疾病。正是衰老的普遍性，在进化程度不同的生物中存在一些共同的衰老机制，这也是目前大量研究模式中生物的衰老机制，有助于解释人类衰老生物学基础的原因。

（3）衰老的渐进性

衰老是一个渐进的演变过程，对于已经生活在地球上的人类个体来说，其整个过程是不可逆的，如胸腺萎缩起始于青春期，以后迅速进展，到 40 岁时，80%以上的胸腺组织已被脂肪组织所取代。在衰老过程中，就整个机体而言，不同的器官衰老的起点和衰老的速度也不尽一致，有的器官衰老的起始时间较早，而有的器官衰老的起始时间则较晚。衰老的渐进性使我们难以区分衰老与老年病发生的病理关系，这也给衰老的生物标志物研究带来重重困难，难以提出符合各方面标准、与老年病无关的生物标志物。

（4）衰老的内生性

内生性是指衰老像生长发育一样，也是生物的固有特性，是由遗传基因和相关遗传背景决定的，因而衰老具有内生性特征。衰老的内生性有助于解释衰老的个体差异。另外，内生性也是相对于病原微生物引起的大量传染病而言，衰老是由人体内部的变化引起，而不是外部的病原侵入引起的。

（5）衰老的危害性

衰老的危害性是不言而喻的，衰老的程度越重，机体的生理功能越差，生活质量越低，个体的寿命就越短。衰老是老年病发生的共同病因，导致疾病症状的出现；另外，衰老加重老年患者许多疾病的发展，影响治疗或手术的效果。虽然对衰老机制进行了大量研究，但还没有得出明确的结论。根据科学实验研究而合理推测的假说，目前只有"自由基致衰老"假说和"端粒缩短"假说，它们具有较强的说服力，得到了大量实验研究结果的支持。近期的发展趋势，是把这两种假说融合在一起，形成新的衰老理论。根据衰老机制，干预衰老的进程也取得大量的进展。热量限制是经过大量实验研究发现的延缓衰老的方法，它减少热量的摄入，但要保持足量的蛋白质和微量元素。

三、衰老机制

人体衰老是一个漫长的动态变化过程，衰老起始的程度较为轻微，然后逐渐加重，直至疾病、生命的终结。从整个衰老的分子特征看，可以概括为基因组不稳定、端粒损耗、表观遗传改变、丧失蛋白稳定性、对营养感受紊乱、线粒体功能紊乱、细胞衰老、干细胞耗竭和改变细胞间通信等特点。在早期的衰老研究中，把衰老分为生理性衰老与病理性衰老。生理性衰老是指与疾病或营养、代谢无关，只与年龄变化相关的衰老变化，如头发变白、老年斑等，但这些症状在中年人甚至在青年人中也会出现，因此，也不能绝对地说这些症状就是生理性衰老。自生理性衰老的概念提出至今，仍然找不到"绝对与年龄相关、与疾病或其他状态无关"的衰老症状和生物标志物。病理性衰老顾名思义就是在疾病状态下出现的衰老变化，大量的研究表明疾病可加速衰老。

四、衰老是老年病发生的共同病因

正确认识老年病的病因，对于老年病的预防和治疗尤为关键。大量研究表明，衰老是老年病发生的共同病因。人体是由数万亿个细胞组成的，由细胞形成组织和器官，而衰老过程存在的衰老细胞因素，是促使老年病发生的结构基础。由于不同器官的衰老问题仍然没有明确的答案，导致衰老在相关人体系统发病中的作用并没有引起足够的重视。例如老年人出现的低度慢性炎症，在排除病原微生物感染、污染物等因素后，仍然在很多疾病中出现。其根本原因是老年人中存在衰老细胞，衰老细胞不能增殖，但仍然能进行代谢活动，分泌许多细胞因子，导致炎症。根据转化医学以患者为中心的理念，以前一些在临床上分科进行预防和治疗的方式，需要加以改变，必须进一步明确衰老在老年人发病和预后中的重要作用。

第二节　老年病学发展概述

我国以现代科学的方法来研究老年医学是从 20 世纪 50 年代中期开始的，当时全国各地在临床、基础及流行病学调查方面做了不少工作。1964 年 11 月，中华医学会召开了第一届全国老年学与老年医学学术会议，1981 年 10 月第二届学术会议时，中华医学会老年医学会成立，并于 1982 年创办《中华老年医学杂志》。此外，1986 年江苏省创办了《实用老年医学》期刊。人民卫生出版社 1987 年出版了由王士雯、钱方毅、周玉杰主编的《老年心脏病学》，上海科学技术文献出版社 1991 年出版了由黄定九主编的《老年病学》等。总之我国老年医学随着老年化进程迅速发展。

中医老年病的形成历史悠久，早在春秋时期《黄帝内经》中开篇的《上古天真论》就概括提出预防早老及老年病预防的原则："上古之人，其知道者，法于阴阳，和于术数，食饮有节，起居有常，不妄作劳，故能形与神俱，而尽终其天年，度百岁乃去。"远古时代即明确养生之道。《素问》反复论述了"治未病"和"老者复壮，壮者益治"以及治疗老年病的根本大法，指出"故治病者，必明天道地理，阴阳更胜，气之先后，人之寿夭，生化之期，乃可以知人之形气矣"。为临床医生诊治老年病提供了可遵循的准则，也为后世老年专著的形成提供了理论依据。华佗对老年病的防治，提倡医疗体育，并创"五禽戏"以强身健体，认为运动可使经脉流通，增进食欲，强健身体。

汉代由于医疗实践的积累，中医学理论有了新发展，在老年病防治方面的认识更为深入。东汉医圣张仲景重视理论与实践相结合，《金匮要略》阐发杂病甚为透彻，而于内科尤精，其中论述了多种老年病的辨证论治，如消渴、肺胀、躁病、历节、血痹、虚劳、咳嗽、上气、胸痹、心痛、短气、肾着、痰饮、小便不利，大都属于老年常见病和多发病，均是先述其病，再言其证，先辨病然后再辨证论治。书中提出的治疗原则和方药，在老年病治疗中至今仍沿用不衰。

南北朝时期陶弘景所著《养性延命录》主张安养精神，调动身体的主观能动作用来防治老年病，提倡调神、养性、服气、保精、引导、按摩等老年病防治方法。

隋唐老年病防治很受社会和医家的重视。巢元方等所著的《诸病源候论》是我国第一部病因病理学专著，内有不少新观点、新发现，主张不同的疾病，采用不同的导引法，除兼顾整体功能外，使气功导引治疗疾病具体化，书中对一些老年常见病，如心痛病、消渴、多忘、中风口噤、贼风偏枯、偏风口㖞、脱肛等的证候及其病因病理作了详尽的分析，对后世中医病理学的发展，有着深远的影响。

唐代孙思邈著《备急千金要方》和《千金翼方》，列专篇论治老年病，《千金方》上承《素问》中《上古天真论》和《四气调神大论》对老年期的划分，对老年期的病理和老化症状的特点，作了进一步阐发，《千金方》认为"人年五十以上"就进入老年期，"若长寿者九十年""大限"一般不超过"百年"，其论较《黄帝内经》精确。

宋代在老年病方面最大的成就是祖国医学现存最早的一部老年医学专著《养老奉亲书》问世，史载其系陈直所著，该书内容丰富，对老年人的生理、病理、心理以及长寿老人的特征等都有较详尽的描述，可以说是集老年病防治学之大成。根据老年人的体质和心理的特点，认为老年病机为气血渐衰，真阳气少，"神气浮弱，反同小儿，五脏渐衰，肠胃虚薄"。该书还认为，上寿之人，血气已衰，故发病特点往往是"危若风烛，百疾易攻"。发病种类以脾胃病和时令病最常见，且多引动宿疾，这些疾病，一伤正气，卒难治愈。其次，法重脾胃，治重食疗，该书自始至终重视脾胃，认为调理脾胃为"养老人之大要"。《养老奉亲书》确是一部值得发掘整理研究的老年医学专著，其所述的各个方面，至今用于防治老年病，仍有实际意义。南宋许叔微著《普济本事方》，书中论述了防治老年常见病的经验，如中风、气厥、眩晕、腰痛、风寒湿痹、风痰停饮、泄泻、久痢、肿满、水气、消渴、便秘等病。许氏认为老年人虽然体质多虚，但有病时仍要据证用药，"不可畏虚以养病也"，还认为虚证宜补者，以补脾补肾为主。

金元四大家对老年病防治亦有贡献。《儒门事亲》是张子和的代表作，张氏主张攻下，善用寒凉之品，很少强调温补，认为"邪为去，不可言补"，对老年人患病，不是单纯地以补了事。李东垣的代表作《脾胃论》开创了中医脾胃学之先河，李氏在老年病防治方面强调元气强弱，胃气为本；调理脾胃，老年当先，应"先补其虚而后化其伤"，"老年味之始得，可谓奇矣"，可见对老年人当先以味，补其所虚，生化续存，生机不息。朱丹溪著《格致余论》，着重阐述了"阳常有余，阴常不足"的理论，从养老防病角度，强调老年人生理、病理特点是阴气暗耗、相火易于亢盛为害，老年病的形成与阴虚胃热，脾虚生痰有关。朱氏认为阴精日日消耗，从阴阳完实起，仅够三四十年的耗用，因此而谓"阴常不足"，指导至今，治疗老年患者经常注意养护阴精是必不可少的。在老年病的预防方面，强调顺应四时，茹淡养胃，节欲保精，倡导"与其就疗于有疾之后，不若摄养于无疾之先"。

明清时期老年医学专著相继问世。刘宇《安老怀幼书》、徐春甫《老老余编·养生余录》主要着重于老年人保养及老年病的治疗，涉及内容广泛，包括尊老养老、情志性嗜，宴处起居、四时调摄、形证脉候、饮食药用，老年病防治上，不主张多用药饵，养生方面提倡保养，动静结合，饮食方面主张淡食，勿饥勿饱，忌杂忌偏。洪楩《食治养老方》是专论食疗的老年病学专著，如其中桂心酒，桂心末一两，清酒六合，上温酒令热，即下桂心末调之，食治老人冷气心痛，缴结气闷。书中许多食疗方药简便实用。曹庭栋《老老恒言》总结了一年四季，衣食住行简便易行的老年防病健身方法，以儒家"不语怪力乱神"的态度谈老年养生方法，且大都经作者亲身体验，细致入微，切实可行。张介宾推崇温守肾阴肾阳，提出了"养形"的主张，提出："善养生者，可不先养此形，以为神明之宅；善治病者，可不先治此形以为兴复之基乎。"创立左（右）归饮（丸），强调调补人体精血，一养阴精，一补阳气，成为防治老年病的常用名方。叶天士《临证指南医案》记载了300多例老年病验案，反映了其诊疗老年病独重肾和阳明的思想，认为机体衰老和疾病的发生都与阳明脉衰、下元肾虚及遗传有关，强调治疗宜顾护正气，慎攻下，顾脾胃，忌燥腻，参气象，审体质，守病机，遵治则。提出"久病入络"，擅长活血通络，调补奇经法，用血肉有情之品培补体内精血。王孟英提出"高年阴气太亏，阳气偏盛"，在老年温病治疗上力主寒凉解邪，滋润保津。王清任创立补气活血与活血化瘀的治法，治疗许多老年病在内的内伤杂病，其通窍活血汤、血府逐瘀汤、膈下逐瘀汤及补阳还五汤等著名方剂为后人推崇。张锡纯治疗老年病，一重温养益气，兼以治癖；二善调理虚实，并以扶脾为先；三参脉证，施治谨守病机；四通药物性味，遣药别具一格。

中医老年病学是经过了一个漫长的历史过程而逐步发展起来的，其发展过程大致可概括为起源于春秋，形成于唐宋，发展于明清，繁荣于后代，得力于现代临床医家系统的整理和研究，从而逐步形成了具有我国传统医学特色的中医老年病学的理论体系。新中国成立以后，我国居民的平均寿命不断延长，老年病成为主要医疗卫生问题而受到党和政府的高度重视，中医老年病学成为一门独立的学科。1981年10月，中华医学会老年医学会在桂林成立，标志着老年病学的建立，也促进了中医老年病学学术的发展和学科的建设，其后不久创办了《中华老年医学杂志》。为了适应社会发展的需求，各大医学院校开设了老年病医学专业，并设置专业博士、硕士培养点，为培养高层次的老年病学人才做出了突出的贡献。

第三节 老年期病理生理特点

老年人生理机能出现退行性改变，是衰老过程的反映，随着老龄化的进展，主要器官系统的功能储备减退十分明显。老化带来的各脏器结构和功能的改变明显降低临床疾病发生的阈值，加上未显现的亚临床疾病，均使得老年人维持机体内稳态的储备力下降。随年龄的增加，老年人的慢性疾病逐渐累积并且容易急性进展甚至陷入恶性循环。

一、心血管系统

随着年龄增加，心血管系统可出现一系列生理及病理性改变。从30岁到70岁，心室壁中减少了将近35%的心肌细胞，而毛细血管的密度随着年龄增长而降低，这将导致缺血性损伤。余下心肌细胞的代偿肥大。间质结缔组织基质增多，胶原增多，甚至发生淀粉样变，心脏硬度增加、顺应性下降，心肌收缩力减弱，心输出量降低，易发生直立性低血压。健康老年人静息状态下左心室的收缩功能以及射血分数、心输出量和每搏输出量，并未见明显的改变，而运动时心输出量大概每10年下降1.2L/min，原因可能为应激时心肌的变时性和变力性差、心脏后负荷增加、主动脉顺应性减小和左心室壁压力增加。与收缩功能相比，老年人在静息状态下即存在舒张功能损害，根据 Frank-Starling 定律，需要更大的充盈压来代偿。肌细胞排列紊乱、电活动不同步、钙转运异常，进一步影响了舒张期的顺应性和充盈参数。随着年龄变化，舒张功能可因并存的结构改变而恶化，如二尖瓣或主动脉瓣疾病、高血压、房性心律失常或老年淀粉样变性，均可影响血流动力学状态。衰老导致的血管内皮细胞功能的改变，常与高血压、高胆固醇血症以及动脉硬化对内皮功能的影响并存。老年人动脉内膜增厚、中膜平滑肌增长、胶原纤维增加、粥样硬化和钙在弹力层的沉积，造成大动脉扩张而迂曲、小动脉管腔变小、血管硬化、舒张功能减退、血管阻力升高，易引起心、脑、肝、肾等器官灌注减少。冠状动脉硬化性心脏病在 60 岁以上老年人中的检出率明显增加，而其中许多患者可能无症状。主动脉瓣钙化及狭窄在老年人中发生率很高，收缩压增高更加重心脏负荷，左心室肥厚妨碍了舒张期心室充盈，使得在应激情况下每搏输出量的增加受到限制。

随着年龄增高，细胞凋亡、胶原和脂肪组织的沉积增加，心脏窦房结活力降低、心脏传导纤维不断丧失。从 60 岁开始，窦房结起搏细胞的数量显著减少，纤维增多。在 75 岁，只有年轻成人 10% 的起搏细胞存在。房室结、房室束和束支都有不同程度的纤维化，部分发生钙化，可导致心脏传导障碍。因此，老年人的心电图常见 PR 间期和 QT 间期、QRS 时间延长，束支阻滞以及 T 波低平。研究还证实心房纤颤的发生率在 50～80 岁之间递增，房性和室性期前收缩的发生也呈增长趋势，超过 33% 的 60 岁以上健康个体出现短阵室上性心动过速。

不管是 β 肾上腺素受体密度还是 $β_1$ 与 $β_2$ 受体的比例都不随年龄的改变而改变，但衰老的心肌细胞对 β 肾上腺素刺激的反应减弱。肾上腺素对心肌收缩速率、心率、血管张力等的作用随着年龄增长而下降。健康人在 90 岁之前，心输出量可随运动而增加，但最高心率却随年龄而下降（每年约下降 1 次/分），因此应激所引起的心输出量改变很大程度上依赖每搏输出量的增加。然而老年人心肌收缩力减弱，当失血、脱水、快速利尿等引起血容量改变时，极易影响到心脏功能。

二、呼 吸 系 统

呼吸系统随年龄增加逐渐老化。气道黏膜及腺体萎缩，对气流的过滤和加温功能减退或丧失，使整体气道防御功能下降，易引起上呼吸道感染。气管、支气管黏膜萎缩，弹性组织减少，纤维组织增生、黏膜下腺体和平滑肌萎缩，支气管软骨钙化、变硬，管腔扩张，小气道杯状细胞数量增多，分泌亢进，黏液潴留，气流阻力增加，易发生呼气性呼吸困难，常使小气道萎陷、闭合。由于管腔内分泌物排泄不畅，发生感染的机会增多，内径变大呈桶状。而胸廓因肋骨、脊柱钙化而变硬，黏膜上皮及黏液腺退化，管腔扩张，前后径变大呈桶状。肺泡壁变薄，泡腔扩大，弹性降低，肺组织重量减轻，呼吸肌萎缩，肺弹性回缩力降低，导致肺活量降低，残气量增多，咳嗽反射及纤毛运动功能退化，老年人咳嗽和反射功能减弱，使滞留在肺的分泌物和异物增多，易感染。老年人残气量及无效腔通气/潮气量增高，肺泡弥散能力下降，换气功能下降，表现为动脉血氧分压随年龄降低 [PaO_2=（100-岁数/3）mmHg]，且肺泡动脉氧梯度增大。第 1 秒用力呼气量（FEV_1）在 30 岁以后每年递减 10ml，而在吸烟者中每年递减 20ml 以上。老年人化学感受器的反应性降低，对低氧、高碳酸血症的通气反应减退。

呼吸系统疾病是老年人常见疾病，也是造成老年患者死亡的重要病因。随着全球社会和经济的发展，许多呼吸系统疾病不仅没有减少，反而呈逐年上升趋势。老年人群吸烟比例较高，慢性阻塞性肺疾病、肺结核、下呼吸道感染、肺癌发病率随年龄增加明显升高。老年人慢性呼吸系统疾病的急性加重以及其他系统疾病加重时，还更容易出现呼吸衰竭。老年人在手术、骨折、卧床等时，更易出现肺不张及吸入性肺炎，肺栓塞是老年人死亡的重要原因之一。流行病学调查资料表明：65 岁以上的老年人半数以上患有睡眠障碍，睡眠时呼吸浅慢或暂停而引起反复发作低氧、高碳酸血症，严重者可导致猝死、心肺脑肾等多器官的功能损害，是高血压、冠心病、脑卒中及阿尔茨海默病等的重要致病因素之一。

三、肾 脏 系 统

随着年龄增加，在生理性老化及各种代谢紊乱等因素的共同作用下，肾组织结构及其功能均发生明显变化，人体在 40 岁后，肾脏的各种功能均进行性下降。清除试验显示，人体从 40 岁肾血流量开始进行性下降，大约每 10 年下降 10%，90 岁老年人肾血流量仅为年轻人的 50%。随着年龄增加，老年人的有功能肾小球数目逐渐减少，单位面积毛细血管袢的数量也相继减少，而系膜成分相对增多，基底膜增厚，小动脉玻璃样变，由此形成局灶性肾小球硬化。30～50 岁，发生硬化或玻璃样变的肾小球数目仅上升 1%～2%，而外表健康的 80 岁老年人，发生硬化或玻璃样变的肾小球数目已多达 30%。同时，近端肾小管逐渐出现萎缩，远端小管扩张并且部分形成憩室或囊肿；此外高血压、糖尿病等常见老年疾病可加快老年人群的肾小球及肾动脉硬化进程。

老年人肾功能的减退还包括肾小球滤过率（GFR）下降，尿液浓缩与稀释能力降低，肾素对容量反应减弱，肾小管分泌 NH_4^+ 的能力亦降低。老年人中肌肉组织群萎缩且肌酐生成明显减少，即使 GFR 明显降低，但血肌酐水平可近似正常。老年患者口渴知觉降低、尿浓缩力下降，肾素对容量反应减弱，使得在失血、呕吐、腹泻、胃肠减压等体液丢失情况下极易发展为低血容量并出现低血压。肾脏稀释能力以及处理钠能力的下降，使得老年患者在大量输液时易出现水潴留及低血钠；在有心血管疾病或中枢神经疾病时易发展为肺水肿或脑水肿；而在限水或给予高钠饮食时，又可能出现高钠血症。肾脏分泌 NH_4^+ 能力障碍，使得老年患者在发生酸中毒时代偿能力明显下降。老年人膀胱松弛、前列腺增大，易出现尿频、尿急、夜尿增多，易并发急性尿潴留、尿路感染。

四、消 化 系 统

老年人食管肌肉萎缩，收缩力减弱，吞咽功能欠佳，贲门括约肌松弛，食管排空延迟，食管扩张和无推动力的收缩增加。老年人胃黏膜及腺细胞萎缩、退化，主细胞和壁细胞减少，胃液分泌减少，造成胃黏膜的机械损伤，黏液碳酸氢盐屏障的形成障碍，致胃黏膜易被胃酸和胃蛋白酶破坏，胃蛋白酶的消化作用和灭菌作用降低，促胰液素的释放降低，使胃黏膜糜烂、溃疡、出血，加之内因子分泌功能部分或全部丧失，失去吸收维生素 B_{12} 的能力，致巨幼红细胞性贫血和造血障碍。由于胃酸分泌减少，钙、铁和维生素 D 吸收减少，易发生营养不良，可导致老年人患缺铁性贫血、骨质软化等。胰的分泌功能在老年人容易较快地减退，脂肪分解和糖分解活性下降，严重影响淀粉、蛋白质、脂肪等消化、吸收；胰岛细胞变性，胰岛素分泌减少，对葡萄糖的耐量减退，增加了发生胰岛素依赖型糖尿病的风险。消化腺对神经反射反应的减弱比对体液物质刺激的反应更明显，胃排空速度减慢。因此，老年人消化能力减弱，食欲逐渐降低。老年人胃肠血流量减少，80 岁者约减少 60%，老年人胃肠平滑肌张力不足，蠕动减弱，故常发生便秘。

老年人肝脏重量减轻，肝细胞减少变性，结缔组织增加，易造成肝纤维化和硬化，肝功能减退，合成蛋白质能力下降，部分肝细胞的酶活性降低，肝解毒功能下降，易引起药物性肝损害，由于老年人消化吸收功能差，易引起蛋白质等营养缺乏，导致肝脂肪沉积。与药物代谢密切相关的肝微粒体酶系活力下降，且对诱导反应减弱。胆囊壁及胆管壁变厚、弹性减低，因含大量胆固醇，易发生胆囊炎、胆石症，胆管发炎可使胰腺发生自身消化而成为急性胰腺炎。

五、精神神经系统

随着年龄增加，脑组织萎缩，脑细胞数减少。一般认为，人出生后脑神经细胞即停止分裂，自 20 岁开始，每年丧失 0.8%，且随其种类、存在部位等的不同而选择性减少。60 岁时大脑皮质神经和细胞数减少 20%～25%，小脑皮质神经细胞减少 25%，70 岁以上老年人神经细胞总数减少可达 45%，脑室扩大，脑膜增厚，脂褐素沉积增多，阻碍细胞的代谢，脑动脉硬化，血循环阻力增大，脑供血减少致脑软化，约半数 65 岁以上的正常老年人的脑部都可发现缺血性病灶。老年人脑的多种神经递质的能力皆有所下降，导致老年人健忘，智力减退，注意力不集中，睡眠不佳，精神性格改变，动作迟缓，运动震颤，痴呆等；脑神经突触数量减少发生退行性变，神经传导速度减慢，导致老年人对外界事物反应迟钝，动作协调能力下降。随年龄增加自主神经变性，功能紊乱，导致体液循环、气体交换、物质吸收与排泄、生长发育和繁殖等内脏器官的功能活动的平衡失调，老年人的触觉、本体觉、视觉、听觉的敏锐性均下降，味觉、嗅觉的阈值明显升高，向中枢的传导信号明显减少，从而使老年人的劳动能力下降。只能从事节律较慢的活动和较轻的工作。

老年人独特的心理特征：①老年人的记忆，特别是近记忆减退明显，对新鲜事物不敏感，想象力衰退。②情绪易波动，特别是亲友的生离死别等会使他们情绪抑郁，对生活失去兴趣，加之体弱多病，离退休生活习惯的骤然改变都可使其产生自卑、无用、老朽感，患上抑郁症，万念俱灰，个别人还会产生自杀的念头。③性格改变，人到老年，精神活动由倾向外界事物的变化，渐转为"内向"的趋势，留恋往事，固守旧的习惯，自我封闭，可以一改以往性格，判若两人。这与大脑皮质额叶先退化有关。④行为改变。由于大脑皮质的衰变，受皮质控制的皮质下部的本能活动占优势，因此部分老年人会出现一些如儿童的行为。

六、内分泌系统与代谢

老年人内分泌功能减退主要表现在下丘脑-垂体-性腺（睾丸、卵巢）系统的活动减弱、甲状腺功能降低、肾上腺皮质功能降低、对胰岛素敏感性降低和葡萄糖耐量减低、性激素分泌减少、性功能失调等。

下丘脑是体内自主神经中枢，其功能衰退，使各种促激素释放激素分泌减少或作用降低，接受下丘脑调节的垂体及下属靶腺的功能也随之发生全面减退，从而引起衰老的发生与发展。随年龄增加，下丘脑的受体数减少，对糖皮质激素和血糖的反应均减弱，对负反馈抑制的阈值升高。垂体随年龄增加纤维组织和铁沉积增多，下丘脑-垂体轴的反馈受体敏感性降低。男性 50 岁以后，其睾丸间质细胞的睾丸酮分泌下降，受体数目减少，或其敏感性降低，致使性功能渐减退，女性 35～40 岁雌激素急剧减少，60 岁降到最低水平，60 岁以后稳定于低水平。

老年人甲状腺重量减轻，滤泡变小，合成激素功能明显下降，组织靶细胞的结合力也有所下降。老年人甲状腺同化碘的能力减弱，血清总三碘甲腺原氨酸（T_3）明显低于成年人，因而新陈代谢变得缓慢，如果饮食量大，则体重容易增加，并易出现怕冷、皮肤干燥、心搏缓慢、倦怠等症状。随着甲状腺功能减退，血中胆固醇增加，可加重动脉粥样硬化。

肾上腺皮质球状带主要分泌醛固酮，束状带主要分泌皮质醇，网状带主要分泌微量的雄激素。老年人血中醛固酮浓度降低，而皮质醇不随增龄而发生有意义的变动。而人肾上腺皮质分泌的雄激素在 20 岁后则随年龄而呈直线降低，老年人肾上腺网状带对促肾上腺皮质激素（ACTH）的反应明显降低。由于老年人肾上腺皮质功能减退，血及尿中类固醇激素及其代谢产物的含量均随年龄增加而减少，因此，对外伤、感染等有害刺激的应激能力较差，保持内环境稳定的能力也降低。

胰腺随年龄增加胰岛功能减退，胰岛素分泌减少，且老年人肝细胞膜的胰岛素受体与胰岛素的结合力比幼年者显著下降，对释放的胰岛素敏感性降低，对胰岛素的反应能力降低，因而老年人葡萄糖耐量减低，糖尿病发生率增高。也有人认为老年人注射葡萄糖后，分泌的大部分为活性较低的胰岛素原，以及血中抗胰岛素物质浓度增高。

老年人的甲状旁腺释放的甲状旁腺激素明显减少，对低血钙的分泌反应也下降，提示老年时甲状旁腺的功能下降。老年人，尤其老年女性在绝经期后易患骨质疏松症，其主要原因是雌激素分泌减少，不能对抗甲状旁腺的作用，使钙从骨中丢失。钙和维生素 D 吸收不良，都是老年人骨质疏松的原因。

老年人体内总体水分减少，特别是细胞内液占体重的比例下降。年龄 65～85 岁、体重 40～80kg 的男性，其细胞内液的容量是体重的 25%～30%，而同样年龄与体重的妇女细胞内液大约是体重的 20%～25%。在没有急性应激以及其他影响水电解质平衡的情况下，每天的基础代谢需求，按每升细胞内液来计算为：水 100ml，热量 418kJ，蛋白质 3g，钠 30mmol，钾 2mmol。老年患者的液体与电解质应当严密监测并根据病情与病理生理状况改变及时调整。

七、运 动 系 统

在衰老过程中，骨骼肌发生显著的退行性变化。其特征是肌纤维的体积和数量减少，尤其是下肢肌的快速衰退更明显。伴随着肌肉体积的减小，肌肉力量也下降。因而老年人的动作灵活性、协调性及动作速度下降。关节也随着年龄增长，稳定性和活动性逐渐变差。衰老常伴有胶原纤维降解，关节软骨厚度减小及钙化、弹性丧失，滑膜面纤维化、关节面退化。骨关节的变性会使关节僵硬，活动范围受限制。但老年人的骨关节炎是衰老的结果还是反复损伤（引起病理性变化）的结果尚不清楚。骨质疏松是老年人中较普遍发生的现象，尤其是在绝经后的妇女中更普遍。绝经后的妇女至少有 1/4 发生骨质疏松，70 岁以上者 40%发生过骨折。患有骨质疏松症的人极易发生骨折。骨质疏松症的发生是一个渐进的过程，女子约从 30 岁开始骨中矿物质逐渐丢失，而男子约从 50 岁才开始。麦卡阿特尔报道，60 岁以上的老年人由于骨矿物质的丢失及多孔疏松，骨质量会减少 30%～50%。随着年龄增长，骨质疏松引起骨密度和抗张强度下降，使骨折发生率也随之升高。脊柱、髋部、腕部是骨折的易发部位，而髋部骨折在老年人尤为多见。

（张　良）

参 考 文 献

王飞，2017. 中医老年病学［M］. 北京：中国中医药出版社.

王耀，2014. 实用老年病学［M］. 北京：人民卫生出版社.

第二章

老年人健康评估与管理

第一节 日常生活功能评估

老年人日常生活能力（activities of daily living，ADL）是老年人身体评价的重要组成部分，包括衣、食、住、行、个人卫生等多方面评价，受到年龄、视力、运动功能、疾病、情绪等影响。ADL 如果受损将严重影响老年人健康与寿命，生活自理能力下降也会加重老年人心理负担和对家人的依赖性，而 ADL 的评估不仅是老年人功能状态的指标，也是老年人是否需要补偿服务的指标。ADL 评估具体包括基本日常生活能力、辅助性日常生活能力和高级日常生活能力三个层次。

一、基本日常生活能力

基本日常生活能力（basic activities of daily living，BADL）指维持基本日常生活需要的自我照顾能力和最基本的自理能力，包括沐浴、穿衣、梳理、下床、大小便、进食等，常用 Barthel 指数表评定（附表 1）。老年人沐浴能力常是丧失最早的功能，进食能力一般最后丧失，恢复过程则反之。

二、辅助性日常生活能力

辅助性日常生活能力（instrumental activities of daily living，IADL）是指老年人独立居家生活的能力，包括 BADL 未涉及的内容，如购物、家庭居室的清洁和整理、使用电话、做饭、洗衣、旅游等。可用工具性日常生活活动能力量表（Lawton IADLs）测定（附表 2）。日常生活能力量表可综合评定患者的 BADL 和 IADL，评定方式简单有效，适用于临床。

三、高级日常生活能力

高级日常生活能力（advanced activities of daily living，AADL）是指老年人高级功能的活动，包括参加社交、娱乐、职业活动等，是反映老年人整体健康状况的指标之一。AADL 目前暂无相关量表，但可根据老年人每日具体活动安排了解。若发现老年人相关能力下降，需进一步进行 BADL 和 IADL 评估以重新评定老年人日常生活能力。

第二节　躯体健康评估

从老年人身体各方面基本情况入手，全方位评估老年人的躯体健康状况。

健康史是指老年人目前与既往的健康状况，老年人对自身健康状况的认识和日常生活、社会活动能力等方面的资料。

（一）基本情况

基本情况包括姓名、性别、出生日期、民族、婚姻状况、职业、文化程度、籍贯、家庭住址及联系方式、宗教信仰、医疗费用等支付方式及入院时间等方面资料。

（二）健康状况

健康状况包含既往健康状况和目前健康状况。既往健康状况包含既往史，手术与外伤史，食物、药物、花粉过敏史，用药史等。目前健康状况包含现在有无慢性疾病、疾病的严重程度、疾病发生时间、有无症状加重、治疗状况与恢复程度、当前疾病对日常生活的影响等。

（三）体格检查

一般对老年人应每 1～2 年进行一次全面的健康检查，针对老年人生理变化和疾病特点，有目的、有重点地进行检查。

1. 一般状况

老年人身高会随年龄增加逐渐缩短，体重会逐渐增加，一般 65～75 岁达体重高峰，之后下降。若短期身高下降过快，需警惕老年骨质疏松症。

2. 生命体征

老年人基础体温和最高体温较成年人低，70 岁以上老年人发生感染可无发热表现。若老年人午后体温较清晨高 1℃ 以上，应视为发热。老年人常有高血压和直立性低血压，故测血压应平卧 10min 后进行测量，并在直立后 1min、3min、5min 各测量一次，如直立时任何一次收缩压比卧位收缩压降低≥20mmHg 或舒张压降低≥10mmHg，应考虑直立性低血压。

3. 意识状态、智力

意识状态反映老年人对周围环境及自身所处状况的识别能力，有助于判断颅内病变与代谢性疾病。通过评估老年人记忆力和定向力，有助于发现和诊断早期失智。

4. 皮肤黏膜、淋巴结

①皮肤黏膜：主要评估老年人的皮肤颜色、温湿度、皮肤完整性与特殊感觉，有无癌前病变等。卧床老年人重点检查易破损部位，观察有无压疮。②全身浅表淋巴结：主要检查颈部、锁骨上窝、腋下淋巴结有无肿大，如果存在肿大淋巴结则观察表面是否光滑、与周围组织是否

粘连、有无触痛及质地情况。

5. 头面部与颈部

主要评估老年人头面部与颈部的外观和内在变化。如头发颜色，有无脱发；眼睛有无双侧角膜老年环、老花眼、青光眼、玻璃体混浊、老年性白内障、眼底出血等；听力的改变情况，有无耳鸣、老年性耳聋、听力丧失情况；鼻腔是否干燥，嗅觉情况；食欲情况，牙齿有无缺失，注意鉴别老年人口唇黏膜色素沉着；颈部评估包括颈部活动范围、颈静脉充盈程度及颈部血管杂音、甲状腺有无异常等。

6. 胸部与腹部

胸部主要评估老年人胸壁有无压痛、胸廓外形、顺应性、呼吸运动形式等；乳房有无硬结及包块；心脏有无杂音、有无心肌肥厚及心脏扩大等改变。腹部评估老年人是否存在压痛、肿块和肠鸣音情况。

7. 泌尿生殖系统

老年男性评估前列腺有无组织增生引起排尿困难；老年女性重点检查有无外阴瘙痒、外阴炎及老年性阴道炎等情况。

8. 脊柱与四肢

评估老年人的关节与活动范围，注意有无疼痛、运动障碍、畸形等情况；关节有无退行性变及积液、脊柱活动是否受限等。检查时应注意有无下肢皮肤溃疡、足冷痛等。

9. 神经反射

主要评估老年人的动作协调能力，有无步态蹒跚、震颤，是否容易发生跌倒等。此外可通过检查老年人手足的精细触觉、针刺觉、位置觉、闭眼时手指的精细动作和握拳动作、下肢肌力、腱反射和膝反射等情况，判断老年人感觉功能是否减退。

第三节　心理健康评估

老年人在应对各种生活事件时常会有一些特殊的心理活动，反映老年人个性的心理特征。老年人的心理状况对其老化过程、躯体健康、老年病的治疗和预后均有较大影响。因而掌握老年人的心理活动特点及其影响因素，正确评估老年人心理健康状况，对维护和促进老年人身心健康、预防身心疾病有重要意义。老年人心理健康从情绪与情感、认知功能等方面评估。

一、情绪与情感评估

情绪与老年人健康关系密切。其中焦虑和抑郁最常见，是最需要干预的情绪状态。

（一）焦虑评估

焦虑是老年人最常见的情感障碍之一，尤其是住院老年患者，其发病率甚至超过抑郁。焦虑症状可以是某些躯体疾病的临床表现，也可以是由精神心理因素、社会因素或环境因素导致的情感障碍。及时发现和确诊老年焦虑，尽早给予心理干预，可取得较好的效果。

1. 筛查问题

"您近一周是否担心，感觉有坏事要发生，容易激惹?"，回答"是"者需要做初筛试验。

2. 初筛试验

常用的有汉密尔顿焦虑量表（Hamilton anxiety scale，HAMA，附表 3）和焦虑自评量表（self-rating anxiety scale，SAS，附表 4）。

3. 进一步检查

如考虑焦虑是否由疾病或药物不良反应引起，是否存在其他精神病理状态等。焦虑容易被躯体不适所掩盖，易误诊、误治，需要详细询问病史，综合检查并评估。

（二）抑郁评估

抑郁症通常与躯体疾病和精神、心理因素密切相关。社区老年人抑郁症发生率为 10%～20%，躯体疾病老年人发生率高达 50%。抑郁症临床表现不典型，容易漏诊或误诊。严重抑郁症患者有自残或自杀倾向，需引起足够重视。

1. 筛查问题

询问患者"近 2 周您是否常常觉得做事没有兴趣或乐趣?""近 2 周是否常常觉得情绪低落、压抑或没有希望?"，回答"是"者需要做初筛试验。

2. 初筛试验

常用的有汉密尔顿抑郁量表（Hamilton depression scale，HAMD，附表 5）、抑郁自评量表（self-rating depression scale，SDS，附表 6）和老年抑郁量表（geriatric depression scale-15，GDS-15，附表 7）。以≥7 分作为诊断界值。近年来抑郁症筛查量表（PHQ-9，附表 8）也被用于初筛试验。

3. 进一步检查

如考虑抑郁是否由疾病或药物引起，是否存在其他精神病理因素，伴发病对抑郁症存在哪些影响，有无自杀风险等。需详细询问病史，综合检查并评估。

二、认知功能评估

老年人认知功能减退较为常见，可见于痴呆、谵妄、抑郁、语言障碍、注意力不集中、文化水平低下等。痴呆在老年人中也很常见，65 岁的老年人患病率约为 6%，80 岁老年人患病率高达 30%。由于病程进展缓慢，仅凭简单的病史和方位测试不足以确诊。研究表明，37%～80%的痴呆未被临床诊断，但使用筛选工具则能检测出，不用筛选工具则难以发现认知功能障碍。认知功能评估是早期发现与诊断痴呆的重要手段之一。痴呆的诊断还需要综合评估，包括体格和神经系统检查、用药史、功能状态的评估和认知功能的评估等。

1. 筛查问题

近期记忆减退是痴呆最早发生的症状,因此一个最佳的筛查问题就是先让受试者听 3 个不相关名词(如国旗、皮球、树木),如 1min 后不能正确复述,则需要做认知功能评估;或是在复述 3 个名词的基础上,再增加定向力测定(如今天是星期几、几月、哪一年等)。如出现 3 个错误,诊断痴呆的敏感性和特异性约 90%。另外的评估执行能力的方法,是让患者在 1min 之内尽可能多地说出四条腿动物的名称,如重复说出动物名视为异常,需进一步评估。

2. 初筛试验

(1)简易智能量表

简易智能量表(mini-mental state examination, MMSE, 附表 9)广泛用于痴呆的筛查,是由不同的神经心理测验中抽调出的项目组合而成,包括定向力(10 分)、执行功能(即刻记忆力,3 分)、注意和计算(5 分)、回忆(3 分)和语言(9 分)5 个认知域共 30 分的内容。MMSE 主要检测定向力、注意力与计算力、记忆力、语言能力及回忆能力等。其敏感度为 80%~90%,特异度为 70%~80%。总分 30 分,初中文化以上 24 分、小学文化 20 分、文盲 17 分时,提示认知功能损害。

(2)简易智力状态评估量表

简易智力状态评估量表(mini-cognitive assessment for dementia, Mini-Cog, 附表 10)也称简易精神状态检查,近年来被作为痴呆筛查的有效工具。先让患者听 3 个不相关名词(如国旗、皮球、树木);再做画钟试验(clock drawing test, CDT),主要检测组织能力和视觉空间能力,可反映额叶、颞顶叶的功能,做法是先画一个表盘,再填上数字,然后标出 11:10(正确记 2 分,有一处不正确为 0 分);然后复述 3 个名词(3 分)。总分 5 分,0~2 分为阳性,需进一步评估,3~5 分为阴性。与 MMSE 相比,Mini-Cog 对非英语和高中以下的人群也具有很高的敏感度和特异度。

3. 其他检查

上述结果异常提示有认知功能损害,但不能诊断为痴呆,因为有其他因素的影响,需要做进一步检查。初筛试验提示有认知功能障碍时,应进一步了解发生的时间、速度以及对工作、生活的影响,可做认知功能筛查量表(cognitive assessment screening instrument, CASI, 附表 11)。了解痴呆严重程度可用临床痴呆评定量表(clinical dementia rating, CDR, 附表 12)。在评估痴呆原因时,除生化及神经影像学外,还可借助哈金斯基缺血指数量表(Hachinski ischemic score, HIS, 附表 13)评估血管性痴呆的可能性。对可疑痴呆者,需要有明显智能下降并足以影响到患者的生活或工作方面的证据才能确定诊断。

第四节　社　会　评　估

社会评估是老年综合评估的一个重要组成部分。由于医学模式的改变,健康评估已从单一的躯体评估发展到躯体-心理-社会-环境的综合评估,它可以帮助人们更好地理解老年人的社会功能,并正确指导老年人积极参与社会活动。社会评估的任务是评估老年人的社会支持系统、角色和角色适应，主要包括老年人的社会支持情况、经济情况、生活质量等。

一、社会支持情况

社会支持从性质上可以分为两类：一类为客观的、可见的或实际的支持，包括物质上的直接援助和社会网络、团体关系的存在和参与，后者是指稳定的婚姻关系（如家庭、婚姻、朋友、同事等）或不稳定的社会联系，如非正式团体、暂时性的社会交际等，这类支持独立于个体的感受之外，是客观存在的现实；另一类是主观的、体验到的情感上的支持，包括个体在社会中受尊重、被支持、被理解的情感体验和满意程度，与个体的主观感受密切相关。评估老年人社会支持可采用肖水源设计的社会支持评定量表（social support rating scale，SSRS，附表 14）。该量表用于测量个体社会关系，有 3 个维度共 10 个条目，包括客观支持（患者所接受到的实际支持）、主观支持（患者所能体验到的或情感上的支持）和对支持的利用度（反映个体对各种社会支持的主动利用，包括倾诉方式、求助方式和参加活动的情况）3 个分量表。总得分和各分量表得分越高，说明社会支持程度越好。该量表经长期使用证明，设计基本合理、有效、简便，条目易于理解、无歧义，适合我国人群使用。

二、经 济 情 况

经济情况是影响老年人能否得到适宜医疗和生活照顾的重要因素，对老年人的物质生活和文化生活有着广泛的影响。目前我国老年人经济支持主要来源于离退休金、国家补贴、家人供给和养老保险。通过询问需要了解老年人收入能否满足其个人需要、是否需要他人支持。经济情况评估主要包括老年人的经济来源、消费需求、消费结构、养老模式及老龄产业等。评估人员可通过详细询问和一些量表了解老年人的经济状况。

三、生 活 质 量

生活质量是指个体对目标、期望、标准以及与关心的事情有关的生活状况的体验。它反映了个体客观的物质和精神生活状态的水平，与个人躯体健康状况、心理状态、社会关系、个人信仰和生活环境等密切相关。目前，临床医学更强调改善功能，延缓病情恶化和失能，防止并发症，提高老年人独立生活能力。常用的评估方法是标准化量表，以健康状况调查简表（short form-36 health survey，SF-36，附表 15）最为常用。SF-36 测量范围广泛，包括躯体功能、躯体角色、机体疼痛、社会功能、心理卫生、情绪角色、活力和总体健康状态等 8 个领域共 36 个条目，具有信效度高、评价方法程序化等优点，已广泛用于临床和科研领域。

（张　良）

参 考 文 献

王飞，2017. 中医老年病学 [M]. 北京：中国中医药出版社.

王燕，高静，2016. 老年护理学 [M]. 北京：中国中医药出版社.

各　　论

第三章

常见老年呼吸系统疾病

第一节 慢 性 咳 嗽

咳嗽是呼吸专科门诊和社区门诊患者中最常见的症状。国内的专科门诊中，咳嗽患者中约有三分之一以上为慢性咳嗽。咳嗽的病因复杂，涉及病种广泛，特别是胸部影像学检查无明显异常的慢性咳嗽，常常因诊断不明确，导致患者反复进行各种检查或长期大量使用抗菌药物和镇咳药物，然而疗效不甚明显，甚至产生诸多不良反应，对患者的日常生活质量造成严重影响，也为患者家庭带来沉重经济负担。

咳嗽是机体的一种防御性神经反射，帮助机体清除呼吸道分泌物和有害因子。咳嗽按持续时间分为3类：急性咳嗽、亚急性咳嗽和慢性咳嗽。急性咳嗽持续时间＜3周，亚急性咳嗽持续时间为3～8周，慢性咳嗽持续时间＞8周。慢性咳嗽的病因较多，通常根据胸部X线检查有无异常可分为两类：一类为X线胸片有明确病变者，如肺炎、肺结核、肺癌等；另一类为X线胸片无明显异常，以咳嗽为主要或唯一症状者，即通常所说的慢性咳嗽。慢性咳嗽可引起心血管、消化、泌尿、神经、肌肉骨骼等多个系统的并发症，如尿失禁、晕厥、失眠、焦虑等，老年人长期的慢性咳嗽病史为日常生活带来诸多不便。

根据慢性咳嗽的临床表现，其可归属于中医"久咳""顽咳"的范畴。

一、临 床 表 现

对于咳嗽的患者，仔细询问病史和体格检查能有效缩小咳嗽的诊断范围，提供病因线索，帮助临床初步诊断及经验性治疗，或根据病史提供的线索选择有关检查，能快速帮助明确诊断。

（一）病史

询问咳嗽的持续时间、时相、性质、痰的颜色以及诱发或加重的因素，是否有体位影响、伴随症状等，以及询问痰液量、颜色及性状等，有无吸烟史、职业或环境刺激暴露史、服用血管紧张素转化酶抑制剂（ACEI）类药物或其他药物史等，对诊断具有重要价值。有特殊职业接触史应注意职业性咳嗽的可能。

（二）体格检查

体格检查包括体型、鼻、咽喉、气管、肺部等的检查，双肺呼吸音有无哮鸣音、湿啰音和爆裂音。肥胖体型患者应注意阻塞性睡眠呼吸暂停（OSA）或胃食管反流（GER）合并慢性咳嗽的可能。多数慢性咳嗽患者一般无明显异常体征。

二、相 关 检 查

1. 影像学检查

建议将 X 线胸片作为慢性咳嗽的常规检查。X 线胸片有可疑病变时，应进一步进行胸部 CT 检查。胸部 CT 检查有助于发现纵隔前后肺部病变、肺内小结节、气管壁增厚、气管管壁钙化、气管狭窄、纵隔淋巴结肿大等，对于一些 X 线胸片不易发现的病变，一些少见的慢性咳嗽病因具有重要诊断价值。高分辨率 CT 有助于诊断早期间质性肺疾病和非典型支气管扩张。

2. 肺功能检查

肺功能检查主要包括肺通气功能检查、支气管激发试验，对慢性咳嗽的病因诊断具有重要价值，可作为常规检查项目。

3. 诱导痰细胞学检查

诱导痰细胞学检查是慢性咳嗽病因诊断和气道炎症最重要的一种无创检查方法，安全性和耐受性较好。诱导痰嗜酸性粒细胞增高是诊断嗜酸性粒细胞性支气管炎（EB）的主要指标，也可用于帮助诊断咳嗽变异性哮喘（CVA）。

4. 呼出气一氧化氮水平检查

呼出气一氧化氮（FeNO）水平检查是近年来开展的一项无创气道炎症检查技术，FeNO 增高（$>32\mu g/L$）提示嗜酸性粒细胞性炎症或激素敏感性咳嗽可能性大。但 FeNO 筛查慢性咳嗽相关嗜酸性粒细胞性炎症敏感性不高。

5. 变应原皮试和 IgE 检查

检查患者是否存在特应质和确定变应原类型，有助于变应性疾病的诊断。约 60%～70%的 CVA 和 30%的 EB 患者存在特应质。

6. 24h 食管 pH 值-多通道阻抗监测

24h 食管 pH 值-多通道阻抗监测是目前判断 GER 的最常用和最有效的方法，通过动态监测食管 pH 值的变化，获得 24h 食管 pH 值<4 的次数、最长反流时间、食管 pH 值<4 占监测时间百分比等 6 项参数，以获得反流与咳嗽症状的相关概率，确定反流与咳嗽的关系。

7. 支气管镜检查

支气管镜检查不作为慢性咳嗽的常规检查，但对于常规检查未明确病因或针对常见病因治疗无效的不明原因慢性咳嗽患者，支气管镜检查可用于诊断或排除气道腔病变导致的咳嗽。

8. 其他检查

外周血嗜酸性粒细胞增高提示变应性疾病。外周血嗜酸性粒细胞显著增高（>20%）提示寄生虫感染、嗜酸性粒细胞肺炎。

三、诊断与流程

（一）重视病史

包括耳鼻咽喉和消化系统疾病病史。职业和环境因素暴露史、吸烟史及用药史，停止暴露或用药后咳嗽缓解则可明确诊断。

（二）根据病史选择有关检查，由简单到复杂

EB、CVA 是慢性咳嗽的最常见病因，约占慢性咳嗽病因的 50%，因此建议将通气功能检查、支气管激发试验和诱导痰细胞学检查作为慢性咳嗽的一线检查。建议将 FeNO 检查作为诱导痰细胞学检查的补充手段。

（三）先考虑常见病，再考虑少见病

慢性咳嗽患者应首先考虑上气道咳嗽综合征（UACS）、CVA、EB、胃食管反流性咳嗽（GERC）、变应性咳嗽（AC）等常见病因的可能。

（四）诊断和治疗两者应同步或顺序进行

如检查条件不具备时，应根据临床特征进行诊断性治疗，并根据治疗反应确定病因，治疗无效时再选择相关检查。治疗有效时明确病因诊断是前提。治疗部分有效但未完全缓解，应评估影响疗效的因素和是否存在其他慢性咳嗽的复合病因。

四、常见病因诊断和治疗

（一）上气道咳嗽综合征

上气道咳嗽综合征（UACS），曾称鼻后滴漏综合征（PNDS），是由鼻部疾病引起分泌物倒流鼻后和咽喉等部位，直接或间接刺激咳嗽感受器，导致以咳嗽为主要表现的临床综合征。是引起慢性咳嗽最常见的病因之一。

1. 病因治疗

（1）非变应性鼻炎

治疗首选第一代抗组胺药和减充血剂，大多数患者在初始治疗后数天至 2 周内起效。

（2）变应性鼻炎

首选鼻腔吸入糖皮质激素和口服第二代抗组胺药治疗。白三烯受体拮抗剂治疗过敏性鼻炎有效。

（3）慢性鼻窦炎

患者鼻窦分泌物细菌培养以金黄色葡萄球菌或表皮葡萄球菌、肺炎球菌为主。抗感染是重要治疗措施，抗菌谱应覆盖革兰氏阳性菌和阴性菌、厌氧菌，急性发作者抗感染药物使用时间不少于 2 周，慢性者建议酌情延长使用时间。联合鼻吸入糖皮质激素，疗程 3 个月以上。推荐鼻用激素治疗伴有鼻息肉的慢性鼻窦炎，可避免不必要的手术。

2. 对症治疗

1）局部应用减充血剂可减轻鼻黏膜充血水肿，有利于分泌物的引流，缓解鼻塞症状，但不宜长期应用。鼻喷剂疗程一般<1 周，建议联合第一代口服抗组胺药和减充血剂，疗程 2～3 周。

2）黏液溶解剂（羧甲司坦/厄多司坦）治疗慢性鼻窦炎可能获益。

3）生理盐水鼻腔冲洗可作为慢性鼻窦炎及慢性鼻炎的辅助治疗措施。避免或减少接触变应原有助于减轻变应性鼻炎的症状。

（二）咳嗽变异性哮喘

咳嗽变异性哮喘（CVA）是哮喘的一种特殊类型，咳嗽是其唯一或主要临床表现，无明显喘息、气促等症状或体征，但存在气道高反应性。CVA 是慢性咳嗽的最常见病因，国内多中心调查结果显示约占慢性咳嗽原因的 1/3。

CVA 治疗原则与典型哮喘相同，具体可参照支气管哮喘章节。

1. 吸入性糖皮质激素（ICS）联合支气管舒张剂

建议治疗时间至少 8 周，部分患者需要长期治疗。

2. 糖皮质激素

如果患者症状或气道炎症较重，或对吸入激素治疗反应不佳，建议短期口服糖皮质激素治疗。

3. 白三烯受体拮抗剂

白三烯受体拮抗剂治疗 CVA 有效，能够减轻患者咳嗽症状，改善生活质量并减轻气道炎症。少数 ICS 治疗无效的患者，使用白三烯受体拮抗剂治疗可能有效。

（三）嗜酸性粒细胞性支气管炎

嗜酸性粒细胞性支气管炎（EB）是慢性咳嗽的常见病因，约占慢性咳嗽病因的 13%～22%。EB 以气道嗜酸性粒细胞浸润为特征，痰嗜酸性粒细胞增高，但气道炎症范围较局限，平滑肌内肥大细胞浸润密度低于哮喘患者，其炎症程度、氧化应激水平均不同程度低于 CVA 患者。

EB 对糖皮质激素治疗反应良好，治疗后咳嗽很快消失或明显减轻。建议持续应用 8 周以上，初始治疗可应用泼尼松口服每天 10～20mg，持续 3～5d。如果小剂量糖皮质激素无效，应注意是否存在嗜酸性粒细胞增高有关的全身性疾病。

（四）胃食管反流性咳嗽

胃食管反流性咳嗽（GERC）是因胃酸和其他胃内容物反流进入食管，导致以咳嗽为突出表现的临床综合征，属于胃食管反流病的一种特殊类型，是慢性咳嗽的常见原因。目前认为食管-支气管反射引起的气道神经源性炎症对本病发生起着主要作用。

1. 调整生活方式

超重患者应减肥，避免过饱和睡前进食，避免进食酸性、辛辣和油腻食物，避免饮用咖啡、酸性饮料及吸烟，避免剧烈运动。

2. 制酸药

推荐抗酸疗法作为 GERC 的标准治疗方法。常选用质子泵抑制剂（PPI）或 H_2 受体拮抗剂，其中 PPI 的抑酸效果和症状缓解速度更佳，但需餐前半小时或 1h 服用，治疗疗程至少 8 周。

3. 促胃动力药

大部分 GERC 患者有食管运动功能障碍，建议在制酸药的基础上联合促胃动力药。在常规剂量 PPI 基础上，加用 H_2 受体拮抗剂能使部分难治性胃食管反流或夜间酸反流的症状得到改善。

（五）变应性咳嗽

临床上某些慢性咳嗽患者，具有特应质，痰嗜酸性粒细胞正常，无气道高反应性，糖皮质激素及抗组胺药物治疗有效，将此类咳嗽定义为变应性咳嗽。变应性咳嗽是慢性咳嗽的常见原因。

糖皮质激素或抗组胺药物治疗有效。ICS 治疗 4 周以上，初期可短期口服糖皮质激素（3～5d）。

（六）慢性支气管炎

慢性支气管炎指咳嗽、咳痰连续 2 年以上，每年累积或持续至少 3 个月，并排除其他引起慢性咳嗽的病因。咳嗽、咳痰一般晨间明显，咳白色泡沫痰或黏液痰，加重期亦有夜间咳嗽。

慢性支气管炎急性发作患者多为流感嗜血杆菌、卡他莫拉菌、肺炎球菌、肺炎克雷伯菌、铜绿假单胞菌和不动杆菌感染，应对当地细菌耐药情况进行流行病学调查并指导抗生素选择。莫西沙星、左氧氟沙星，因其广谱抗菌活性且药物相关不良事件少，已成为慢性支气管炎急性发作时的主要治疗药物。

（七）支气管扩张

慢性炎症引起气道壁破坏，导致不可逆性支气管扩张和管腔变形，主要病变部位为亚段支气管。典型临床表现为慢性咳嗽，咳大量脓痰及间断性咯血。X 线胸片改变（如卷发征）对诊断有提示作用，怀疑支气管扩张时，最佳诊断方法为胸部高分辨率 CT。

目前不推荐支气管扩张患者常规吸入糖皮质激素，但对存在慢性气流阻塞或气道高反应性的稳定期纤维化支气管扩张患者，联合 ICS 和长效 β_2 受体激动剂（LABA）或长效抗胆碱药（LAMA）可改善慢性咳嗽症状。

（八）气管-支气管结核

多数患者常合并肺结核，少数患者可表现为单纯性支气管结核，其主要症状为慢性咳嗽，可伴有低热、盗汗、消瘦等典型结核症状，部分患者咳嗽为唯一临床表现。应参考肺结核治疗。

（九）ACEI 类药物引起的咳嗽

咳嗽是 ACEI 类药物常见不良反应，停用 ACEI 类药物后缓解，可选用血管紧张素 II 受体阻滞剂（ARB）等药物替代。

（十）其他慢性咳嗽

其他慢性咳嗽还有如支气管肺癌引起的咳嗽，主要针对肺癌原发灶治疗，顽固性咳嗽可用中枢性或周围性止咳药治疗。对于心理性咳嗽，心理治疗疗效不显著时，可适当选用抗焦虑药物等治疗。临床尚有少见不明原因咳嗽，需经过系统检查，排除已知慢性咳嗽病因，方可考虑。

五、中医辨证论治

（一）辨证要点

1. 辨外感内伤

外感咳嗽，多为新病，起病急，病程短，常伴恶寒、发热、头痛等肺卫表证。内伤咳嗽，多为久病，常反复发作，病程长，可伴它脏见证。

2. 辨证候虚实

外感咳嗽以风寒、风热、风燥为主，一般均属邪实。而内伤咳嗽多为虚实夹杂，本虚标实，其中痰湿、痰热、肝火多为邪实正虚；肺阴亏耗则属正虚，或虚中夹实。应分清标本主次缓急。本章慢性咳嗽，主要以内伤咳嗽为主。

（二）证治分型

1. 外感咳嗽

（1）风寒袭肺证

症状：咳嗽声重，气急，咽痒，咯痰稀薄色白，常伴鼻塞，流清涕，头痛，肢体酸楚，或见恶寒发热、无汗等表证，舌苔薄白，脉浮或浮紧。

治法：疏风散寒，宣肺止咳。

代表方：三拗汤合止嗽散加减。麻黄、杏仁、桔梗、前胡、甘草、橘皮、金沸草。

加减：胸闷、气急症状不重，而外有表证者，去麻黄，加荆芥、苏叶、生姜；若夹痰湿，咳而痰黏，胸闷，加半夏、川朴、茯苓；咳嗽迁延不已，加紫菀、百部。

（2）风热犯肺证

症状：咳嗽频剧，气粗或咳声嘶哑，喉燥咽痛，咯痰不爽，痰黏稠或黄，咳时汗出，常伴鼻流黄涕，口渴，头痛，身楚，或见恶风、身热等表证，舌苔薄黄，脉浮数或浮滑。

治法：疏风清热，宣肺止咳。

代表方：桑菊饮加减。桑叶、菊花、薄荷、连翘、前胡、牛蒡子、杏仁、桔梗、贝母、枇杷叶。

加减：肺热内盛，身热较著，口渴喜饮，加黄芩、知母；热邪上壅，咽痛，加射干、山豆根、赤芍；热伤肺津，咽燥口干，加南沙参、天花粉、芦根。

（3）风燥伤肺证

症状：干咳，连声作呛，喉痒，咽喉干痛，唇鼻干燥，无痰或痰少而黏，不易咯出，或痰中带有血丝，口干，初起或伴鼻塞、头痛、微寒、身热等表证，舌质红干而少津，苔薄白或薄黄，脉浮数或小数。

治法：疏风清肺，润燥止咳。

代表方：桑杏汤加减。桑叶、薄荷、豆豉、杏仁、前胡、牛蒡子、南沙参、贝母、天花粉、梨皮、芦根。

加减：津伤较甚，干咳，咯痰不多，舌干红少苔，加麦冬、北沙参；热重不恶寒，心烦口渴，酌加石膏、知母、山栀；肺络受损，痰中夹血，加白茅根。

另有凉燥证，乃燥证与风寒并见，表现干咳少痰或无痰，咽干鼻燥，兼有恶寒发热，头痛无汗，舌苔薄白而干等症。用药当以温而不燥，润而不凉为原则，方取杏苏散加减。

2. 内伤咳嗽

（1）痰湿蕴肺证

症状：咳嗽反复发作，咳声重浊，痰多，因痰而嗽，痰出咳平，痰黏腻或稠厚成块，色白或带灰色，每于早晨或食后则咳甚痰多，进甘甜油腻食物加重，胸闷，脘痞，呕恶，食少，体倦，大便时溏，舌苔白腻，脉濡滑。

治法：燥湿化痰，理气止咳。

代表方：二陈平胃散合三子养亲汤加减。法半夏、陈皮、茯苓、苍术、川朴、杏仁、佛耳草、紫菀、款冬花。

加减：咳逆气急，痰多胸闷，加白前、紫苏子、莱菔子；寒痰较重，痰黏白如沫，加干姜、细辛、白芥子；久病脾虚，神疲，加党参、白术、炙甘草。

（2）痰热郁肺证

症状：咳嗽，气息粗促，或喉中有痰声，痰多质黏厚或稠黄，咯吐不爽，或有热腥味，或咯血痰，胸胁胀满，咳时引痛，面赤，或有身热，口干而黏，欲饮水，舌质红，舌苔薄黄腻，脉滑数。

治法：清热肃肺，豁痰止咳。

代表方：清金化痰汤加减。黄芩、山栀、知母、桑白皮、杏仁、贝母、瓜蒌、海蛤壳、竹沥、半夏、射干。

加减：痰热郁蒸，痰黄如脓或有热腥味，加鱼腥草、金荞麦根、象贝母、冬瓜子、苡仁；痰热壅盛，腑气不通，胸满咳逆，便秘，加葶苈子、大黄、风化硝；痰热伤津，口干，舌红少津，加北沙参、天冬、天花粉。

（3）肝火犯肺证

症状：上气咳逆阵作，咳时面赤，咽干口苦，常感痰滞咽喉而咯之难出，量少质黏，或如絮条，胸胁胀痛，咳时引痛，症状可随情绪波动而增减，舌红或舌边红，舌苔薄黄少津，脉弦数。

治法：清肺泻肝，顺气降火。

代表方：黛蛤散合加减泻白散加减。桑白皮、地骨皮、黄芩、山栀、牡丹皮、青黛、海蛤壳、粳米、甘草、紫苏子、竹茹、枇杷叶。

加减：肺气郁滞，胸闷气逆，加瓜蒌、桔梗、枳壳、旋覆花；胸痛，加郁金、丝瓜络；痰黏难咯，加海浮石、知母、贝母；火郁伤津，咳嗽日久不减，酌加北沙参、麦冬、天花粉、诃子。

（4）肺阴亏耗证

症状：干咳，咳声短促，痰少黏白，或痰中带血丝，或声音逐渐嘶哑，口干咽燥，或午后潮热，颧红，盗汗，日渐消瘦，神疲，舌质红少苔，脉细数。

治法：滋阴润肺，化痰止咳。

代表方：沙参麦冬汤加减。沙参、麦冬、天花粉、玉竹、百合、甘草、贝母、杏仁、桑白皮、地骨皮。

加减：肺气不敛，咳而气促，加五味子、诃子；阴虚潮热，加银柴胡、青蒿、鳖甲、胡黄连；阴虚盗汗，加乌梅、瘪桃干、浮小麦；热伤血络，痰中带血，加牡丹皮、山栀、藕节。

六、康复治疗

对于老年人的慢性咳嗽来说，病因非常复杂且涉及的面非常广，很多患者常常会被误诊为慢性支气管炎，使用大量的抗菌药物治疗无效，从而让患者进行各种检查，不仅增加了患者的痛苦，降低患者的生活质量，还加重了患者的经济负担。

1. 药膳调理

中医临床辨证施膳原则：能量适中，均衡营养，滋养五脏，通理气机，化痰止咳平喘。观察患者的大便情况、痰的色质量及舌苔变化，对患者进行辨证，并结合体质，指导患者合理饮食。

中老年人肺热干咳无痰者可用大梨1个，将梨核挖去，填入川贝粉末6g，冰糖15g，将梨放入器皿中，放水适量蒸30min，饮汤吃梨，早晚各1次，连服3～5d；风寒咳嗽，遇寒后咳嗽加重者可用干核桃2枚微焙后为末，黄酒50ml送服，日服2次；中老年人秋季干燥咳嗽，干咳少痰，大便干结者可用松子仁15g，核桃肉20g，蜂蜜25g。先将前2味研成膏状，再以蜂蜜调之，分4次服，连服3～5d；老人肺热燥咳，久咳不愈者，可用百合50g，南杏仁15g，粳米50g，冰糖30g，加水500ml，文火煎至300ml，分2次温服；对肺燥干咳，久咳不愈者，可用蜂蜜50g，鸡蛋1枚，先将蜂蜜加水250ml煮沸，再打入鸡蛋微开，1次服下，早晚空腹服。

辨症状：①阴虚有热者，服汤药宜少饮多次，并可食百合、莲子、银耳等。风寒未尽者，宜用紫苏粥，汤药宜温服，药后宜加盖衣被，并服热饮、热粥以助正驱邪。②余热恋肺证，可选用雪梨膏，也可食沙参粥。③气阴亏损证，可选用百合粥。④痰湿重者，可常煮鲤鱼汤食用以健脾利湿。⑤咳喘日久，肺肾俱虚者，可用燕窝、银耳，益肺养阴。⑥肺中痰热及燥咳患者，以食海蜇为最宜。

2. 体育导引康复

肺脏虚如蜂巢,为清虚之体,只受得外界清气而不容异物壅滞。污秽恶浊之气、毒气可严重影响肺脏生理功能。一个人每天呼吸的空气量约为 1200L,因而即使空气污染的浓度不高,若长期吸入体内,也会损害气道,应避秽防浊,保护肺脏。每日早晨、午后进行轻松缓慢的活动项目,如深呼吸、散步、慢跑、太极拳、八段锦、五禽戏等,根据体力情况,可以逐渐增加活动的时间与强度。根据条件采用日光浴、空气浴、森林浴等,以利于摄纳自然之清气,以补肺肾之不足。

3. 针灸推拿康复

（1）针灸疗法

体针取肺俞、合谷、气海、足三里等穴。针法宜平补平泻,若兼外感宜浅刺用泻法。咽痒加天突;咳喘重者,可针刺曲池、肺俞;痰多者刺丰隆;胸闷加内关、膻中;久咳体弱可温灸肺俞、肾俞、脾俞。

外感咳嗽:主穴:列缺、肺俞、合谷。配穴:风寒加风门;风热加大椎;咽喉痛加少商放血。

内伤咳嗽:主穴:太渊、三阴交、肺俞。配穴:痰多配丰隆、阴陵泉;肝火灼肺加行间;肺阴亏虚加膏肓;咯血加孔最。外感咳嗽宜浅刺,用泻法;内伤咳嗽用平补平泻,并可配合灸法。

贴敷疗法:选肺俞、定喘、风门、膻中、丰隆,用白附子 16%、洋金花 48%、川椒 33%、樟脑 3%制成粉剂。将药粉少许置穴位上,用胶布贴敷,每 3～4 日更换一次,最好在三伏天应用。

（2）推拿疗法

点切少商、列缺、太渊、肺俞、璇玑等穴,用手指按压天突穴 2～3min 以酸胀感为宜,也可指尖叩打定喘穴或者拍打丰隆、足三里等穴。也可提拿背脊部,点压肺俞,揉命门,然后反复拍打背部,使呼吸通畅,按揉膻中穴,可使痰易咯出。用两手拇指交换着从下往上直推位于两眉中间的穴位（印堂）到发际,30～50 次。用双手分推自眉头起沿眉向眉梢成一横线,30～50 次。用两手的中指按揉位于眉后凹陷的穴位（太阳）,30～50 次。用拇指直推拉于环指指纹面的穴位（肺金）,左右各 100～500 次。以手掌心为中心,用拇指在中心周围的穴位（内八卦）画圆似地摩擦推动,左右各 100～300 次。用中指揉两乳中间的穴位（膻中）,50～100 次。

4. 预防调护

（1）戒烟

清代方以智《物理小识》曾云:"烟草服久则肺焦。"现代大量研究资料表明,嗜烟与肺系病证的发生有密切关系。吸烟直接危害肺功能,长期大量吸烟者,其肺功能比不吸烟者提早10 年老化。吸 1ml 烟雾,可带进人体 50 亿个烟尘颗粒,其中 70%可达终末支气管和肺泡。吸烟时间越长,吸烟量越大,患病率越高。每天吸 25 支以上者,咳喘发生率比不吸烟者高 20倍。吸烟不仅危害自己,还会祸及别人。

（2）饮酒的利弊

小量饮酒可使人精神振奋,有助于消除疲劳。人体受凉之后,或风寒之邪乍起之时,饮用少量酒可以防治感冒。但是,酒从气道呼出,可刺激呼吸道,并降低其抗病能力,从而诱发咳喘,长期大量饮酒,伤及中焦,运化失职,聚湿成痰,进而导致肺系病证。故饮酒要节制,切忌贪杯暴饮，更勿饮用烈性酒，特别是阴虚火旺及伴有咯血的患者，应绝对戒酒。

（3）生活起居

偶患急性咳喘者，切莫自恃肌肉坚固，血脉盛满，体质健壮而疏于治理，任其发展，病邪逐渐由表及里，滞留于脏腑之内，长而久之，未必不成大恙。《管子》曰："起居不时，饮食不节，寒暑不适，则形累而寿命损。"葛洪曰："冬不欲极温，夏不欲穷凉，不欲露卧星月，不欲眠中用扇，大寒、大热、大风、大雾，皆不欲冒之。"另外，平时应经常做户外活动，居住及工作环境宜经常开窗通风，每次不少于半小时，有条件者可安装空调或负离子发生器等。

（4）其他护理

对于老年人的慢性咳嗽来说，预防病情复发及加重有着重要意义。预防的重点在于提高机体卫外功能，增强皮毛腠理御寒抗病能力。若久咳自汗出者，可酌选玉屏风散、生脉饮服用，配合面部迎香穴按摩，足三里艾灸，内外同治提高抗病能力。适当参加体育锻炼，以增强体质，提高抗病能力，注意劳逸结合。缓解期应坚持"缓则治本"的原则，补虚固本以图根治。注意冬病夏防。咳嗽好发于冬季，若于夏秋就培补正气，则可减少和避免冬季发作。

5. 保健护理

（1）心理疏导

咳嗽病位主要在肺，因悲则伤肺，若情志悲郁不舒，常使病情加重，故可应用情志相胜、音乐、娱乐、色彩等作用于神情的疗法，均可使患者感到欢快、舒畅、轻松。

（2）起居护理

病室内应阳光充足，清洁卫生，通风良好，保持空气清新流通，保持一定温度与湿度，需避免让患者直接吹风，以免受凉感冒，避免烟尘及异常气味刺激。感冒会引起咳嗽复发或加重，故应注意气候变化，做到防寒保暖，以免受凉外感。

（3）保精养神

气喘的发生与精神因素有一定关系。七情关乎内脏，情志太过则脏气失和，一则气郁胸中，肺气不得宣通，则呼吸奔迫而为喘；二则肝脾失调，痰浊瘀血内生，阻于气道，发为喘息。因而患者应当避免忧思、郁怒、惊恐及喜乐过度，保持情绪安定，精神愉快，从而保障脏腑功能正常，有利于咳喘患者的康复。

（4）动静结合、劳逸适当

本病患者年龄多偏高，病程往往长达十几年，因而体质较差。在发作期，轻型患者可适当劳动或运动，重型患者应卧床休息。缓解期，患者应根据自己的体力，逐渐加大劳动量和运动量，要做到劳逸结合，动静适度，以便增强体质，抗御外邪。

（张　良）

参 考 文 献

高颖，方祝元，吴伟，2015. 中医内科学［M］. 北京：人民卫生出版社.

中华医学会呼吸病学分会哮喘学组，2016. 咳嗽的诊断与治疗指南（2015）［J］. 中华结核呼吸杂志，39（5）：323-340.

周仲英，2003. 中医内科学［M］. 北京：中国中医药出版社.

第二节　慢性阻塞性肺疾病

慢性阻塞性肺疾病（chronic obstructive pulmonary disease，COPD）是一种以进行性、持续性气流受限为特征的可以预防和治疗的疾病。老年人多由慢性支气管炎反复发作不愈发展而来。COPD 主要累及肺部，也可导致肺外多器官损害，其急性加重和并发症影响疾病的进程。随着病情的进展可导致生活质量下降、劳动力丧失，最终发展为呼吸衰竭和肺源性心脏病。

COPD 是呼吸系统疾病中的常见病和多发病，患病率和病死率逐年增高。2012 年我国最新开展的一项 COPD 流行病学调查显示中国 40 岁以上人群的患病率高达 14%。根据世界卫生组织的估计，到 2030 年，COPD 将上升至全球死亡因素的第三位，带来的经济负担将位于世界疾病负担的第五位，严重影响老年人的健康和寿命。

根据 COPD 的临床表现，其可归属于中医"肺胀""痰饮""喘证"的范畴。

一、临 床 表 现

（一）症状

1. 慢性咳嗽

咳嗽通常为首发症状，初起咳嗽呈间歇性，早晨较重，以后早晚或整日均有咳嗽，但夜间咳嗽并不显著。

2. 咳痰

通常在咳嗽后伴有少量黏液性痰，部分患者在清晨较多；合并感染时痰量增多，常伴有脓性痰。

3. 气短或呼吸困难

气短或呼吸困难是 COPD 的标志性症状，亦是使老年人焦虑不安的主要原因。呼吸困难的程度是决定老年人生活质量的最主要因素。

4. 喘息和胸闷

重度患者常伴有喘息、胸部紧闷感，常于劳力后发生，这与呼吸费力、肋间肌等容性收缩有关。

5. 全身症状

在疾病的临床过程中，特别是较重患者、老年患者，常发生全身性症状，如体重下降、食欲减退、外周肌肉萎缩和功能障碍、精神抑郁和（或）焦虑。

（二）体征

1. 视诊

胸廓形态异常，包括胸部过度膨胀、前后径增大、剑突下胸骨下角增宽及腹部膨凸等；常见呼吸变浅，频率增快，辅助呼吸肌如斜角肌及胸锁乳突肌参加呼吸运动，重症可见胸腹矛盾运动；患者不时采用缩唇呼吸以增加呼出气量；呼吸困难加重时常采取前倾坐位；低氧血症者可出现黏膜及皮肤发绀，伴右心衰竭者可见下肢水肿、肝脏增大。

2. 触诊

双侧触觉语颤减弱。

3. 叩诊

由于肺过度充气使心浊音界缩小，肺肝界降低，肺叩诊可呈过清音。

4. 听诊

两肺呼吸音可减低，呼气延长，平静呼吸时可闻及干啰音，两肺底或其他肺野可闻及湿啰音；心音遥远，剑突部心音较清晰响亮。

二、相 关 检 查

（一）肺功能检查

肺功能检查是诊断 COPD 的金指标，对严重程度评价、疾病进展状况、预后及治疗反应判断等都有重要意义。

（二）胸部 X 线检查

早期多无异常变化，随着病情进展可见胸廓扩张，肋间隙增宽，肋骨走向变平，肺野透亮度增加，横膈位置低平，肺纹理增多、紊乱，有时可见肺大疱形成。

（三）胸部 CT 检查

可见 COPD 小气道病变的表现、肺气肿表现以及并发症的表现，但其主要临床意义在于排除其他具有相似症状的呼吸系统疾病。

（四）血气分析

首先表现为轻、重度低氧血症。随着病情进展，低氧血症逐渐加重，并出现高碳酸血症。

（五）其他检查

COPD 患者可出现血红蛋白和红细胞增高或减低，合并感染时外周血白细胞增高、核左移。痰培养可查出各种病原菌。

三、诊 断

（一）诊断要点

主要根据吸烟等高危因素史、临床症状、体征及肺功能检查等综合分析而确定。肺功能检查见持续气流受限是诊断 COPD 的必备条件,吸入支气管舒张剂后 $FEV_1/FVC < 70\%$ 是确定存在持续气流受限的界限。

（二）严重程度的评估

上一年发生 2 次或以上急性加重或 FEV_1 占预计值百分比<50%均提示今后急性加重的风险增加。临床上建议结合患者肺功能、症状评分及急性加重风险进行综合评估。

四、西 医 治 疗

（一）稳定期治疗

稳定期的 COPD 患者治疗目前主要包括减缓病情进展,改善临床症状,预防病情加重,降低死亡率。

1. 支气管扩张剂

①β_2受体激动剂:主要有沙丁胺醇和特布他林等。②抗胆碱能药:如异丙托溴铵气雾剂,长效抗胆碱药有噻托溴铵,选择性作用于 M_1、M_3 受体。③茶碱类:如氨茶碱及其缓释或控释片。

2. 糖皮质激素

长期规律吸入激素适用于 FEV_1 占预计值百分比<70%（Ⅲ级和Ⅳ级）且有临床症状及反复加重的高风险患者。在老年 COPD 患者中,吸入激素和 β_2 受体激动剂联合制剂能改善症状和肺功能,提高生命质量,减少入院的复合风险。

3. 祛痰药

应用祛痰药有利于气道引流通畅,改善通气功能,但效果不确切,仅对少数有黏痰的患者有效,常用药物包括盐酸氨溴索、乙酰半胱氨酸、羧甲司坦等。

4. 长期家庭氧疗

长期家庭氧疗可以提高患者生活质量和生存率,对血流动力学、运动能力和精神状态均会产生有益的影响。

（二）急性加重期治疗

慢性阻塞性肺疾病急性加重（AECOPD）是指咳嗽、咳痰、呼吸困难比平时加重或痰量增多,或咯黄痰,超出日常变异,并且需要改变用药方案。

1. 支气管扩张剂

药物同稳定期。有严重喘息症状者可给予较大剂量雾化吸入治疗。

2. 低流量吸氧

氧疗是治疗 AECOPD 住院患者的重要部分,氧流量调节以改善患者的低氧血症、保证88%~92%氧饱和度为目标。一般吸入氧浓度为 28%~30%。

3. 抗生素

AECOPD 多由细菌感染诱发,故抗生素治疗在急性加重期占有重要地位。老年人抗生素的选择受到年龄、COPD 潜在疾病的严重性、抗生素耐药的风险和药物价格的影响。

4. 糖皮质激素

住院患者在应用支气管扩张剂的基础上,可加用糖皮质激素口服或静脉治疗以加快患者的恢复,改善肺功能和低氧血症。老年患者激素使用量要权衡疗效和安全性,并采取适当措施,尽可能将激素维持剂量减到最低。

5. 祛痰剂

可酌情选用溴己新、盐酸氨溴索。

6. 机械通气

根据病情需要,可通过无创或有创方式给予机械通气,作为生命支持方式。

五、中医辨证论治

(一)辨证要点

本病为本虚标实,虚实夹杂的病证,扶正祛邪为其治疗原则。气滞、痰浊、瘀血为本病病理因素,故降气平喘、化痰、祛瘀是其基本治疗大法。稳定期以补虚为要,补虚之法有益肺、健脾、温阳、阴阳双补等;急性加重期以祛邪为急,应注意表邪的宣散。

(二)证治分型

1. 外寒内饮证

症状:咳逆喘满不得卧,胸部膨满,气短,痰白稀,呈泡沫状,口干不欲饮,往往经久不愈,天冷受寒加重。舌体胖大,舌质暗淡,舌苔白滑或白腻,脉浮紧。

治法:温肺散寒,降逆化饮。

代表方:小青龙汤加减。麻黄、桂枝、荆芥、防风、生姜、干姜、细辛、法半夏、茯苓、桂枝、白术、陈皮。

加减:咳而上气,喉中如水鸡声,表寒不著,用射干麻黄汤宣肺祛痰,下气止咳;饮郁化热,烦躁而喘,脉浮,用小青龙加石膏汤解表化饮,兼清郁热。

2. 痰浊壅肺证

症状:咳嗽胸满闷胀,痰多色白黏腻,喘息气急,稍劳加重,畏风汗出,脘腹痞满,倦怠乏力。舌质淡,苔白腻,脉滑。

治法:燥湿化痰,降逆平喘。

代表方:苏子降气汤合三子养亲汤加减。法半夏、厚朴、陈皮、紫苏子、莱菔子、白芥子、前胡、茯苓、白术、甘草。

加减:因感寒而发,加炙麻黄、荆芥、防风;胸满,气喘难平,加葶苈子;兼面色晦暗、舌质紫暗、苔浊腻，用涤痰汤加丹参、地龙、红花；痰壅气喘减轻，倦怠乏力，纳差便溏，加太子参、黄芪、砂仁、木香。

3. 痰热郁肺证

症状：咳喘气粗，胸闷烦躁，痰黄黏稠难咯，发热微恶寒，溲黄便干，口渴欲饮。舌质暗红，苔黄或黄腻，脉滑数。

治法：清肺化痰，降逆平喘。

代表方：越婢加半夏汤加减。麻黄、石膏、知母、黄芩、法半夏、杏仁。

加减：痰热内盛，胸满气逆，痰黏稠不易咯出，加鱼腥草、瓜蒌皮、浙贝母；喉中痰鸣，喘息不能平卧，加射干、葶苈子、桑白皮；腑气不通，腹满便秘，酌加瓜蒌仁、大黄；痰热伤津、口舌干燥者，加芦根、天花粉、知母。

4. 痰瘀阻肺证

症状：咳喘痰多，色白或呈泡沫，喉间痰鸣，胸部憋闷如塞，面色灰暗，唇甲紫绀，重喘促不能平卧。舌质暗或紫暗，舌下青筋增粗，苔腻或浊腻，脉弦滑。

治法：涤痰化瘀，泻肺平喘。

代表方：温胆汤合桂枝茯苓丸加减。法半夏、陈皮、茯苓、枳实、竹茹、桂枝、赤芍、桃仁、牡丹皮、葶苈子。

加减：痰色黄稠，舌苔黄腻，加黄芩、瓜蒌皮、浙贝母；血瘀明显，加地龙、丹参；腑气不利，大便不畅，酌加大黄、莱菔子、厚朴。

5. 痰蒙神窍证

症状：意识蒙眬，谵妄，烦躁不安，撮空理线，表情淡漠，嗜睡，甚至昏迷，肢体抽搐，咳逆喘促，或伴痰鸣。舌质暗红或淡紫，或紫绛，苔白腻或黄腻，脉细滑数。

治法：涤痰，开窍，息风。

代表方：涤痰汤加减。法半夏、茯苓、橘红、胆南星、竹茹、枳实、郁金、远志、石菖蒲。

加减：热结大肠，腑气不通，用凉膈散或增液承气汤；痰热内盛，身热烦躁，神昏谵语，加黄芩、桑白皮、竹沥、天竺黄；瘀血明显，唇甲紫绀，加红花、桃仁、水蛭；热伤血络，皮肤黏膜出血、咯血、便血色鲜，加水牛角、生地黄、牡丹皮，或合用犀角地黄汤。

6. 阳虚水泛证

症状：喘咳不能平卧，颜面浮肿，下肢肿，甚则一身悉肿，心悸气促，脘痞纳差，咯痰清稀，尿少怕冷，面唇青紫。舌胖质暗，苔白滑，脉沉虚数或结代。

治法：温肾健脾，化气利水。

代表方：真武汤合五苓散加减。白附片、桂枝、生姜、茯苓、白术、猪苓、泽泻、甘草、白芍。

加减：血瘀甚，发绀明显，加泽兰、益母草、丹参、赤芍、红花；水肿势剧，上渍心肺，心悸喘满，倚息不得卧，加沉香、椒目、葶苈子；气虚明显，加生黄芪、党参。

7. 肺肾气虚证

主症：呼吸浅短难续，咳声低怯，胸满短气，甚则张口抬肩，倚息不能平卧。次症：咳嗽，痰白如沫，咳吐不利，心慌，形寒汗出，面色晦暗，或小便清长，尿后余沥不尽，或咳则小便自遗。舌淡或暗紫，苔白润，脉沉细无力，或有结代。

治法：补肺益肾，纳气平喘。

代表方：平喘固本汤合补肺汤加减。人参、黄芪、白术、茯苓、甘草、蛤蚧、五味子、干姜、半夏、厚朴、陈皮。

加减：肺虚有寒，畏寒恶风，舌质淡，加桂枝、细辛；咳逆甚，加磁石、沉香、补骨脂、紫石英；兼阴伤，低热，舌红苔少，加麦冬、生地黄、知母；颈脉动甚，面唇青紫，加地龙、丹参、红花、当归；面色苍白、冷汗淋漓、四肢厥冷、血压下降、脉微欲绝等，喘脱危象者，急用参附汤，送服蛤蚧粉或黑锡丹。

六、康 复 治 疗

（一）肺康复目标

消除或控制呼吸疾病的症状和病理生理并发症和后遗症；教育患者如何争取日常生活中的最大活动量，所以康复治疗可以认为是临床治疗的延续，是临床医学整体的一部分。

（二）肺康复治疗的措施

肺康复是指针对有症状的，并伴有日常生活活动能力减退的慢性呼吸疾病患者的，有循证依据的多学科综合干预措施。

1. 心理治疗

慢性肺疾病是一种慢性疾病，其特征是缓缓进行，症状时有时无，但构成疾病的病理生理改变是不可逆的，并随时因积累而加重，患者自我感觉社会地位不断下降，自信丧失，对自我供养、工作能力，甚至自理能力心存疑问。以致患者产生不同程度和类型的心理障碍，如孤独、苦恼、焦虑、易怒及抑郁等，对此要求医务人员除了积极处理患者躯体上的不适外，对出现了心理障碍的患者也要给予足够的重视，并给予帮助。首先，要建立良好的医患关系，同情患者并不断给予鼓励，除制定合适的治疗方案和确定要达到治疗目标外，还应进行有关自理能力和康复治疗技术的教育，如正确的呼吸方法、如何排痰、氧疗、营养等。耐心解释各种疑问，主动介绍一些生理、心理方面的知识，不断鼓励，以积极态度面对人生。

2. 呼吸肌的训练

（1）腹式呼吸

增加呼气潮气量，减少功能潮气量，提高肺泡通气，换气功能改善，呼吸困难缓解。尽量减少肋间肌、辅助呼吸肌的劳动，保证休息。要求是根据病情取卧位、半卧位、坐位，左右手分别放于胸腹部，经鼻吸气，经口呼气，气要均、细、缓。每日2次，每次10~15min，熟练后增加次数和时间，最后不自觉形成呼吸习惯。

（2）缩唇呼吸

缩唇呼吸是腹式呼吸的组成部分，吸呼比为1∶（2~3），作用是防止呼气时小气道狭窄、陷闭，利于肺泡气排出。缩唇大小及气流：距口唇15~20cm处蜡烛火焰苗随气流排出但不至熄灭，锻炼若干次，即可掌握。

3. 运动康复

根据个体体质可采取行走、慢跑、游泳、上下楼梯等，均可增加呼吸肌的肌力和耐力。功法锻炼等运动康复手段是中医肺康复的重要手法。目前研究认为，太极拳、八段锦、五禽戏、易筋经、六字诀、龟形功均可以改善 COPD 临床症状，提高习练者的呼吸肌肌力，改善肺功能或延缓其下降趋势，从而提高生活质量。

4. 氧疗

氧疗是 COPD 康复的另一个重要内容，对于严重 COPD，需进行长期的家庭氧疗，其目的是改善患者的生理指标，提高生活质量，降低死亡率。

具有下列指标的 COPD 患者宜进行长期氧疗：①静息时 $PaO_2 < 55mmHg$，$PaCO_2 > 45mmHg$，$SaO_2 < 88\%$；②第一秒肺活量 $<1.5L$，或用力肺活量 $<2L$；③觉醒时 $PaO_2 > 50mmHg$，但睡眠中氧饱和度降低。

注意事项：长期氧疗氧浓度不能过高，以小于 30% 为宜，间歇低流量吸入，每天吸氧时间大于 15h。

5. 营养支持

有效的营养支持可以减少感染和呼吸衰竭的发生率，降低死亡率，还能保证呼吸肌具有足够的收缩力和耐力。首先安排好进餐环境，进餐前适当休息，必要时吸氧 3～5min，少食多餐，软食为主，安排好食谱，对于一般患者给予高蛋白、富含糖类的食物。但对于病重出现呼吸困难者，不宜进食高蛋白或高糖类食物。此时最好进食含脂肪比例高的食品，而且脂肪每克含热量 9cal 之多，有利于患者热量的补充。注意补充维生素，多吃新鲜蔬菜和水果。

药膳调养宜清淡，进食营养丰富、高热量、高纤维、易消化的饮食，少食多餐，保持大便通畅。忌辛辣、肥甘、过酸、过咸，戒烟酒、浓茶。此外可以辨证选用以下食疗方：

（1）苏子粥（《老老余编》）

紫苏子 15g，粳米 50g。紫苏子捣碎，粳米洗净与紫苏子同煮成粥，具有健脾理气化痰之功效，"治老人上气喘逆，脚气不能履"，适用于 COPD 稳定期调养。

（2）八仙膏（《万病回春》）

生藕汁、生姜汁、梨汁、萝卜汁、甘蔗汁、白果汁、竹沥、蜂蜜各 150ml。同盛一处，饭甑蒸熟，任意食之，具有生津养液、清热化痰的作用，适用于 COPD 肺热津伤喘咳者。

6. 灸疗方法

三伏贴是中医保健当中常用的一种方法。三伏天是一年四季当中，阳气最旺的季节，尤其对于阳虚的患者，特别对阳虚疾病的患者，可以振奋机体的阳气，通过振奋阳气的方式，来预防一些阳气虚弱疾病的复发。

方法：白芥子、延胡索各 21g，甘遂、细辛各 12g。将上述药物共研粉末，分成 3 份，每次 1 份，加生姜汁调成稠膏状，分摊于 6 块直径约 5cm 的油纸上，贴于肺俞、心俞、膈俞（均为双侧）上，再用胶布固定，每次贴 4～6h。一般在夏季三伏天使用，于初伏、中伏、末伏各 1 次，共 3 次，连贴 3～5 年。

（张　良）

参 考 文 献

国家中医药管理局 COPD 肺气虚证重点研究室，安徽省中医药学会中医肺病专业委员会，2015. 基于肺气虚分度理论的慢性阻塞性肺疾病中医证候演变及其兼夹证专家共识 [J]. 中国中西医结合急救杂志，22（2）：113-114.

李建生，王至婉，余学庆，等，2010. 慢性阻塞性肺疾病急性加重期证候诊断标准的建立 [J]. 中华中医药杂志，25（7）：971-975.

慢性阻塞性肺疾病急性加重（AECOPD）诊治专家组，2017. 慢性阻塞性肺疾病急性加重（AECOPD）诊治中国专家共识（2017 年更新版）[J]. 国际呼吸杂志，37（14）：1041-1057.

中华中医药学会内科分会肺系病专业委员会，2012. 慢性阻塞性肺疾病中医证候诊断标准（2011 版）[J]. 中医杂志，53（2）：177-178.

第三节　间质性肺疾病

间质性肺疾病（interstitial lung disease，ILD）亦称作弥漫性实质性肺疾病（diffuse parenchymal lung disease，DPLD），是一组主要累及肺间质和肺泡腔，导致肺泡-毛细血管功能单位缺失的弥漫性肺疾病。临床主要表现为进行性加重的呼吸困难、限制性通气功能障碍伴弥散功能降低、低氧血症以及影像学上的双肺弥漫性病变，ILD 可最终发展为弥漫性肺纤维化和蜂窝肺，导致呼吸衰竭而死亡。

ILD 包括 200 多种急性和慢性肺部疾病，既有临床常见病，也有临床少见病，其中大多数疾病的病因还不明确。根据病因、临床和病理特点，2002 年美国胸科学会（ATS）和欧洲呼吸学会（ERS）将 ILD 做以下分类：①已知原因的 ILD；②特发性间质性肺炎（idiopathic interstitial pneumonia，IIP）；③肉芽肿性 ILD；④其他罕见 ILD。其中 IIP 是一组病因不明的间质性肺炎。2013 年 ATS/ERS 将其分为三大类：①主要的 IIP；②少见的 IIP；③未能分类的 IIP。ILD 发病在我国呈明显增加趋势，且以老年人居多。

根据 ILD 的临床表现，其可归属于中医"肺痿""肺痹"的范畴。

一、临 床 表 现

（一）症状

1. 常见症状

多数隐匿起病，呼吸困难是最常见的症状，疾病早期仅在活动时出现，随着疾病进展呈进行性加重。其次是咳嗽，多为持续性干咳，少有咯血、胸痛和喘鸣。

2. 相关病史

重要的既往史包括心脏病、结缔组织疾病、肿瘤、器官移植等；药物应用史；家族史；吸烟史；职业或家居环境暴露史，宠物嗜好或接触史。

（二）体征

1. 爆裂音或 Velcro 啰音

两肺底闻及的吸气末细小的干性爆裂音或 Velcro 啰音是 ILD 的常见体征，尤其是特发性肺纤维化（IPF），可能是常见也是早期体征。

2. 杵状指（趾）

杵状指（趾）是比较常见的晚期征象，通常提示严重的肺结构破坏和肺功能受损，多见于 IPF。

3. 肺动脉高压和肺心病的体征

ILD 进展到晚期，可以出现肺动脉高压和肺心病，进而表现发绀、呼吸急促、P_2 亢进、下肢水肿等征象。

4. 系统疾病体征

皮疹、关节肿胀、变形等可能提示结缔组织疾病等。

二、相 关 检 查

（一）影像学检查

绝大多数 ILD 患者 X 线胸片显示弥漫性浸润性阴影，但胸片正常也不能除外 ILD。胸部高分辨率 CT（HRCT）更能细致地显示肺实质异常的程度和性质，是诊断 ILD 的重要工具。ILD 的 HRCT 表现包括弥漫性结节影、磨玻璃样变、肺泡实变、小叶间隔增厚、胸膜下线、网格影伴囊腔形成或蜂窝状改变，常伴牵拉性支气管扩张或肺结构改变。

（二）肺功能检查

ILD 患者以限制性通气功能障碍和气体交换障碍为特征，限制性通气功能障碍表现为肺容量包括肺总量（TLC）、肺活量（VC）和残气量（RV）均减少，肺顺应性降低。第一秒用力呼气容积/用力肺活量（FEV_1/FVC）正常或增加。气体交换障碍表现为一氧化碳弥散量（DLCO）减少，肺泡-动脉氧分压差 [$P_{(A-a)}O_2$]（静息时或运动时）增加和低氧血症。

（三）实验室检查

常规进行全血细胞学、尿液分析、生物化学及肝肾功能、红细胞沉降率（ESR）检查，结缔组织疾病相关的自身抗体如抗核抗体（ANA）、类风湿因子（RF）等及抗中性粒细胞胞质抗体（ANCA）检查。

（四）支气管镜检查

纤维支气管镜检查并进行支气管肺泡灌洗（BAL）和（或）经支气管肺活检术（TBLB）对于了解弥漫性肺部渗出性病变的性质，鉴别 ILD 具有一定的帮助。

（五）外科肺活检

外科肺活检包括开胸肺活检（OLB）和电视辅助胸腔镜肺活检（VATS）。对于基于临床、胸部 HRCT 特征，甚至 BAL 和 TBLB 等不能明确诊断的 ILD，通常需要外科肺活检明确病理改变和确诊。

三、诊　断

本病起病隐匿，病程长，常有不明原因咳嗽、呼吸困难进行性加重的临床表现可考虑诊断。本病的诊断需要结合职业和环境暴露史、药物服用史、吸烟史，对临床症状、体征和 HRCT、肺功能检查等综合分析，肺活检可确诊。目前提倡多学科协商机制，即应用临床-放射-病理诊断（CRP）作为诊断的"金标准"。老年人常以进行性劳力性呼吸困难作为主要临床症状，干咳和乏力也是突出的主诉。两肺底闻及吸气末细小的干性爆裂音或 Velcro 啰音、杵状指（趾）是本病的典型体征。老年人进行有创检查具有一定困难，因此 HRCT 在本病诊断中起到至关重要的作用。

四、西医治疗

根据不同的 ILD 类型，治疗措施亦有不同。

（一）特发性肺纤维化

特发性肺纤维化（idiopathic pulmonary fibrosis，IPF）不可能治愈，治疗目的是延缓疾病进展，改善生活质量，延长生存期。

1. 抗纤维化药物治疗

循证医学证据证明吡非尼酮（pirfenidone）和尼达尼布（nintedanib）治疗可以减慢 IPF 肺功能下降，为 IPF 患者带来希望。N-乙酰半胱氨酸作为一种祛痰药，高剂量（1800mg/d）时具有抗氧化进而抗纤维化的作用，对部分 IPF 患者可能有用。

2. 非药物治疗

IPF 患者尽可能进行肺康复训练，静息状态下存在明显的低氧血症（$PaO_2 < 55mmHg$）的患者还应该实行长程氧疗。

3. 肺移植

肺移植是目前 IPF 最有效的治疗方法，合适的患者应该积极推荐肺移植。

4. 合并症治疗

积极治疗合并存在的胃-食管反流及其他合并症，但是对 IPF 合并的肺动脉高压多不推荐，可给予波生坦等进行针对性治疗。

5. IPF 急性加重的治疗

由于 IPF 急性加重病情严重，病死率高，虽然缺乏随机对照研究，但临床上仍然推荐高剂量激素治疗。氧疗、防控感染、对症支持治疗是 IPF 急性加重患者的主要治疗手段。

6. 对症治疗

减轻患者因咳嗽、呼吸困难、焦虑带来的痛苦，提高生活质量。

7. 加强患者教育与自我管理

建议吸烟者戒烟，预防流感和肺炎。

（二）结节病

根据结节病的胸部 X 线表现，临床上可分为五期。0 期：无异常 X 线表现。Ⅰ期：双侧肺门淋巴结肿大，无肺部浸润影。Ⅱ期：双侧肺门淋巴结肿大，伴肺部网状、结节状或片状浸润影。Ⅲ期：肺部网状、结节状或片状浸润影，无双侧肺门淋巴结肿大。Ⅳ期：肺纤维化、蜂窝肺、肺大疱、肺气肿。目前这种分期尚存在争议，但根据不同的分期，可采用不同的治疗手段。结节病的自然缓解率在Ⅰ期是 55%～90%，Ⅱ期是 40%～70%，Ⅲ期是 10%～20%。因此，无症状和肺功能正常的Ⅰ期结节病无需治疗。无症状和病情稳定的Ⅱ期和Ⅲ期，肺功能轻微异常，也不需要治疗。结节病出现明显的肺内或肺外症状，尤其累及心脏、神经系统等，需要使用全身糖皮质激素治疗，常用泼尼松。糖皮质激素不能耐受或治疗无效可考虑使用其他免疫抑制剂。结节病治疗结束后需要每 3～6 个月随访一次，至少 3 年或直至病情稳定。

（三）其他 ILD

过敏性肺炎的根本治疗措施是脱离或避免抗原接触。急性重症伴有明显的肺部渗出和低氧血症，激素治疗有助于影像学和肺功能明显改善。嗜酸性粒细胞性肺炎、肺朗格汉斯细胞组织细胞增生症可用糖皮质激素治疗。肺淋巴管平滑肌瘤病（PLAM）目前尚无有效治疗方法，临床使用孕激素治疗但尚未被研究证实明确有效。肺泡蛋白沉着症中 1/3 的患者可自行缓解，对有明显呼吸功能障碍的人，全肺灌洗是首选和有效的治疗。特发性肺含铁血黄素沉着症（IPH）一般症状较轻，成年人中 25%可自行缓解。治疗以支持治疗为主，糖皮质激素联合硫唑嘌呤或环磷酰胺治疗对于改善急性加重期的预后和预防反复出血有益，但目前尚无明确的疗效判断指征。

五、中医辨证论治

（一）辨证要点

本病首辨标本虚实，有气滞、痰浊、瘀血等实邪者，治以理气、化痰、祛瘀等法。随着病程进展、迁延不愈，致使肺、脾、肾三脏虚损，治法当以益肺、健脾、补肾为主。虚实夹杂者，当辨别主次，标本兼施，祛邪与扶正同用。除此之外，还应辨别病程阶段的不同，ILD 早期，肺气虚衰，症见活动后气短、乏力、语声低微，肺气行心脉气血能力下降，可见心悸怔忡、头晕神疲，伴见刺激性干咳，或见白色泡沫痰。病程迁延不愈，则可因虚生实、虚实夹杂，症见呼吸困难进行性加重，或咳，或喘，动则加剧，可伴唇甲青紫，胸脘满闷，咳痰不爽。晚期肺脏功能衰微，呼吸不能相接，咯痰不利，汗出淋漓，终致呼吸停止。

（二）证治分型

1. 痰浊阻肺证

症状：喘而胸满闷窒，甚至胸盈仰息，咳嗽痰多，咳痰不爽，兼呕逆纳呆，头晕，口黏不渴。舌苔白腻，脉濡数或滑数。

治法：健脾燥湿，化痰止咳。

代表方：二陈汤合三子养亲汤加减。半夏、陈皮、茯苓、紫苏子、白芥子、莱菔子、杏仁、紫菀、旋覆花。

加减：胸闷重，加郁金、瓜蒌壳、厚朴；痰浊壅盛，气喘难平，加葶苈子、制南星；痰浊夹瘀，喘促气逆，喉间痰鸣，舌质紫暗，苔浊腻，用涤痰汤加赤芍、红花、桃仁，或合用桂枝茯苓丸；痰色转黄，舌苔黄腻，加黄芩、枇杷叶、全瓜蒌；脘腹胀满，纳呆，加厚朴、白豆蔻。

2. 肺阴亏虚证

症状：胸闷气短，咳吐浊唾涎沫，质黏稠，或咳痰带血，咳声不扬，甚则暗哑，气急喘促，口渴咽燥，午后潮热，形体消瘦。舌红而干，脉虚数。

治法：滋阴清热，润肺生津。

代表方：麦门冬汤合清燥救肺汤加减。太子参、甘草、大枣、粳米、桑叶、石膏、阿胶、麦冬、胡麻仁、杏仁、枇杷叶、半夏。

加减：火盛者，出现虚烦、咳呛、呕逆，加竹茹、竹叶；咳吐浊黏痰，口干欲饮，加天花粉、知母、川贝母；津伤甚，加沙参、玉竹；潮热加银柴胡、地骨皮。

3. 肺气虚寒证

症状：呼吸困难，短气不足以息，动则加重，咳吐涎沫，其质清稀，神疲乏力，形寒食少，不渴，小便数，或遗尿。舌质淡，脉虚弱。

治法：温肺益气。

代表方：甘草干姜汤加减。甘草、干姜、人参、大枣、白术、茯苓。

加减：大便稀溏，加白术、陈皮、茯苓；阳虚痰凝，见白色泡沫痰，怯冷畏寒，语声低怯，加鹿角霜、肉桂、炮姜；肺虚失约，唾沫多而尿频者，加益智仁、附子；肾虚不能纳气，喘息短气者，可加磁石、五味子，另吞蛤蚧粉。

4. 气虚血瘀证

症状：胸闷短气，动则加重，干咳少痰，少气懒言，神疲乏力，唇甲青紫。舌质暗，有瘀点或瘀斑，苔白腻，脉沉涩。

治法：益气活血。

代表方：补阳还五汤加减。黄芪、人参、白术、当归、地龙、川芎、赤芍、红花、桃仁。

加减：咳嗽明显者，可加紫菀、款冬花、百部、紫苏子；血瘀甚，加丹参、莪术、苏木；气阴两虚，加党参、沙参、麦冬、百合；气虚及阳，加附子、补骨脂、淫羊藿，或合用金匮肾气丸；痰黏难出，加浙贝母、瓜蒌壳；气逆于上，动则气喘，加冬虫夏草、紫石英、磁石；气虚不能固表，加浮小麦、牡蛎、白芍。

5. 肺肾两虚证

症状：喘促不得接续，动则加重，口咽干燥，心悸乏力，肢肿，唇甲紫暗，头晕目眩。舌质干红，脉沉细，或浮大无根。

治法：补肺益肾，纳气定喘。

代表方：补肺汤合六味地黄丸加减。人参、黄芪、白术、茯苓、熟地黄、山药、山茱萸、紫菀、桑白皮、五味子。

六、康复治疗

在 ILD 研究与发展中，除药物治疗以外的康复手段也越来越被临床所重视。2013 年 ATS 和 ERS 共同发表的共识中关于肺康复定义及进展中指出，对 ILD 患者实施肺康复可获得短期疗效，改善患者运动耐力、减轻呼吸困难症状、提高生活质量。目前，已证实对于 ILD 患者在药物治疗基础上，加强对患者运动训练、呼吸训练及教育干预，具有有效改善患者的身心健康状况，提高患者生活质量，减轻医疗经济负担等诸多益处。针对患者的康复治疗，应制定综合性、个体化的康复治疗方案，提高患者依从性，规范治疗手段。

（一）运动训练

运动训练是肺康复治疗的核心内容。ILD 患者的一项重要特征是运动耐量明显降低，患者生活质量也因此明显下降，现有研究显示外周肌力功能失调是使 ILD 患者运动受限的重要因素。在进行运动训练前，患者应进行系统的肺功能和结构评估，由专科医师进行严重程度分级，以针对患者制定个体化行之有效的训练方案。锻炼方式分为上肢、下肢、全身锻炼等，如举重物、阻力对抗、步行、爬楼梯、康复操、太极拳等。注意事项：患者运动训练应适度，不宜出现呼吸急促、胸闷等症状，告知患者运动训练以自身素质为标准，出现不适，应停止训练，适当休息，逐步提高身体素质。

（二）呼吸训练

呼吸急促是 ILD 患者的另一重要特征，研究表明呼吸力学、气体交换改变在这一过程中起关键作用，所以可通过进行一定的呼吸训练，提高呼吸肌力量，来改善 ILD 患者呼吸急促不适等症状，如采用控制性深慢呼吸训练、缩唇-腹式呼吸训练、呼吸操等训练方式。

（三）肺部物理治疗

肺部物理治疗是根据患者的情况采取某些物理的方法，如体位引流、胸壁振动或叩拍，并帮助和指导患者进行有效的咳嗽、排痰和深呼吸，借以清除呼吸道分泌物，扩张肺脏，预防肺不张和肺部感染等肺部并发症，改善气体交换的一类治疗方法。近年来有研究表明超短波治疗、磁-振-热治疗、调制中频电治疗、物理偏振光治疗 4 种常见物理疗法对于常见的呼吸系统疾病有较好的临床效果。上述 4 种物理治疗主要作用机制为增强血管通透性，增大淋巴管管径，促进淋巴回流，改善微循环，促进炎症产物排出等。ILD 中不同程度的炎症损伤和修复过程共同参与了肺间质纤维化的形成过程。所以肺部应用物理疗法在一定程度上起到改善血管、淋巴管循环，促进炎症产物排出等作用，减少 ILD 患者中肺泡膜厚度，延缓肺组织纤维化，从而改善肺的顺应性；减少气体扩散距离，增加气体交换，纠正低氧血症；最终达到改善患者呼吸困难等症状和预后的目的。

（四）心理治疗

本病目前缺乏行之有效的治疗方法，现有治疗手段以延缓病程进展为主要目的，所以较长的病程容易对患者的内心带来巨大负担，尤其老年患者因长期慢性疾病的折磨，身心双病，往往也会导致心情焦虑抑郁，产生悲观失望的不良心理。关注对老年患者的心理疏导，加强医患沟通，可通过开展本病的知识讲座来帮助老年人了解自身疾病，消除未知带来的恐惧心理，医护人员也应深入病房，与老年人多进行交谈，具体了解患者当前有何心理负担，或解释病情，或安慰鼓励，有针对性地解决患者的心理问题，帮助患者树立起战胜疾病的信心，共同对抗疾病。

（五）疾病教育

对于 ILD 的疾病教育是患者康复过程中的重要组成部分，通过科普教育让患者了解 ILD 的病因、发病机制、症状管理等，让患者对自身疾病充分了解，能够加强患者的依从性，方便指导患者的日常调护，对本病的防治，也能够降低患者的心理负担，鼓励患者长期进行康复治疗以逐步提高生活质量。

（六）针灸治疗

针灸治疗包括应用艾灸、刺血、三伏贴等手段，艾灸温阳通络，对于慢性病、久病患者取合适经穴，温通经脉以行气血，兼以扶正祛邪。刺血对于久病夹瘀的患者来说，少量出血以散瘀行血，不可过量放血，以免伤及正气，或致亡血动血。三伏贴则是应用冬病夏治的原理，对于久病阳虚的患者，取一年中阳气最旺的季节，通过中药贴敷，振奋体内阳气，对于冬季因时令寒邪较盛，体内阳气衰微导致疾病易感和复发的老年人能够起到很好的预防保护作用。

1. 艾灸治疗

以肺俞、膏肓为主穴，足三里、气海为配穴，每日 1 次，7 次为 1 个疗程，疗程中休息 2 天。

2. 刺血疗法

选少商、商阳，采用三棱针点刺，每次点刺一侧，令其出血 1～2 滴，左右交替进行，隔日 1 次。

3. 三伏贴

白芥子、延胡索、甘遂、细辛、生姜等适量，研成粉末，生姜汁调和做成药丸贴敷，每次贴 2h，三伏天首日各贴 1 次，共 3 次，3 年为 1 个疗程。

（七）食疗

食疗调养饮食宜清淡滋养，多食补肺生津之品，少食多餐，忌辛辣刺激，戒烟酒、浓茶、咖啡等。根据患者病证，辨证选用以下食疗方。

1.萝卜地黄粥（《食疗方》）

白萝卜5个，煮熟后绞成汁，用粳米50g，加水共同煮粥，在临熟之际加入生地黄汁200ml，搅匀，空腹食用。具有化痰清热滋阴的功效，适用于ILD虚热证者。

2.羊肉粥方（《养老奉亲书》）

羊肉1000g，人参50g，白茯苓50g，大枣20g，粳米50g，将羊肉去掉皮和脂肪，取瘦肉200g切细，余下800g用水1000ml煮至约600ml，去掉羊肉，放入粳米，临熟之时放入切细的羊瘦肉，共同煮粥，空腹食用。具有补虚助阳之功效，适用于本病虚寒证者。

（八）预防调护

本病预防调护在疾病的治疗过程中起到关键作用，通过减少周围环境诱发疾病加重的因素能够侧面增强对疾病的疗效。良好的居住环境：居住环境应温度适宜，空气清新、湿润、流通性好，戒烟避尘，减少对呼吸道的刺激，避免因职业或居住环境造成的粉尘、香水、烟雾、空气清新剂等接触；也要尽量避免接触过冷、过干、过湿的空气。防寒保暖：保持起居环境的寒温适中，随气候变化增减衣物，预防感染；避时邪，时邪流行时尽量减少外出，避免接触患者。本病病程长，患者应安心养病，保持良好的心态，不可急躁；加强体育锻炼，增强肺卫功能；饮食宜清淡，忌辛辣、寒凉、油腻之品，以利肺气恢复。

（张　良）

参 考 文 献

高颖，方祝元，吴伟，2015.中医内科学［M］.北京：人民卫生出版社.

葛均波，徐永健，王辰，2018.内科学［M］.9版.北京：人民卫生出版社.

塔吉古丽·吾舒尔，刘晖，2019.肺部物理治疗在间质性肺病治疗中的应用前景探讨［J］.世界最新医学信息文摘，19（8）：137-138，140.

周仲英，2003.中医内科学［M］.北京：中国中医药出版社.

第四节　支气管哮喘

支气管哮喘（bronchial asthma）简称哮喘，是一种由多种细胞（包括气道炎症细胞和结构细胞等）参与的以气道高反应性和慢性炎症为特征的疾病。发病以儿童和青少年多见，但近年来老年人群患病率存在增高趋势，多认为病因与家族遗传因素及环境因素有关。气道因多种刺激呈现高反应性，出现广泛多变的可逆性气流受限，随病程延长导致一系列气道结构改变，形成气道重构。支气管哮喘病变多累及气道及支气管，随着病情的长期存在及进展，气道纤维组织及黏膜的增生肥厚，导致气道形成不同程度不可逆的阻塞，进一步发展成慢性阻塞性肺气肿及慢性肺源性心脏病，严重影响老年人生活质量，哮喘发作时治疗不及时可引起死亡。

哮喘是呼吸系统疾病中最常见的慢性疾病之一。全球约有 3 亿患者，我国有近 3000 万哮喘患者，我国成年人哮喘患病率约为 1.24%，且逐年上升。现多认为发达国家哮喘患病率较发展中国家高，城市患病率高于农村，病死率在（1.6～36.7）/10 万。随着国家经济水平的发展和环境因素的不断变化，诱发哮喘的问题对老年人健康带来的危害日益受到重视，其严重影响老年人的健康和寿命。

根据支气管哮喘的临床表现，其可归属于中医"哮病""喘证"的范畴。

一、临 床 表 现

（一）症状

发作性伴有哮鸣音的呼气性呼吸困难是支气管哮喘的典型症状，常与接触变应原、冷空气、理化刺激等有关，可在数分钟内发作，持续数小时至数天，夜间及凌晨发作或加重是哮喘的重要临床特征。除呼吸困难外，还可伴有气促、胸闷或咳嗽。部分患者会因运动出现哮喘症状，称为运动性哮喘。此外，临床上存在无喘息症状的不典型哮喘，以咳嗽为唯一症状的不典型哮喘称为咳嗽变异性哮喘，以胸闷为唯一症状的不典型哮喘称为胸闷变异性哮喘。

（二）体征

发作时典型体征为双肺可闻及广泛的哮鸣音，呼气相延长。哮喘严重者哮鸣音反而可减弱甚至消失，表现为"沉默肺"，提示病情危重。

二、相 关 检 查

（一）痰嗜酸性粒细胞计数

大多数哮喘患者诱导痰中嗜酸性粒细胞计数增高＞2.5%，与哮喘症状相关，可作为评价哮喘炎症指标之一，也用来评价糖皮质激素治疗的敏感指标。

（二）肺功能检查

1. 通气功能检测

哮喘发作时呈阻塞性通气功能障碍，用力肺活量（FVC）可正常或下降，第一秒用力呼气容积（FEV_1）占用力肺活量的百分比（FEV_1/FVC）和最高呼气流量（PEF）均呈下降趋势，残气量和残气量与肺总量的比值增加。其中以 $FEV_1/FVC<70\%$ 或 FEV_1 低于正常预计值 80% 作为判断气流受限的重要指标。

2. 支气管激发试验（BPT）

用于测定气道反应性。观察指标有 FEV_1、PEF 等。FEV_1 下降≥20%，结果判断为阳性，提示存在气道高反应性。

3. 支气管舒张试验（BDT）

用于测定气道的可逆性改变。吸入支气管舒张剂 20min 后重新测定肺功能，FEV_1 较用药前增加≥12%，且绝对值增加≥200%，判断结果为阳性，提示气道存在可逆性改变。

4. PEF 及其变异率测定

哮喘发作时存在 PEF 下降。由于哮喘有通气功能时间节律变化的特点，监测 PEF 日间、周间变异率有助于哮喘的诊断和病情评估。PEF 平均每昼夜变异率（连续监测 7~14 天，将每日 PEF 昼夜变异率相加除以监测天数）>10%，或 PEF 周变异率{[（2 周内最高 PEF 值−最低 PEF 值）/（2 周内最高 PEF 值+最低 PEF 值）×1/2]×100%}>20%，提示存在气道可逆性的改变。

（三）胸部 X 线/CT 检查

哮喘患者发作时胸部 X 线可见双肺亮度增加，呈过度通气状态，缓解期大多无异常。胸部 CT 中部分患者可见支气管壁增厚，黏液阻塞。

（四）特异性变应原检查

外周血变应原特异性 IgE 增高结合病史帮助判断病因；血清总 IgE 测定对哮喘无太大诊断价值，但其增高程度可以作为重症哮喘使用 IgE 抗体治疗的依据。

（五）动脉血气分析

严重的哮喘发作时可出现缺氧症状。由于过度通气可使动脉血二氧化碳分压（$PaCO_2$）下降，pH 上升，呈呼吸性碱中毒。若病情进一步加重，出现缺氧和 CO_2 滞留，则表现为呼吸性酸中毒。故当 $PaCO_2$ 上升时要时刻警惕气道阻塞的发生。

（六）FeNO 检测

FeNO 可作为气道炎症和哮喘控制水平的评判指标，也可用于判断吸入激素治疗的反应。

三、诊　　断

（一）诊断要点

1）反复发作的喘息、胸闷、气急、咳嗽等，夜间及晨间多发，常与接触变应原的理化因素有关。

2）发作时双肺可闻及散在或弥散的哮鸣音，呼气相延长。

3）上述症状体征经过治疗缓解或可自行缓解。

（二）可变气流受限客观检查

1）支气管舒张试验阳性。

2）支气管激发试验阳性。

3）平均每日 PEF 昼夜变异率>10%或 PEF 周变异率>20%。

满足上述症状和体征，同时具备气流受限客观检查的任一条，排除其他疾病引起的喘息、胸闷、气急、咳嗽等症状，可诊断为哮喘。

（三）咳嗽变异性哮喘

咳嗽变异性哮喘指以咳嗽为唯一或主要症状，无其他哮喘症状表现，同时具备可变气流受限客观检查的任意一条，除外其他疾病引起的咳嗽的疾病。

四、西 医 治 疗

目前哮喘尚不能根治，但长期的规范化治疗可使大多数患者达到良好或完全的临床控制。哮喘治疗的目的是长期控制症状，预防风险的发生。

（一）确定并减少危险因素接触

部分患者可找到引起哮喘的变应原或其他非特异性刺激因素，使患者脱离并长期避免接触这些因素是防治哮喘的有效措施。

（二）药物治疗

1. 药物分类和作用特点

哮喘治疗药物分控制类药物和缓解类药物。控制类药物为长期使用药物，主要用于治疗气道慢性炎症以及维持临床控制，亦称抗炎药。缓解类药物则按需求使用，通过迅速解除支气管痉挛来缓解哮喘症状，也称解痉平喘药。

（1）糖皮质激素

糖皮质激素是目前控制哮喘最有效的药物，分为吸入、口服和静脉用药。ICS 为目前哮喘长期治疗的首选药物。口服用糖皮质激素常用于吸入激素无效或需要短期加强治疗的患者。静脉用激素常应用于严重哮喘发作，症状缓解后逐渐减量，改为口服或吸入剂维持。

（2）β_2 受体激动剂

β_2 受体激动剂主要通过激动气道的 β_2 受体，舒张支气管、缓解哮喘症状。分为短效 β_2 受体激动剂（SABA）和长效 β_2 受体激动剂（LABA），LABA 又可分为快速起效（数分钟起效）和缓慢起效（30min 起效）两种。

（3）白三烯调节剂

白三烯调节剂是目前除 ICS 外唯一可单独应用的哮喘控制性药物，可作为轻度哮喘 ICS 的替代治疗药物和中、重度哮喘的联合治疗用药。

（4）茶碱类药物

茶碱类药物是目前治疗哮喘的有效药物之一。口服用于轻至中度哮喘急性发作以及哮喘的维持治疗，口服缓释茶碱尤适用于夜间哮喘症状的控制。小剂量缓释茶碱与吸入性糖皮质激素联合是目前常用的哮喘控制性药物之一。静脉给药主要用于重症和危重症哮喘。

（5）抗胆碱药

抗胆碱药通过阻断节后迷走神经通路，降低迷走神经张力而起到舒张支气管、减少黏液分泌的作用，但其舒张支气管的作用比 β_2 受体激动剂弱。

（6）抗 IgE 抗体

主要用于经 ICS 和 LABA 联合治疗后症状仍未控制，且血清 IgE 水平增高的重症哮喘患者。

（7）抗 IL-5 治疗

可以减少患者体内嗜酸性粒细胞浸润，减少哮喘急性加重次数和改善患者生命质量。

2. 急性发作期的治疗

急性发作的治疗目标是尽快缓解气道痉挛，纠正低氧血症，恢复肺功能，预防进一步恶化或再次发作，防治并发症。

（1）轻度

可用 SABA，效果不佳时可加缓释茶碱片，或加用短效抗胆碱药气雾剂吸入。

（2）中度

吸入 SABA（常用雾化吸入），第 1 小时内可持续雾化吸入。联合应用雾化吸入短效抗胆碱药、激素混悬液，也可联合静脉注射茶碱类药物。

（3）重度至危重度

持续雾化吸入 SABA，联合雾化吸入短效抗胆碱药、激素混悬液以及静脉茶碱类药物，吸氧。尽早静脉应用激素，待病情得到控制和缓解后改为口服给药。经过上述治疗，临床症状和肺功能无改善甚至继续恶化，应及时给予机械通气治疗。此外，应预防呼吸道感染等。

对所有急性发作的患者要制定个体化的长期治疗方案。

3. 慢性持续期的治疗

慢性持续期的治疗应在评估和监测患者哮喘控制水平的基础上，定期根据长期治疗分级方案作出调整，以维持患者的控制水平。根据使用维持药物，哮喘长期治疗方案分为 5 级。第 1 级：不需要药物治疗。第 2 级：使用低剂量 ICS 治疗。第 3 级：低剂量 ICS 加 LABA 治疗。第 4 级：中/高剂量 ICS 加 LABA 治疗。第 5 级：加其他治疗，如口服糖皮质激素。对大多数未经治疗的持续性哮喘患者，初始治疗应从第 2 级方案开始，如果初始评估提示哮喘处于严重未控制状态，治疗应从第 3 级方案开始。从第 2 级到第 5 级的治疗方案中都有不同的哮喘控制药物可供选择。而在每一级中缓解药物都应按需使用，以迅速缓解哮喘症状。如果使用该级治疗方案不能使哮喘得到控制，治疗方案应该升级直至达到哮喘控制为止。当达到哮喘控制之后并能够维持至少 3 个月，且肺功能恢复并维持平稳状态，可考虑降级治疗。若患者使用最低剂量控制药物达到哮喘控制 1 年，并且哮喘症状不再发作，可考虑停用药物治疗。以上方案为基本原则，必须个体化，以最小量、最简单的联合、不良反应最少、达到最佳哮喘控制为原则。

4. 免疫疗法

免疫疗法分为特异性和非特异性两种。特异性免疫治疗是指将诱发哮喘发作的特异性变应原配制成各种不同浓度的提取液，通过皮下注射、舌下含服或其他途径给予对该变应原过敏的患者，使其对此种变应原的耐受性增高，当再次接触此变应原时，不再诱发哮喘发作，或发作程度减轻，此法又称脱敏疗法或减敏疗法。适用于变应原明确，且在严格的环境控制和药物治疗后仍控制不良的哮喘患者。一般需治疗1~2年，若治疗反应良好，可坚持3~5年。非特异性免疫治疗，如注射卡介苗及其衍生物、转移因子、疫苗等，有一定辅助的疗效。

咳嗽变异性哮喘和胸闷变异性哮喘的治疗原则与典型哮喘治疗相同。大多数患者可选择吸入低剂量ICS联合LABA或白三烯调节剂、缓释茶碱，必要时可短期口服小剂量激素治疗。疗程则可以短于典型哮喘。

五、中医辨证论治

（一）辨证要点

本病总属邪实正虚之证。发时以邪实为主，当分寒哮、热哮、寒包热哮、风痰哮、虚哮五类，注意是否兼有表证。而未发时以正虚为主，应辨阴阳之偏虚，肺、脾、肾三脏之所属。若久发正虚，虚实错杂者，当按病程新久及全身症状辨别其主次。

（二）证治分型

1. 发作期

（1）寒哮证

症状：喉中哮鸣如水鸡声，呼吸急促，喘憋气逆，胸膈满闷如塞，咳不甚，痰少咯吐不爽，色白而多泡沫，口不渴或渴喜热饮，形寒怕冷，大冷或受寒易发，面色青晦，舌苔白滑，脉弦紧或浮紧。

治法：宣肺散寒，化痰平喘。

代表方：射干麻黄汤或小青龙汤加减。麻黄、射干、干姜、细辛、半夏、紫菀、款冬花、五味子、大枣、甘草。

加减：表寒明显，寒热身疼，加桂枝、生姜；痰涌气逆，不得平卧，加葶苈子、紫苏子、杏仁；咳逆上气，汗多，加白芍。

（2）热哮证

症状：喉中痰鸣如吼，喘促气粗息涌，胸高胁胀，咳呛阵作，咯痰色黄或白，黏浊稠厚，咳吐不利，口苦，口渴喜饮，汗出，面赤，或有身热，甚至有好发于夏季者，舌苔黄腻，质红，脉滑数或弦滑。

治法：清热宣肺，化痰定喘。

代表方：定喘汤或越婢加半夏汤加减。麻黄、黄芩、桑白皮、杏仁、半夏、款冬花、紫苏子、白果、甘草。

加减：若表寒外束，肺热内郁，加石膏；肺气壅实，痰鸣息涌，不得平卧，加葶苈子、广地龙；肺热壅盛，痰吐稠黄，加海蛤壳、知母、鱼腥草；兼有大便秘结者，可用大黄、全瓜蒌、枳实；病久热盛伤阴，气急难续，痰少质黏，舌红少苔者，加沙参、知母、天花粉。

（3）寒包热哮证

症状：喉中哮鸣有声，胸膈烦闷，呼吸急促，喘咳气逆，咯痰不爽，痰黏色黄，或黄白相兼，烦躁，发热，恶寒，无汗，身痛，口干欲饮，大便偏干，舌苔白腻兼黄，舌尖边红，脉弦紧。

治法：解表散寒，清化痰热。

代表方：小青龙加石膏汤或厚朴麻黄汤加减。麻黄、石膏、厚朴、杏仁、生姜、半夏、甘草、大枣。

加减：表寒重者加桂枝、细辛；喘哮，痰鸣气逆，加射干、葶苈子、紫苏子；痰吐稠黄胶黏加黄芩、前胡、瓜蒌皮。

（4）风痰哮证

症状：喉中痰涎壅盛，声如拽锯，或鸣声如吹哨笛，胸满喘急，但坐不得卧，咯痰黏腻难出，或为白色泡沫痰液，无明显寒热倾向，而色青暗，起病多急，常时发时止，发前自觉鼻、咽、眼、耳发痒，喷嚏，流涕，胸部憋塞，舌苔厚浊，脉滑实。

治法：祛风涤痰，降气平喘。

代表方：三子养亲汤加味。白芥子、紫苏子、莱菔子、麻黄、杏仁、僵蚕、厚朴、半夏、陈皮、茯苓。

加减：痰壅喘急，不能平卧，加用葶苈子，必要时可暂予控涎丹；若感受风邪而发作者，加苏叶、防风、苍耳草、蝉衣、地龙。

（5）虚哮证

症状：喉中哮鸣如鼾，声低，气短息促，动则喘甚，发作频繁，甚则持续喘哮，口唇、爪甲青紫，咯痰无力，痰涎清稀或质黏起沫，面色苍白或颧红唇紫，口不渴或咽干口渴，形寒肢冷或烦热，舌质淡或偏红，或紫暗，脉沉细或细数。

治法：补肺纳肾，降气化痰。

代表方：平喘固本汤加减。党参、黄芪、胡桃肉、沉香、脐带、冬虫夏草、五味子、紫苏子、半夏、款冬花、橘皮。

加减：肾阳虚，加附子、鹿角片、补骨脂；肺肾阴虚，加沙参、麦冬、生地黄、当归；痰气瘀阻，口唇青紫，加桃仁、苏木；气逆于上，动则气喘，加紫石英、磁石。

2. 缓解期

（1）肺脾气虚证

症状：气短声低，喉中时有轻度哮鸣，痰多质稀，色白，自汗，怕风，常易感冒，倦息无力，食少，便溏，舌质淡，苔白，脉细弱。

治法：健脾益气，补土生金。

代表方：六君子汤加减。党参、白术、山药、薏苡仁、茯苓、法半夏、橘皮、五味子、甘草。

加减：表虚自汗加炙黄芪、浮小麦、大枣；怕冷，畏风，易感冒可加桂枝、白芍、附片；痰多者加前胡、杏仁。

（2）肺肾气虚证

症状：短气息促，动则为甚，吸气不利，咯痰质黏而起沫，脑转耳鸣，腰酸腿软，心慌，不耐劳累。或五心烦热，颧红，口干，舌质红少苔，脉细数；或畏寒肢冷，面色苍白，舌苔淡白，质胖，脉沉细。

治法：补肺益肾。

代表方：生脉地黄汤合金水六君煎加减。熟地黄、山萸肉、胡桃肉、人参、麦冬、五味子、茯苓、甘草、半夏、陈皮。

加减：肺气阴两虚为主者加黄芪、沙参、百合；肾阳虚为主者，酌加补骨脂、淫羊藿、鹿角片、制附片、肉桂；肾阴虚为主者加生地黄、冬虫夏草。

六、康 复 治 疗

本病的防治特点主要在防，通过日常的康复护理来逐渐减少哮喘的发作和用药种类及剂量，主要涉及加强哮喘患者健康教育及疾病知识科普，加强生活、饮食情志、用药护理，注重病情观察，辅助中医调护手段等，逐步恢复和提高生活水平。

（一）健康教育

大部分支气管哮喘患者，尤其是老年患者，受文化程度及经济条件等影响，缺乏专业、规范的健康宣教，对哮喘病的认知存在一定的缺陷，从医性降低等。而空气质量的降低等因素，导致哮喘的发生率及发作次数逐渐上升，迁延难愈，为患者经济、生活、健康带来不利影响。所以对本病的教育科普必要性可见一斑。教育主要从诱因、发作期、缓解期入手。避免接触变应原、冷空气、刺激性粉尘，清淡饮食，劳逸适度等，减少哮喘的发作次数。针对发作期，则应了解疾病的症状、发病规律、用药及用药反应等，随身携带吸入性气雾剂。疾病的缓解期则应当适度加强体育锻炼，不宜剧烈运动，饮食有节，劳逸有度，循序渐进，达到强健体质，减少发作的目的。

（二）日常调护

加强对患者饮食、生活起居的调护，保持起居室的干净卫生，注意通风，保持空气清新，注意四时节气变化，避免寒热燥湿的偏过，作息有序，生活有节，在哮喘发作时保持绝对卧床，给氧，缓解期则适当加强活动锻炼。饮食方面，以清淡、营养丰富、少食多餐为原则，忌辛辣刺激、烟酒等物，禁食发物，如水产中虾蟹，少数肉类，蔬菜如芹菜、韭菜等。可对哮喘辨证来加强食物的选择管理，如冷哮者可多食温热散寒之品，可选干姜茯苓粥或杏苏莱菔粥等，以温肺散寒，降气平喘。热哮者，饮食则以清淡流质为主，如梨汁、枇杷叶粥、川贝粥等。肺气亏虚者，以益气补肺为宜，如猪肺、黄芪、灵芝等。脾气亏虚者，饮食要易消化，少食多餐，可服山药、红枣、白萝卜、冬瓜等。肾气亏虚者，以补肾纳气为主，如核桃、黑木耳、桑椹等物。

（三）其他中医治疗、调护手段

1.针灸

（1）实证

治以祛邪肃肺，化痰平喘。取手太阴肺经及相应俞募穴为主。主穴：列缺、尺泽、肺俞、中府、定喘。配穴：风寒外袭配风门、合谷；痰热阻肺配丰隆、曲池；喘甚者配天突。手法取毫针泻法，风寒者可加灸法，痰热阻肺者定喘穴可用刺络拔罐法。

（2）虚证

治以补益肺肾，止哮平喘。以相应背俞穴及手太阴、足少阴经穴为主。主穴：肺俞、膏肓、肾俞、太渊、太溪、足三里、定喘。配穴：肺气虚加气海、膻中；肾气虚加阴谷、关元。手法用毫针补法，酌情使用灸法及拔罐。

2. 艾灸

寒哮发作期，可艾灸定喘、肺俞、天突、膻中、气海等穴以温肺散寒，祛痰利气平喘。肺虚者，可艾灸肺俞、大椎、膻中、风门等穴；肾虚者，可灸肾俞、肺俞、神阙、气海、关元、风门、三阴交等穴以补肾。

3. 按摩

脾虚气喘者，按摩关元、气海、三阴交等穴，每日 2 次，每次 100 下左右，以健脾益气。

4. 耳穴贴压

取肾上腺、交感、肺、气管等穴，发热者加耳尖放血；喘息气促者加肾；胸闷者加神门；痰多者加脾以缓解症状。

（张　良）

参 考 文 献

高颖，方祝元，吴伟，2015. 中医内科学［M］. 北京：人民卫生出版社.
葛均波，徐永健，王辰，2018. 内科学［M］. 9 版. 北京：人民卫生出版社.
周仲英，2003. 中医内科学［M］. 北京：中国中医药出版社.

第四章

常见老年心血管系统疾病

第一节 心 律 失 常

正常情况下，心脏以一定范围的频率发生有规律的搏动，这种搏动的冲动起源于窦房结（sinoatrial node，SAN），以一定的顺序和速率传导至心房和心室，协调心脏各部位同步收缩，形成一次心搏，周而复始，为正常节律（rhythm）。心律失常（cardiac arrhythmia）是指心脏冲动的频率、节律、起源部位、传导速度或激动次序的异常。其可见于生理情况，更多见于病理性状态，包括心脏本身疾病和非心脏疾病。本病的发生是一个复杂的过程，其中涉及受体、离子通道、小分子核糖核酸（miRNA）、缝隙连接蛋白及编码通道基因等异常改变，其核心因素为心肌细胞离子通道电流失衡和细胞间缝隙连接蛋白下调。

心律失常按发生部位分为室上性（包括窦性、房性、房室交界性）和室性心律失常两大类；按发生时心率的快慢，分为快速型与缓慢型心律失常两大类；按发生机制分为冲动形成异常和冲动传导异常两大类。本章主要依据心律失常发生时心率的快慢进行分类。

根据心律失常的临床表现，其可归属于中医"心悸""怔忡"的范畴。

一、临 床 表 现

（一）快速型心律失常

1. 症状

（1）阵发性室上性心动过速

呈阵发性，心率在 160 次/分以上，有心悸、胸闷、头晕、乏力、胸痛或紧压感。持续时间长者，可表现为面色苍白、四肢厥冷、血压降低，偶可晕厥等。也可使原有器质性心脏病者病情加重。

（2）期前收缩

可无症状，频发者可有心悸、胸闷、头晕、乏力等。听诊有心脏期前收缩。

（3）房颤

阵发性房颤或房颤心室率快者有心悸、胸闷、头晕、乏力等。听诊心音强弱不等、心律绝对不规则、脉搏短绌（脉率小于心率）。也可使原有器质性心脏病患者病情加重。

（4）室性心动过速

室性心动过速的临床症状轻重依发作时心室率、持续时间、基础心脏病变和心功能状况不同而异。非持续性室性心动过速的患者通常无症状。持续性室性心动过速常伴有明显血流动力学障碍与心肌缺血。临床症状包括低血压、少尿、晕厥、气促、心绞痛等。

2. 体征

（1）视诊

若发作时间长、程度较重，可出现明显血流动力学障碍，可见面色苍白。

（2）触诊

若为心动过速，可出现脉率相应变快；若为期前收缩，可出现脉律不齐；若为房颤，可出现短绌脉。

（3）叩诊

单纯性快速型心律失常一般叩诊无异常，若合并其他基础疾病，叩诊可见相应改变。

（4）听诊

若为心动过速，可闻及心率快于正常值，一般大于 100 次/分；若为期前收缩，可闻及心律不齐；若为房颤，可闻及第一心音强弱不等，心律绝对不齐。

（二）缓慢型心律失常

1. 症状

（1）窦性心动过缓

如心室率≥50 次/分，一般无症状；心室率<50 次/分，患者可出现头晕、乏力。窦房传导阻滞或房室传导阻滞时，部分患者可出现心悸、停搏感；严重者可出现胸闷、胸痛；阻滞次数多、间歇长者，可有黑矇、晕厥等严重症状。

（2）房室传导阻滞

一度房室传导阻滞患者多无自觉症状；二度Ⅰ型房室传导阻滞偶可出现心悸、乏力；二度Ⅱ型房室传导阻滞，如被阻滞的心房波所占比例较大时（如3∶2传导），特别是高度房室阻滞时，可出现头晕、乏力、胸闷、气短、晕厥及心功能下降等症状。三度房室传导阻滞的症状较明显，希氏束分叉以上部位的三度房室传导阻滞由于逸搏点位置高，逸搏频率较快，而且心室除极顺序也正常，患者可出现乏力、活动时头晕等症状，但多不发生晕厥；发生于希氏束分叉以下的低位的三度房室传导阻滞，患者可出现晕厥，甚至猝死。

（3）病态窦房结综合征

早期可无症状或间歇出现症状，临床表现不典型，诊断困难；当窦性心动过缓比较严重，或有窦性停搏时，则患者可有眩晕、乏力等症状，严重者发生晕厥、猝死。心脏听诊及心电图检查，发现心律的变化很大，出现窦性心动过缓、窦房传导阻滞、阵发性室上性心动过速、心房扑动、房颤，上述心律可交替出现，形成心动过缓-心动过速综合征。

2. 体征

（1）视诊

若发作时间长、程度较重可出现明显血流动力学障碍，可见面色苍白。

（2）触诊

可出现脉率过缓，小于 60 次/分。

（3）叩诊

单纯性缓慢型心律失常一般叩诊无异常，若合并其他基础疾病，叩诊可见相应改变。

（4）听诊

心脏听诊可闻及心动过缓。

二、相关检查

下面介绍心律失常的心电图诊断标准。

（一）快速型心律失常

1. 室上性心动过速

1）心率快而规则，阵发性室上性心动过速心率多在 160～220 次/分，非阵发性室上性心动过速心率在 70～130 次/分。

2）P 波形态与窦性不同，出现在 QRS 波群之后则为房室交界性心动过速；当心率过快时，P 波往往与前面的 T 波重叠，无法辨认，故统称为室上性心动过速。

3）QRS 波群形态通常为室上性，亦可增宽、畸形（室内差异性传导、束支阻滞或预激综合征）。

4）ST-T 波无变化，发作中也可以倒置（频率过快而引起的相对性心肌供血不足）。

2. 期前收缩

（1）房性期前收缩

①提早出现的 P′波，形态与窦性 P 波不同；②P′-R 间期＞0.12s；③QRS 形态正常，亦可增宽（室内差异性传导）或未下传；④代偿间歇不完全。

（2）房室交界性期前收缩

①提早出现的 QRS 波，而其前无相关 P 波，如有逆行 P 波，可出现在 QRS 之前、之中或之后；②QRS 形态正常，也可因发生差异性传导而增宽；③代偿间歇多完全。

（3）室性期前收缩

①QRS 提早出现，宽大、畸形或有切迹，时间达 0.12s；②T 波亦宽大，其方向与 QRS 主波方向相反；③代偿间歇完全。

3. 室性心动过速

1）3 个或以上的室性期前收缩连发。

2）常没有 P 波或 P 波与 QRS 无固定关系，且 P 波频率比 QRS 波频率缓慢。

3）频率多数为 150～220 次/分，室律略有不齐。

4）偶有心室夺获或室性融合波。

4. 房颤与房扑

（1）房颤

①P 波消失，代之以大小不等、形态不同、间隔不等的 f 波，频率为 350～600 次/分；②QRS 波、T 波形态为室上性，但 QRS 可增宽畸形（室内差异传导）；③大多数病例，房颤心室率快而不规则，多在 160～180 次/分之间；④当心室率极快而无法辨别 f 波时，主要根据心室率完全不规则及 QRS 与 T 波形状变异诊断。

（2）房扑

①P 波消失，代之以连续性锯齿样 f 波（各波大小、形态相同，频率规则，为 250～350 次/分）；②QRS 波群及 T 波均呈正常形态，但偶尔可因室内差异性传导、合并预激综合征，或伴束支传导阻滞，使其增宽并畸形；③未经治疗的心房扑动，常呈 2∶1 房室传导。

（二）缓慢型心律失常

1. 窦性心动过缓

1）窦性心律。

2）心率在 40～60 次/分。

3）常伴有窦性心律不齐，严重过缓时可产生逸搏。

2. 房室传导阻滞

（1）一度房室传导阻滞

①窦性 P 波，每个 P 波后都有相应的 QRS 波群；②P-R 间期延长至 0.20s 以上。

（2）二度房室传导阻滞

①二度Ⅰ型：P-R 期逐渐延长；R-R 间隔相应地逐渐缩短，直到 P 波后无 QRS 波群出现，如此周而复始。②二度Ⅱ型：P-R 间期固定（正常或延长）；P 波突然不能下传而 QRS 波脱漏。

（3）三度房室传导阻滞

窦性 P 波，P-P 间隔一般规则；P 波与 QRS 波群无固定关系；心房率快于心室率；心室率由交界区或心室自主起搏点维持。

3. 病态窦房结综合征

1）持续、严重、有时是突发的窦性心动过缓。

2）发作时可见窦房阻滞或窦性停搏。

3）心动过缓与心动过速交替出现，心动过速可以是阵发性室上速、阵发性房颤与房扑。

三、诊　断

心律失常的确诊大多要靠心电图，部分患者可根据病史和体征作出初步诊断。详细追问发作时心率、节律（规则与否、漏搏感等），发作起止与持续时间。发作时有无低血压、昏厥或近乎昏厥、抽搐、心绞痛或心力衰竭等表现，以及既往发作的诱因、频率和治疗经过，有助于判断心律失常的性质；另外，必要时可进行动态心电图、负荷心电图、食道调搏以及超声心动图的检查，对心律失常的具体情况进行测定，从而为临床治疗提供可靠依据。

四、西医治疗

（一）快速型心律失常

快速型心律失常的治疗方法主要有抗心律失常药物治疗和非药物治疗。

1. 药物治疗

（1）窦性心动过速

寻找并去除引起窦性心动过速的原因；首选 β 受体拮抗剂；不能使用 β 受体拮抗剂时，可选用维拉帕米或地尔硫䓬。

（2）房性期前收缩

对于无器质性心脏病且单纯房性期前收缩者，一般不需治疗；症状十分明显者可考虑使用 β 受体拮抗剂；对于可诱发诸如室上性心动过速、房颤的房性期前收缩应给予维拉帕米、普罗帕酮以及胺碘酮等治疗。

（3）阵发性室上性心动过速

1）急性发作的处理：颈动脉按摩能使心率突然减慢。终止发作药物治疗可选以下药物：①维拉帕米静脉注入。②普罗帕酮缓慢静脉推注（如室上性心动过速终止则立即停止给药）。③腺苷或三磷酸腺苷静脉快速推注。④胺碘酮缓慢静脉推注（适用于室上性心动过速伴器质性心脏病、心功能不全者）。

2）防止发作：发作频繁者，应首选经导管射频消融术以根除治疗，药物有普罗帕酮，必要时伴以阿替洛尔或美托洛尔；发作不频繁者不必长年服药。

（4）房颤及房扑

1）房颤的治疗：一般将房颤分为 3 种类型：能够自行终止者为阵发性房颤；不能自行终止但经过治疗可以终止者为持续性房颤；经治疗也不能终止的房颤为永久性房颤。

2）控制心室率：永久性房颤一般需用药物控制心室率。常用药物是地高辛和 β 受体拮抗剂，必要时二药可以合用。上述药物控制不满意可以换用地尔硫䓬或维拉帕米；个别难治者也可选用胺碘酮或行射频消融术改良房室结；慢-快综合征患者需安置起搏器后用药。

（5）室性期前收缩

1）无器质性心脏病亦无明显症状的室性期前收缩，不必使用抗心律失常药物治疗。

2）无器质性心脏病，但室性期前收缩频发引起明显心悸症状影响工作及生活，可酌情选用美西律、普罗帕酮。心率偏快、血压偏高者可用 β 受体拮抗剂，如阿替洛尔或美托洛尔。

3）以下情况均需治疗：急性心肌梗死发病早期出现频发室性期前收缩、室性期前收缩落在前一个心搏的 T 波上（R-on-T）、多源性室性期前收缩、成对的室性期前收缩均宜静脉使用利多卡因（利多卡因无效者，可用胺碘酮）；心力衰竭、心肌梗死后或心肌病变患者并发室性期前收缩，应用胺碘酮能有效减少心脏性猝死。

（6）室性心动过速

有器质性心脏病或有明确诱因应首先给予针对性治疗；无器质性心脏病患者发生非持续性

短暂室性心动过速,如无症状或无血流动力学影响,处理的原则与室性期前收缩相同;持续性室性心动过速发作,无论有无器质性心脏病,均应给予治疗。

1)终止室性心动过速发作:①有血流动力学障碍的持续性室性心动过速,如患者已发生低血压、休克、心绞痛、充血性心力衰竭或脑血流灌注不足,无论是否有器质性心脏病,应迅速施行直流电复律。②无血流动力学障碍的持续性室性心动过速,首先给予利多卡因 50～100mg 静脉注射,无效时可选胺碘酮静脉注射。持续性室性心动过速伴心功能不全者,首选胺碘酮静脉注射。

2)预防复发:①药物预防,可选用终止发作有效的相同药物预防复发;②植入型心律转复除颤器(ICD)预防复发。

2. 非药物治疗

1)心脏电复律。

2)植入型心律转复除颤器。

3)导管射频消融术(RFCA)。

4)手术治疗。

(二)缓慢型心律失常

缓慢型心律失常的治疗主要有药物治疗以及人工心脏起搏器治疗。现将药物治疗介绍如下。

(1)窦性心动过缓

有症状者可用阿托品治疗。

(2)房室传导阻滞

一度房室传导阻滞与二度Ⅰ型房室传导阻滞心室率不太慢者,无需接受治疗;二度Ⅱ型与三度房室传导阻滞如心室率显著缓慢,伴有血流动力学障碍,甚至阿-斯综合征发作,应给予治疗。对于症状明显、心室率缓慢者,应及早给予临时性或永久性心脏起搏治疗。

(3)病态窦房结综合征

酌情应用阿托品、麻黄素或含服异丙肾上腺素以提高心率。

五、中医辨证论治

(一)辨证要点

心悸者首应分辨虚实,虚者系指脏腑气血阴阳亏虚,实者多指痰饮、瘀血、火邪上扰。心悸的病位在心,心脏病变可以导致其他脏腑功能失调或亏损,其他脏腑病变亦可以直接或间接影响心。故临床亦应分清心脏与他脏的病变情况,有利于决定治疗的先后缓急。本病为本虚标实之证。虚者为气、血、阴、阳亏损;实者多由痰火扰心,水饮上凌或心血瘀阻,气血运行不畅所致。虚实之间可以相互夹杂或转化。实证日久,病邪伤正,可分别兼见气、血、阴、阳之亏损,而虚证也可因虚致实,兼见实证表现。

（二）证治分型

1. 心虚胆怯

症状：心悸不宁，善惊易恐，坐卧不安，不寐多梦而易惊醒，恶闻声响，食少纳呆。苔薄白，脉细数或细弦。

治法：镇惊定志，养心安神。

代表方：安神定志丸。人参、茯苓、茯神、石菖蒲、远志、龙齿。

加减：气短乏力，头晕目眩，动则为甚，静则悸缓，为心气虚损明显，重用人参；兼见心阳不振，加肉桂、炮附子；兼心血不足，加阿胶、制何首乌、龙眼肉；兼心气郁结，心悸烦闷，精神抑郁，加柴胡、郁金、合欢皮；气虚夹湿，加泽泻，重用白术、茯苓；气虚夹瘀，加丹参、川芎、红花、郁金。

2. 心血不足

症状：心悸气短，头晕目眩，失眠健忘，面色无华，倦怠乏力，纳呆食少。舌淡红，脉细弱。

治法：补血养心，益气安神。

代表方：归脾汤。白术、当归、茯神、炙黄芪、龙眼肉、远志、酸枣仁、木香、炙甘草、人参、生姜、大枣。

加减：五心烦热，自汗盗汗，舌淡红少津，苔少或无，脉细数或结代，为气阴两虚，用炙甘草汤；兼阳虚而汗出肢冷，加炮附子、黄芪、煅龙骨、煅牡蛎；兼阴虚，加北沙参、玉竹、石斛；纳呆腹胀，加陈皮、谷芽、麦芽、神曲、山楂、鸡内金；失眠多梦，加合欢皮、夜交藤、五味子、柏子仁、莲子心等；若热病后期损及心阴而心悸者，可用生脉散。

3. 阴虚火旺

症状：心悸易惊，心烦失眠，五心烦热，口干，盗汗，思虑劳心则症状加重，伴耳鸣腰酸，头晕目眩，急躁易怒。舌红少津，苔少或无，脉细数。

治法：滋阴清火，养心安神。

代表方：天王补心丹合朱砂安神丸。人参、茯苓、玄参、丹参、桔梗、远志、当归、五味子、麦冬、天冬、柏子仁、酸枣仁、生地黄、朱砂、黄连、炙甘草。

加减：肾阴亏虚，虚火妄动，遗精腰酸者，加龟甲、熟地黄、知母、黄柏，或加服知柏地黄丸；若阴虚而火热不明显者，可单用天王补心丹；若阴虚兼有瘀热者，加赤芍、牡丹皮、桃仁、红花、郁金。

4. 心阳不振

症状：心悸不安，胸闷气短，动则尤甚，面色苍白，形寒肢冷。舌淡苔白，脉虚弱或沉细无力。

治法：温补心阳，安神定悸。

代表方：桂枝甘草龙骨牡蛎汤合参附汤。桂枝、炙甘草、煅龙骨、煅牡蛎、人参、炮附子、生姜。

加减：形寒肢冷者，重用人参、黄芪、炮附子、肉桂；大汗出者，重用人参、黄芪、煅龙骨、煅牡蛎；兼见水饮内停者，加葶苈子、五加皮、车前子、泽泻；夹瘀血者，加丹参、赤芍、川芎、桃仁、红花；兼见阴伤者，加麦冬、枸杞子、玉竹；若心阳不振，以致心动过缓者，酌加补骨脂，重用桂枝。

5. 水饮凌心

症状：心悸眩晕，胸闷痞满，渴不欲饮，小便短少，或下肢浮肿，形寒肢冷，伴恶心，欲吐，流涎。舌淡胖，苔白滑，脉弦滑或沉细而滑。

治法：振奋心阳，化气行水，宁心安神。

代表方：苓桂术甘汤。茯苓、桂枝、白术、甘草。

加减：兼见恶心呕吐，加半夏、陈皮；兼见肺气不宣，肺有水湿者，咳喘，胸闷，加杏仁、前胡、桔梗、葶苈子、五加皮；兼见瘀血者，加当归、川芎、泽兰、益母草。

6. 瘀阻心脉

症状：心悸不安，胸闷不舒，心痛时作，痛如针刺，唇甲青紫。舌质紫暗或有瘀斑，脉涩或结或代。

治法：活血化瘀，理气通络。

代表方：桃仁红花煎。丹参、赤芍、桃仁、红花、香附、延胡索、青皮、当归、川芎、生地黄、乳香。

加减：气滞血瘀，加用柴胡、枳壳；兼气虚加黄芪、党参、黄精；兼血虚加制何首乌、枸杞子、熟地黄；兼阴虚加麦冬、玉竹、女贞子；兼阳虚加炮附子、肉桂、淫羊藿；络脉痹阻，胸部窒闷，加沉香、檀香、降香；夹痰浊，胸满闷痛，苔浊腻，加瓜蒌、薤白、半夏、陈皮；胸痛甚，加乳香、没药、五灵脂、蒲黄、三七粉等。

7. 痰火扰心

症状：心悸时发时止，受惊易作，胸闷烦躁，失眠多梦，口干苦，大便秘结，小便短赤。舌红，苔黄腻，脉弦滑。

治法：清热化痰，宁心安神。

代表方：黄连温胆汤。半夏、陈皮、茯苓、甘草、枳实、竹茹、黄连、生姜、大枣。

加减：痰热互结，大便秘结者，加生大黄；心悸重者，加珍珠母、石决明、磁石；火郁伤阴，加麦冬、玉竹、生地黄；兼见脾虚者，加党参、白术、麦芽、砂仁。

六、康　复　治　疗

（一）预防调护

在医学发展的今天，人们对健康和疾病的发生、发展、转归有更多的认识和更严格的要求，不再局限于疾病的诊断和治疗，还要考虑到患者身心健康的全面恢复。大多数心律失常通过积极的治疗是能治愈的，但是也并非所有的心律失常都需要治疗，如窦性心律不齐、偶发期前收缩、窦性心动过缓、轻度传导阻滞等。

1. 注意调养

虽说有些心律失常不需要治疗,但在日常生活中还是要注意调养,否则也会给身体带来一定的危害。引起心律失常的原因主要包括压力、劳累、吸烟、饮酒、活动过量、吸食毒品等,生活中当养心护心,注意饮食、起居、运动、情志。

2. 保持心情舒畅

不良情绪可以引起心律失常,生气引发的心律失常的心电图往往比一般心律失常更加混乱,也更加不稳定,符合中医情志致病的学说。在平时工作学习生活中,要经常释放压力,调畅情志。

3. 劳逸结合、合理膳食

身体长期处于疲惫状态,人就会慢慢出现失眠、焦虑等症状,从而诱发心律失常。而饮食不规律,长期食用辛辣食品,也会对心血管系统产生刺激,引发心律失常。在日常生活中,当起居有时,饮食宜清淡,多吃蔬菜水果。

4. 戒烟限酒,避免喝浓茶、咖啡等刺激性饮料

烟酒都是心脏病的危险因素,过量饮酒、吸烟,包括吸二手烟,都会对心血管系统造成损伤。浓茶、咖啡中含有茶碱和咖啡因,会兴奋交感神经,使心率增快,增加心脏耗氧,引发心律失常。

5. 科学运动

运动能够增强心肺功能,因此对心律失常的患者来说,需要坚持运动,特别是有氧运动。但是运动需要合理、适度,绝不是运动量越大越好,要本着"量力而动"的原则,不可过量。运动过量,会影响心脏功能;运动不足,达不到锻炼效果。对中老年人来说,宜进行散步、太极拳等较柔和的运动。

（二）食疗

1. 百合莲子瘦肉粥

对于心悸不宁、善惊易恐、稍惊即发的患者,可食用百合莲子瘦肉粥。百合 25g,莲子 50g,大米 75g,瘦肉 50g,葱姜盐等调味品少许,清水适量熬制。

2. 桂圆红枣黑米粥

对于心悸气短、失眠多梦、思虑较重、神疲乏力的患者,可食用桂圆红枣黑米粥。桂圆干 20g,红枣 6 枚,黑米 30g,大米 50g,清水适量熬制,亦可加入山药、枸杞子适量。

3. 洋参麦冬竹叶茶

对于心悸心烦、两目干涩、眼干口燥的患者,可饮用洋参麦冬竹叶茶。西洋参 5g,麦冬 10g,清水 500ml,大火煮开后,用小火继续煮 5min,放入冰糖少许。

（三）针灸治疗

针灸疗法对各种原因所致的心悸均有一定疗效,并有改善心功能的作用。

1. 针刺治疗

取内关、郄门、神门、厥阴俞、巨阙为主穴；心胆虚怯者，加胆俞；心脾两虚者，加脾俞、足三里；阴虚火旺者，加肾俞、太溪；水气凌心者，加膻中、气海；心脉瘀阻者，加膻中、膈俞；善惊者，加大陵；多汗者，加膏肓；烦热者，加劳宫；耳鸣者，加中渚、太溪；浮肿者，加水分、中极。毫针平补平泻法。

2. 耳针

心、神门、皮质下、交感、小肠。平补平泻法，两耳交替。每日 1 次，10 次为 1 个疗程，或症状稳定后，用王不留行籽压贴耳穴。每周 2～3 次。

3. 穴位注射

多用于心悸、胸闷、心绞痛者。可用丹参注射液 0.5～1ml，注射于内关、郄门、心俞、厥阴俞穴下。每次 1～2 穴，每日或隔日 1 次，10 次为 1 个疗程。

4. 皮肤针

沿第 1 至第 12 胸椎的督脉及两旁的夹脊穴叩刺，使皮肤潮红。每日 1～2 次。

5. 皮内针

在心俞、厥阴俞上埋入皮内针用胶布十字固定，3 天后取出。休息 1～2 天后，重复治疗。

6. 拔罐法

拔罐部位：心俞、内关、膻中；心气虚弱配小肠俞、足三里、内关；心血亏虚配膈俞、关元、足三里；气阴两虚配肾俞、三阴交；心脉瘀阻配脾俞、肾俞、血海。

（杜　琳）

参 考 文 献

杨宝峰，蔡本志，2010. 心律失常发病机制研究进展 [J]. 国际药学研究杂志，37（2）：81-88.

中华医学会心电生理和起搏分会，中国医师协会心律学专业委员会，2016. 室性心律失常中国专家共识 [J]. 中国心脏起搏与心电生理杂志，30（4）：283-325.

中华医学会心血管病学分会，中国生物医学工程学会心脏起搏与心电生理分会，中华心血管病杂志编辑委员会，等，2005. 室上性快速心律失常治疗指南 [J]. 中华心血管病杂志，33（1）：2-15.

第二节　冠状动脉粥样硬化性心脏病

冠状动脉粥样硬化性心脏病（coronary atherosclerotic heart disease）指冠状动脉（简称冠脉）发生粥样硬化引起管腔狭窄或闭塞，导致心肌缺血缺氧或坏死而引起的心脏病，简称冠心病（coronary heart disease，CHD），也称缺血性心脏病（ischemic heart disease）。

多项研究结果显示，随着老龄化进程的加剧，我国冠心病的发病和死亡人数将持续增加。由于病理解剖和病理生理变化的不同，冠心病有不同的临床分型。1979 年世界卫生组织曾将其分为五型：①隐匿性或无症状性冠心病；②心绞痛；③心肌梗死；④缺血性心肌病；⑤猝死。近年趋向于根据发病特点和治疗原则不同分为两大类：①慢性冠脉疾病（CAD），也称慢性心肌缺血综合征（CIS）；②急性冠脉综合征（ACS）。前者包括稳定型心绞痛、缺血性心肌病和隐匿性冠心病等；后者包括不稳定型心绞痛（UA）、非 ST 段抬高型心肌梗死（NSTEMI）和 ST 段抬高型心肌梗死（STEMI），也有的将冠心病猝死包括在内。本章着重讨论稳定型心绞痛和急性冠脉综合征。

根据冠心病的临床表现，其可归属于中医"胸痹""真心痛"的范畴。

一、临床表现

（一）稳定型心绞痛

稳定型心绞痛也称劳力性心绞痛。

1. 症状

心绞痛以发作性胸痛为主要临床表现，疼痛的特点如下。

（1）诱因

发作常由体力劳动或情绪激动所诱发，饱食、寒冷、吸烟、心动过速、休克等亦可诱发。疼痛多发生于劳力或激动的当时，而不是在劳累之后。

（2）部位

主要在胸骨体之后，可波及心前区，手掌大小范围，也可横贯前胸，界限不清。常放射至左肩、左臂内侧达环指和小指，或至颈、咽或下颌部。

（3）性质

胸痛常为压迫、发闷或紧缩性，也可有烧灼感，但不像针刺或刀扎样锐性痛，偶伴濒死感。

（4）持续时间

心绞痛一般持续数分钟至十余分钟，多为 3～5min，一般不超过半小时。

（5）缓解方式

一般在停止原来诱发症状的活动后即可缓解；舌下含用硝酸甘油等硝酸酯类药物也能在几分钟内使之缓解。

2. 体征

平时一般无异常体征。心绞痛发作时常见心率增快、血压升高、表情焦虑、皮肤冷或出汗，有时出现第四或第三心音奔马律。可有暂时性心尖部收缩期杂音。

（二）不稳定型心绞痛和非 ST 段抬高型心肌梗死

1. 症状

不稳定型心绞痛患者胸部不适的性质与典型的稳定型心绞痛相似，通常程度更重，持续时间更长，可达数十分钟，胸痛在休息时也可发生。常规休息或舌下含服硝酸甘油只能暂时缓解症状。

2. 体征

体检可发现一过性第三心音或第四心音，以及由于二尖瓣反流引起的一过性收缩期杂音，这些非特异性体征也可出现在稳定型心绞痛患者，但详细的体格检查可发现潜在的加重心肌缺血的因素。

（三）ST 段抬高型心肌梗死

ST 段抬高型心肌梗死指急性心肌缺血性坏死。

1. 症状

（1）疼痛

疼痛是最先出现的症状，多发生于清晨，疼痛部位和性质与心绞痛相同，但诱因多不明显，且常发生于安静时，程度较重，持续时间较长，可达数小时或更长，休息和含用硝酸甘油片多不能缓解。

（2）全身症状

有发热、心动过速、白细胞计数增高和红细胞沉降率增快等。一般在疼痛发生后24～48h出现，程度与梗死范围常呈正相关。

（3）胃肠道症状

疼痛剧烈时常伴有频繁的恶心、呕吐和上腹胀痛。

（4）心律失常

见于75%～95%的患者，可伴乏力、头晕、晕厥等症状。各种心律失常中以室性心律失常最多，尤其是室性期前收缩。

（5）低血压和休克

如疼痛缓解而收缩压仍低于 80mmHg，烦躁不安、面色苍白、皮肤湿冷、脉细而快、大汗淋漓、尿量减少（<20ml/h）、神志迟钝甚至晕厥，则为休克表现。

（6）心力衰竭

主要是急性左心衰竭，可在起病最初几天内发生，或在疼痛、休克好转阶段出现。出现呼吸困难、咳嗽、发绀、烦躁等症状，严重者可发生肺水肿，随后可有颈静脉怒张、肝大、水肿等右心衰竭表现。

2. 体征

（1）心脏体征

心脏浊音界可正常也可轻度至中度增大。心率多增快，少数也可减慢。心尖区第一心音减弱，可出现第四心音（心房性）奔马律，少数有第三心音（心室性）奔马律。可有各种心律失常。

（2）血压

除极早期血压可增高外，几乎所有患者都有血压降低。起病前有高血压者，血压可降至正常，且可能不再恢复到起病前的水平。

（3）其他

可有与心律失常、休克或心力衰竭相关的其他体征。

二、相 关 检 查

（一）稳定型心绞痛

1. 实验室检查

血糖、血脂检查可了解冠心病危险因素；胸痛明显者需查血清心肌损伤标志物，包括心肌肌钙蛋白Ⅰ（cTnI）或T（cTnT）、肌酸激酶（CK）及同工酶（CK-MB），以与急性冠脉综合征相鉴别；查血常规注意有无贫血；必要时需检查甲状腺功能。

2. 物理检查

（1）心电图检查

①约半数患者静息时心电图在正常范围，也可能有陈旧性心肌梗死的改变或非特异性ST段和T波异常。有时出现房室或束支传导阻滞或室性、房性期前收缩等心律失常。②心绞痛发作时绝大多数患者心电图可出现暂时性心肌缺血引起的ST段移位；有时也可以出现T波倒置；在平时有T波持续倒置的患者，发作时可变为直立（"假性正常化"）。

（2）其他物理检查

如冠脉CTA、超声心动图等也有助于本病的诊断。

（二）不稳定型心绞痛和非ST段抬高型心肌梗死

1. 实验室检查

心脏标志物检查，主要包括cTn、CK以及CK-MB等。其中cTn比CK和CK-MB更敏感、更可靠。临床上不稳定型心绞痛的诊断主要依靠临床表现以及发作时心电图ST-T的动态改变，如cTn阳性意味该患者已发生少量心肌损伤，相比于cTn阴性的患者其预后较差。

2.物理检查

（1）心电图

心电图不仅可帮助诊断，而且可以提示预后。大多数患者胸痛发作时有一过性ST段（抬高或压低）和T波（低平或倒置）改变，少部分可见U波的倒置。通常上述心电图动态改变可随着心绞痛的缓解而完全或部分消失。若心电图改变持续12h以上，则提示有非ST段抬高型心肌梗死的可能；若患者既往有明确的陈旧性心肌梗死病史且冠脉CTA等检查明确者，即使无心电图检查结果，也可诊断为不稳定型心绞痛。

（2）连续心电监护

连续的心电监测可发现无症状或心绞痛发作时的ST段改变。

（3）冠状动脉造影和其他侵入性检查

冠状动脉造影能提供详细的血管相关信息，可明确诊断、指导治疗并评价预后。

（4）冠脉内超声显像和光学相干断层显像

冠脉内超声显像和光学相干断层显像可以准确提供斑块分布、性质、大小和是否有斑块破溃及血栓形成等更准确的腔内影像信息。

（三）ST段抬高型心肌梗死

1. 实验室检查

1）起病24~48h后白细胞可增至（10~20）×10^9/L，中性粒细胞增多，嗜酸性粒细胞减少或消失；红细胞沉降率增快；C反应蛋白（CRP）增高，均可持续1~3周。

2）血清心肌坏死标志物、心肌损伤标志物增高，水平与心肌坏死范围及预后明显相关。①肌红蛋白起病后2h内升高，12h内达高峰；24~48h内恢复正常。②cTnI或cTnT起病3~4h后升高，cTnI于11~24h达高峰，7~10天降至正常，cTnT于24~48h达高峰，10~14天降至正常。这些心肌结构蛋白含量的增高是诊断心肌梗死的敏感指标。③肌酸激酶同工酶CK-MB升高，在起病后4h内增高，16~24h达高峰，3~4天恢复正常，其增高的程度能较准确地反映梗死的范围，其高峰出现时间是否提前，有助于判断溶栓治疗是否成功。

2. 物理检查

心电图常有进行性的改变。对心肌梗死的诊断、定位、定范围、估计病情演变和预后都有帮助。

（1）特征性改变

心电图表现特点：①ST段抬高呈弓背向上型，在面向坏死区周围心肌损伤区的导联上出现；②宽而深的Q波（病理性Q波），在面向透壁心肌坏死区的导联上出现；③T波倒置，在面向损伤区周围心肌缺血区的导联上出现。在背向心肌梗死区的导联上则出现相反的改变，即R波增高、ST段压低和T波直立并增高。

（2）动态性改变

①起病数小时内，可尚无异常或出现异常高大两支不对称的T波，为超急性期改变。②数小时后，ST段明显抬高，弓背向上，与直立的T波连接，形成单相曲线。数小时至2日内出现病理性Q波，同时R波减低，是为急性期改变。Q波在3~4天内稳定不变，以后70%~80%永久存在。③在早期如不进行治疗干预，ST段抬高持续数日至2周左右，逐渐回到基线水平，T波则变为平坦或倒置，是为亚急性期改变。④数周至数个月后，T波呈V形倒置，两支对称，波谷尖锐，是为慢性期改变。T波倒置可永久存在，也可在数个月至数年内逐渐恢复。

三、诊　　断

本病诊断主要依据既往病史、现病史，结合心电图检查来进行诊断。当缺血性心脏病发作时，心电图表现会有明显的缺血性改变，例如ST段压低或抬高、T波的异常，以及心肌损伤标志物会有相应阳性改变，可以对心绞痛以及急性冠脉综合征进行诊断；另外冠脉CTA、血管内造影以及超声心动图可以作为诊断的指标。

四、西 医 治 疗

（一）稳定型心绞痛

1. 发作时的治疗

（1）休息

发作时立刻休息，一般患者在停止活动后症状即可消除。

（2）药物治疗

若休息不能缓解，可选用速效的硝酸酯制剂。常用硝酸甘油，亦可使用硝酸异山梨酯。

2. 缓解期的治疗

1）使用作用较持久的抗心绞痛药物以防止心绞痛发作，可单独选用、交替应用或联合使用硝酸酯制剂、β受体拮抗剂、钙通道阻滞剂。

2）抗血小板聚集。

3）调脂，控制低密度脂蛋白胆固醇（LDL-C）。

3. 血管重建

必要时考虑血管重建治疗。

（二）不稳定型心绞痛和非 ST 段抬高型心肌梗死

1. 一般治疗

患者应立即卧床休息，消除紧张情绪和顾虑，保持环境安静，可以应用小剂量的镇静剂和抗焦虑药物，约半数患者通过上述处理可减轻或缓解心绞痛。对于有发绀、呼吸困难或其他高危表现的患者，给予吸氧，监测血氧饱和度（SaO_2），积极处理并发症。

2. 抗心肌缺血药物

①硝酸酯类药物；②β受体拮抗剂；③钙通道阻滞剂。

3. 抗血小板治疗

①阿司匹林；②氯吡格雷；③抗凝治疗；④调脂治疗。

4. 冠状动脉血运重建术

冠状动脉血运重建术包括经皮冠脉介入术（PCI）和冠脉搭桥术（CABG）。

（三）ST 段抬高型心肌梗死

1）监护和一般治疗：①休息。急性期卧床休息，保持环境安静。减少探视，防止不良刺激，解除焦虑。②监测。在冠心病监护室进行心电图、血压和呼吸的监测，除颤仪应随时处于备用状态。③吸氧。④建立静脉通道保持给药。

2）解除疼痛：①吗啡或哌替啶吗啡等；②硝酸酯类药物；③β受体拮抗剂。

3）抗血小板治疗：各种类型的急性冠脉综合征均需要联合应用包括阿司匹林和 P2Y12 受体拮抗剂在内的口服抗血小板药物，负荷剂量后给予维持剂量。

4）抗凝治疗：除非有禁忌，均应在抗血小板治疗基础上常规联合抗凝治疗。

5）再灌注心肌治疗：①PCI 等治疗方式是 ST 段抬高型心肌梗死最重要的治疗措施之一。②溶栓疗法。

6）应用血管紧张素转换酶抑制剂或血管紧张素受体拮抗剂。

7）调脂治疗。

8）抗休克治疗。

五、中医辨证论治

（一）辨证要点

本病多由外感风寒暑火、内伤情志、饮食、劳逸等因素，形成寒凝、气滞、痰饮或瘀血，导致气滞血瘀，痰浊闭阻，阴寒内结，痰瘀互结，终致胸阳失运、心脉痹阻而发生。总以气虚血瘀、本虚标实为临床重要特征。标实常见阴寒内结、痰浊闭阻、痰热蕴结、血瘀气滞、痰瘀交阻；本虚常见心气不足、气阴两虚、心肾阴虚、心阳亏虚、气虚阳脱等。治则为急则治标，缓则治本。

（二）证治分型

1. 心血瘀阻

症状：心胸疼痛，如刺如绞，痛有定处，入夜为甚，甚则心痛彻背，背痛彻心，或痛引肩背，伴有胸闷，日久不愈，可因暴怒、劳累而加重。舌质紫暗，有瘀斑，苔薄，脉弦涩。

治法：活血化瘀，通脉止痛。

代表方：血府逐瘀汤。当归、生地黄、桃仁、红花、枳壳、赤芍、柴胡、甘草、桔梗、川芎、牛膝。

加减：瘀血痹阻重证，胸痛剧烈，可加乳香、没药、郁金、丹参；若血瘀气滞并重，胸闷痛甚者，可加沉香、檀香；若寒凝血瘀或阳虚血瘀，伴畏寒肢冷，可加桂枝、细辛、高良姜、薤白；若气虚血瘀，伴气短乏力，自汗，脉细弱或结代者，用人参养荣汤合桃红四物汤加减。

2. 气滞心胸

症状：心胸满闷，隐痛阵发，痛有定处，时欲太息，遇情志不遂时容易诱发或加重，或兼有胸部胀闷，得嗳气或矢气则舒。苔薄或薄腻，脉细弦。

治法：疏肝理气，活血通络。

代表方：柴胡疏肝散。陈皮、柴胡、枳壳、白芍、炙甘草、香附、川芎。

加减：胸闷心痛明显，为气滞血瘀之象，可合用失笑散；气郁日久化热，心烦易怒，口干便秘，舌红苔黄，脉弦数者，用加味逍遥散。

3. 痰浊闭阻

症状：胸闷重而心痛微，痰多气短，肢体沉重，形体肥胖，遇阴雨天而易发作或加重，伴有倦怠乏力，纳呆便溏，咳吐痰涎。舌体胖大且边有齿痕，苔浊腻或白滑，脉滑。

治法：通阳泄浊，豁痰宣痹。

代表方：栝蒌薤白半夏汤合涤痰汤。瓜蒌、薤白、半夏、胆南星、橘红、枳实、茯苓、人参、石菖蒲、竹茹、甘草、生姜。

加减：痰浊郁而化热者，用黄连温胆汤加郁金；如痰热兼有郁火者，加海浮石、海蛤壳、天竺黄；大便干结加桃仁、大黄。

4. 寒凝心脉

症状：猝然心痛如绞，心痛彻背，喘不得卧，多因气候骤冷或骤感风寒而发病或加重，伴形寒，甚则手足不温，冷汗自出，胸闷气短，心悸，面色苍白。苔薄白，脉沉紧或沉细。

治法：辛温散寒，宣通心阳。

代表方：枳实薤白桂枝汤合当归四逆汤。枳实、厚朴、薤白、桂枝、瓜蒌、当归、白芍、细辛、炙甘草、大枣、通草。

加减：阴寒极盛之胸痹重症，表现为胸痛剧烈，痛无休止，伴身寒肢冷，当用温通散寒之法，予乌头赤石脂丸加荜茇、高良姜、细辛。

5. 气阴两虚

症状：心胸隐痛，时作时休，心悸气短，动则益甚，伴倦怠乏力，声息低微，面色白，易汗出。舌质淡红，舌体胖且边有齿痕，苔薄白，脉虚细缓或结代。

治法：益气养阴，活血通脉。

代表方：生脉散合人参养荣汤。人参、麦冬、五味子、熟地黄、当归、白芍、白术、茯苓、炙甘草、黄芪、陈皮、远志。

加减：兼有气滞血瘀，可加川芎、郁金；兼见痰浊之象，可重用茯苓、白术，加白蔻仁；兼见纳呆、失眠等心脾两虚者，可重用茯苓、远志，加茯神、柏子仁、酸枣仁。

6. 心肾阴虚

症状：心痛憋闷，心悸盗汗，虚烦不寐，腰酸膝软，头晕耳鸣，口干便秘。舌红少津，苔薄或剥，脉细数或促代。

治法：滋阴清火，养心和络。

代表方：天王补心丹合炙甘草汤。人参、丹参、茯苓、五味子、远志、桔梗、当归、麦冬、柏子仁、酸枣仁、生地黄、炙甘草、桂枝、阿胶、生地黄。

加减：阴不敛阳，虚火内扰心神，虚烦不寐，舌尖红少津者，可用酸枣仁汤；若兼见风阳上扰，加用珍珠母、磁石、石决明、琥珀；若心肾阴虚，兼见头晕目眩，腰酸膝软，遗精盗汗，口燥咽干，可用左归饮。

7. 心肾阳虚

症状：心悸而痛，胸闷气短，动则更甚，自汗，面色白，神倦怯寒，四肢欠温或肿胀。舌质淡胖，边有齿痕，苔白或腻，脉沉细迟。

治法：温补阳气，振奋心阳。

代表方：参附汤合右归饮。人参、炮附子、生姜、熟地黄、山药、山茱萸、枸杞子、杜仲、炙甘草、肉桂。

加减：若肾阳虚衰，不能制水，症见水肿、喘促、心悸，用真武汤加黄芪、防己、猪苓、车前子；若阳虚欲脱厥逆者，用四逆加人参汤。

8. 正虚阳脱

症状：心胸绞痛，胸中憋闷或有窒息感，喘促不宁，心慌，面色苍白，大汗淋漓，烦躁不安或表情淡漠，重则神志昏迷，四肢厥冷，口开目合，手撒尿遗。脉疾数无力或脉微欲绝。

治法：回阳救逆，益气固脱。

代表方：四逆加人参汤。炮附子、干姜、人参、炙甘草。

加减：阴竭阳亡，合生脉散。并可急用独参汤灌胃或鼻饲。

六、康复治疗

（一）康复目的

帮助患者通过努力尽快恢复正常或病前的生活方式，治疗主要是进行有氧训练，配合作业治疗、行为治疗和危险因素纠正。

康复治疗分期及时间如下。

1. 冠心病Ⅰ期（住院康复期）

此期是指急性心肌梗死或急性冠脉综合征住院康复期、CABG 或冠状动脉血管内成形术（FFCA）后早期康复。康复目标是争取尽早生活自理和出院。

2. 冠心病Ⅱ期（出院后康复）

此期是指患者出院开始，至病情稳定性完全建立为止。康复的目标是保持并进一步改善出院时的心功能水平，逐步恢复生活完全自理，过渡到恢复正常生活。

3. 冠心病Ⅲ期（慢性冠心病）

此期是指临床病情稳定者，包括陈旧性心肌梗死、稳定型劳力性心绞痛、冠状动脉分流术和腔内成形术后、心脏移植术后、安装起搏器后。康复的目标是巩固Ⅱ期康复的效果，改善血管功能，提高身体活动能力，恢复生活和工作。

（二）康复方案

1. 冠心病的Ⅰ期康复

根据患者的自我感觉，病情无加重、生命体征稳定、无并发症即可进行，尽量进行可以耐受的日常生活。

（1）床上活动

一般在床上做四肢各关节的主、被动活动。从远端肢体的小关节活动开始，活动时呼吸自然平稳，若没有任何症状，逐渐增加活动量，自己进食，垂腿于床边，吃饭、洗脸、刷牙、穿衣等日常生活活动可早期进行。

（2）坐位训练

坐位训练是重要的康复起始点，开始坐时可有依托。如被子、枕头放在背后，将床头抬高。在依托坐位适应之后，患者可逐步过渡到无依托坐位。

（3）步行训练

从床边站立开始，在站立无问题后开始床边步行，病房内行走，再到走廊里。

（4）上下楼活动

上下楼活动是保证患者出院后在家庭中活动安全的重要环节。下楼的运动负荷不大，上楼的负荷取决于上楼的速度，必须保证缓慢上楼，一般上一台阶可稍休息片刻，以保证不出现任何不良表现。

（5）心理康复和宣传教育

患者急性发病后会出现焦虑和恐惧感。康复治疗师必须安排对患者进行医学常识教育，了解冠心病的发病特点、注意事项、防止复发的方法。还要进行不良习惯教育，如保持大便通畅、低盐规律饮食、良好的个人修养等。

2. 冠心病的Ⅱ期康复

康复的目标是逐渐恢复日常生活活动能力，保持并进一步提高心功能水平，由生活完全自理逐渐恢复正常社会生活。运动能力达 4～6 METs。

常用的锻炼方法是行走。室内外散步，逐渐增加其耐力，每天进行，在活动强度为最大心率的 40%～50% 时，一般无需医护监测。

3. 冠心病的Ⅲ期康复

康复目标是巩固Ⅱ期康复成果，控制危险因素，改善并提高体力活动能力、心血管功能，恢复发病前的生活和工作。

（1）运动的方式

运动的方式有步行、登山、游泳、骑车、慢跑、太极拳等，近年来肌力练习和循环力量训练是新的有氧训练的方法，左心室功能良好的患者应用这些方法危险性很低，但左心室功能损害患者肌力训练可能出现失代偿，所以此类患者和有不稳定型心绞痛、心律失常的患者不应做这些训练。

（2）训练方式

可分为间断性和连续性运动。间断性运动是指基本训练期间有若干次高峰靶强度，高峰靶强度之间强度降低。连续性运动是指训练时期的靶强度持续不变。优点是简便，患者相对比较容易适应。

冠心病的Ⅲ期康复可能需要 6～12 个月，要帮助和鼓励患者坚持按运动处方的要求进行，持之以恒，维持康复效果。

（三）食疗调养

饮食宜清淡，选择营养丰富、高热量、高纤维、易消化的饮食，少食多餐，保持大便通畅。忌辛辣、肥甘、过酸、过咸，戒烟酒、浓茶。

（四）针灸治疗

1. 针刺治疗

内关、阴郄、膻中。气滞血瘀者，加血海、太冲。

2. 耳针法

心、小肠、交感、神门、内分泌。每次选3～5穴，毫针刺，中等刺激强度。

（杜　琳）

参 考 文 献

国家卫生计生委合理用药专家委员会，中国药师协会，2018. 冠心病合理用药指南（第二版）［J］. 中国医学
　　前沿杂志（电子版），6（10）：1-130.

胡冬裴，2005. 胸痹证治文献研究［J］. 山东中医药大学学报，1：37-40.

第三节　高　血　压

高血压是以体循环动脉压升高为主要临床表现的心血管综合征,可分为原发性高血压和继发性高血压。原发性高血压，又称高血压病，是心脑血管疾病最重要的危险因素，常与其他心血管危险因素共存，可损伤重要脏器，如心、脑、肾的结构和功能，最终导致这些器官的功能衰竭。本节将着重讨论原发性高血压的诊断与治疗。

中国高血压调查最新数据显示，高血压患病率总体呈增高的趋势。人群高血压患病率随年龄增加而显著增高。男性高于女性，患病率北方高南方低的现象仍存在，但目前差异正在转变，呈现出大中型城市高血压患病率较高的特点。

根据高血压的临床表现，其可归属于中医"眩晕"的范畴。

一、临 床 表 现

（一）症状

大多数起病缓慢，缺乏特殊临床表现，导致诊断延迟，仅在测量血压时或发生心、脑、肾损害等并发症时才被发现。常见症状有头晕、头痛、颈项板紧、疲劳、心悸等，也可出现视物模糊、鼻出血等较重症状。典型的高血压头痛在血压下降后即可消失。如果突然发生严重头晕与眩晕，要注意可能是脑血管病或者降压过度、直立性低血压。

（二）体征

高血压体征一般较少。周围血管搏动、血管杂音、心脏杂音等是重点检查的项目。应重视

的是颈部、背部两侧肋脊角、上腹部脐两侧、腰部肋脊处的血管杂音，较常见。心脏听诊可有主动脉瓣区第二心音亢进、收缩期杂音或收缩早期喀喇音。

（三）并发症

可有心、脑、肾等靶器官损害。

1. 心

血压持续升高致左心室肥厚、扩大形成高血压性心脏病，最终可导致充血性心力衰竭。高血压是冠状动脉粥样硬化的重要危险因素之一。

2. 脑

长期高血压，由于小动脉、微动脉瘤形成及脑动脉粥样硬化，可并发急性脑血管病，包括脑出血、短暂性脑缺血、脑血栓形成等。

3. 肾

高血压发生肾动脉硬化等，引起肾脏病变。病情发展可出现肾功能损害。

二、相 关 检 查

（一）实验室检查

1. 基本项目

血生化（血钾、钠、空腹血糖、血脂、尿酸和肌酐）、血常规、尿液分析（尿蛋白、尿糖和尿沉渣镜检）、心电图等。

2. 推荐项目

超声心动图、颈动脉超声、口服葡萄糖耐量试验、糖化血红蛋白、血高敏 C 反应蛋白、尿白蛋白/肌酐比值、尿蛋白定量、眼底、胸部 X 线片、脉搏波传导速度（PWV）以及踝臂血压指数（ABI）等。

3. 选择项目

血同型半胱氨酸，对怀疑继发性高血压患者，根据需要可以选择以下检查项目：血浆肾素活性或肾素浓度、血和尿醛固酮、血和尿皮质醇、血游离甲氧基肾上腺素及甲氧基去甲肾上腺素、血或尿儿茶酚胺、肾动脉超声和造影、肾和肾上腺超声、CT 或 MRI、肾上腺静脉采血以及睡眠呼吸监测等。

（二）血压测量

1. 诊室血压测量步骤

要求受试者安静休息至少 5min 后开始测量坐位上臂血压，上臂应置于心脏水平。首诊时应测量两上臂血压，以血压读数较高的一侧作为测量的上臂。测量血压时，应相隔 1～2min

重复测量，取 2 次读数的平均值记录。如果收缩压（SBP）或舒张压（DBP）的 2 次读数相差 5mmHg 以上，应再次测量，取 3 次读数的平均值记录。在测量血压的同时，应测定脉率。

2. 各种血压测量方法评价

诊室血压是我国目前诊断高血压、进行血压水平分级以及观察降压疗效的常用方法。动态血压监测可评估 24h 血压昼夜节律、直立性低血压、餐后低血压等。家庭血压监测可辅助调整治疗方案。血压测量是评估血压水平、诊断高血压以及观察降压疗效的根本手段和方法。

三、诊　　断

高血压诊断主要根据诊室测量的血压值，采用经核准的汞柱式或电子血压计，测量安静休息坐位时上臂肱动脉部位血压，一般需非同日测量 3 次血压值，收缩压均≥140mmHg 和（或）舒张压均≥90mmHg 可诊断高血压。患者既往有高血压史，正在使用降压药物，血压虽然正常，也诊断为高血压。也可参考家庭自测血压收缩压≥135mmHg 和（或）舒张压≥85mmHg 和 24h 动态血压收缩压平均值≥130mmHg 和（或）舒张压≥80mmHg，白天收缩压平均值≥135mmHg 和（或）舒张压平均值≥85mmHg，夜间收缩压平均值≥120mmHg 和（或）舒张压平均值≥70mmHg 进一步评估血压。一般来说，左、右上臂的血压相差 1.33～2.66kPa（10～20mmHg）。如果左、右上臂血压相差较大，要考虑一侧锁骨下动脉及远端有阻塞性病变。如疑似直立性低血压的患者还应测量平卧位和站立位血压。是否存在血压升高，不能仅凭 1 次或 2 次诊室血压测量值，需要经过一段时间的随访，进一步观察血压变化和总体水平。对于高血压患者准确诊断和长期管理，除诊室血压外，更要充分利用家庭自测血压和动态血压的方法，全面评估血压状态，从而能更有效地控制高血压。

根据血压升高的水平，可将高血压分为高血压 1 级（轻度）、2 级（中度）、3 级（重度）。1 级高血压血压值为收缩压 140～159mmHg 且舒张压 90～99mmHg，医学书写为（140～159）/（90～99）mmHg；2 级高血压血压值为（160～179）/（100～109）mmHg；3 级高血压血压值为 180/110mmHg 及以上。

四、西 医 治 疗

（一）降压治疗的目的

高血压患者降压治疗的目的是通过降低血压，有效预防或延迟脑卒中、心肌梗死、心力衰竭、肾功能不全等并发症发生；有效控制高血压的疾病进程，预防高血压急症、亚急症等重症高血压发生。

（二）降压达标的方式

将血压降低到目标水平可以显著降低心脑血管并发症的风险。除高血压急症和亚急症外，对大多数高血压患者而言，应根据病情，在 4 周内或 12 周内将血压逐渐降至目标水平。年轻、病程较短的高血压患者，降压速度可稍快；老年人、病程较长，有合并症且耐受性差的患者，降压速度则可稍慢。

（三）降压药物治疗的时机

降压药物治疗的时机取决于心血管风险评估水平，在改善生活方式的基础上，血压仍超过140/90mmHg 和（或）目标水平的患者应给予药物治疗。高危和很高危的患者，应及时启动降压药物治疗；中危患者，可观察数周，评估靶器官损害情况，改善生活方式，如血压仍不达标，则应开始药物治疗；低危患者，则可进行 1～3 个月的观察，密切随诊，如血压仍不达标可开始降压药物治疗。

（四）常用降压药物的选择

1. 利尿剂

根据药物作用的不同部位分为碳酸酐酶抑制剂、噻嗪类利尿剂、髓袢类利尿剂以及保钾利尿剂。利尿剂适用于大多数无禁忌证的高血压患者的初始和维持治疗，尤其适合老年高血压、难治性高血压、心力衰竭合并高血压、盐敏感性高血压等。

2. 钙通道阻滞剂

适用于容量性高血压以及合并动脉粥样硬化的高血压。

3. ARB

ARB 降压药效呈剂量依赖性，但不良反应并不随剂量增加而增加，适用于高血压合并左心室肥厚、心功能不全、心房颤动、冠心病、糖尿病肾病、微量白蛋白尿或蛋白尿、代谢综合征及不能耐受 ACEI 的患者。

4. ACEI

适用于合并左心室肥厚及既往心肌梗死、左心室功能不全、代谢综合征、糖尿病肾病、慢性肾脏病（CKD）、蛋白尿或微量白蛋白尿以及无症状性动脉粥样硬化、周围动脉疾病或冠心病高危的患者。

5. β受体拮抗剂

适用于伴快速性心律失常、冠心病、慢性心力衰竭、主动脉夹层、交感神经活性增高以及高动力状态的高血压患者。

（五）日常生活调护

1）减轻体重：尽量将体重指数（BMI）控制在＜25kg/m²。

2）减少钠盐摄入：每人每日食盐量以不超过 6g 为宜。

3）补充钙和钾盐。

4）减少脂肪摄入：膳食中脂肪量应控制在总热量的 25% 以下。

5）戒烟、限制饮酒：饮酒量每日不可超过相当于 50g 乙醇的量。

6）增加运动：较好的运动方式是低或中等强度的等张运动，可根据年龄及身体状况选择慢跑或步行。

（六）高血压急症的处理

1. 治疗原则

1）迅速降低血压。

2）控制性降压。

3）合理选择降压药。硝普钠、硝酸甘油、尼卡地平和地尔硫䓬注射液相对比较理想。在大多数情况下，硝普钠往往是首选的药物。

2. 降压药选择与应用

1）硝普钠：能同时直接扩张动脉和静脉，降低前、后负荷。

2）硝酸甘油：主要用于急性心力衰竭或急性冠脉综合征时的高血压急症。

3）尼卡地平：主要用于高血压危象或急性脑血管病时的高血压急症。不良作用有心动过速、面部潮红等。

4）地尔硫䓬：主要用于高血压危象或急性冠脉综合征。不良作用有头痛、面部潮红等。

5）拉贝洛尔：主要用于妊娠或肾衰竭时的高血压急症。不良反应有头晕、直立性低血压、心脏传导阻滞等。

五、中医辨证论治

（一）辨证要点

本病为本虚标实，虚实夹杂的病证，眩晕的病机概括起来主要有风、痰、虚、瘀诸端，以内伤为主。因于风者，多责之情志不遂，气郁化火，风阳上扰；因于痰者，多责之恣食肥甘，脾失健运，痰浊中阻，清阳不升，所谓"无痰不作眩"；因于虚者，多责之年高体弱，肾精亏虚，髓海空虚，或久病劳倦，饮食衰少，气血生化乏源，甚合"无虚不作眩"。若风、痰、虚日久，久病入络，或因跌仆外伤，损伤脑络，皆可因瘀而眩。在临床上，上述诸因常相互影响，或相兼为病。

（二）证治分型

1. 肝阳上亢

症状：眩晕，耳鸣，头目胀痛，急躁易怒，口苦，失眠多梦，遇烦劳郁怒而加重，甚则仆倒，颜面潮红，肢麻震颤。舌红苔黄，脉弦或数。

治法：平肝潜阳，清火息风。

代表方：天麻钩藤饮。天麻、钩藤、石决明、川牛膝、桑寄生、杜仲、栀子、黄芩、益母草、朱茯神、首乌藤。

加减：口苦目赤，烦躁易怒者，加龙胆草、川楝子、夏枯草；目涩耳鸣，腰酸膝软者，加枸杞子、生地黄、玄参；目赤便秘者，加大黄、芒硝；眩晕剧烈，兼见手足麻木或震颤者，加磁石、珍珠母。

2. 痰湿中阻

症状：眩晕，头重如蒙，或伴视物旋转，胸闷恶心，呕吐痰涎，食少多寐。舌苔白腻，脉濡滑。

治法：化痰祛湿，健脾和胃。

代表方：半夏白术天麻汤。半夏、白术、天麻、橘红、茯苓、甘草、生姜、大枣。

加减：呕吐频作者，加胆南星、天竺黄、旋覆花；脘闷纳呆者，加砂仁、白豆蔻、佩兰；耳鸣重听者，加郁金、石菖蒲、磁石；头痛头胀，心烦口苦，渴不欲饮者，宜用黄连温胆汤。

3. 瘀血阻窍

症状：眩晕，头痛，且痛有定处，兼见健忘，失眠，心悸，精神不振，耳鸣耳聋，面唇紫暗。舌暗有瘀斑，多伴见舌下脉络迂曲增粗，脉涩或细涩。

治法：祛瘀生新，活血通窍。

代表方：通窍活血汤。赤芍、川芎、桃仁、红花、麝香、老葱、鲜姜、大枣、酒。

加减：若兼见神疲乏力，少气自汗等症，加入黄芪、党参；若兼心烦面赤，舌红苔黄，加栀子、连翘、菊花；若兼畏寒肢冷，感寒加重，加附子、桂枝；若头颈部不能转动，加威灵仙、葛根、豨莶草等。

4. 气血亏虚

症状：眩晕动则加剧，劳累即发，面色白，神疲自汗，倦怠懒言，唇甲不华，发色不泽，心悸少寐，纳少腹胀。舌淡苔薄白，脉细弱。

治法：补益气血，调养心脾。

代表方：归脾汤。人参、黄芪、白术、茯神、酸枣仁、龙眼肉、木香、甘草、当归、远志、生姜、大枣。

加减：若气短乏力，神疲便溏，可合用补中益气汤；若自汗时出，易于感冒，当重用黄芪，加防风、浮小麦；若脾虚湿盛，腹胀纳呆，加薏苡仁、扁豆、泽泻；若兼见形寒肢冷，腹中隐痛，可加肉桂、干姜；若血虚较甚，面色白，唇舌色淡，可加熟地黄、阿胶；兼见心悸怔忡，少寐健忘者，可酌加柏子仁、酸枣仁、首乌藤。

5. 肾精不足

症状：眩晕日久不愈，精神萎靡，腰酸膝软，少寐多梦，健忘，两目干涩，视力减退；或遗精滑泄，耳鸣齿摇；或颧红咽干，五心烦热；舌红少苔，脉细数；或面色白，形寒肢冷。舌淡嫩，苔白，脉沉细无力，尺脉尤甚。

治法：滋养肝肾，填精益髓。

代表方：左归丸。熟地黄、山药、山茱萸、枸杞子、菟丝子、川牛膝、龟甲胶、鹿角胶。

加减：若见五心烦热，潮热颧红，可加鳖甲、知母、黄柏、牡丹皮等；若肾失封藏固摄，遗精滑泄，可加芡实、桑螵蛸、紫石英等；若兼失眠，多梦，健忘，加阿胶、酸枣仁、柏子仁等。若阴损及阳，见四肢不温，形寒怕冷，加巴戟天、淫羊藿、肉桂，或予右归丸；若兼见下肢浮肿，尿少等症，可加桂枝、茯苓、泽泻等；若兼见便溏，腹胀少食，可酌加白术、茯苓、薏苡仁。

六、康 复 治 疗

普遍认为高血压病程的发展是不可逆的，但最新研究表明，如果在疾病进展过程中，通过积极干预，生活质量、临床症状都会得到有效改善。《中国高血压防治指南》中提出："治疗高血压的主要目的是最大限度地降低心血管死亡和病残的总危险。"降压目标是将血压降到最大能耐受程度，使心血管并发症的危险程度降到最低。

（一）运动疗法

大量研究资料证实，高血压患者如能长期有规律地进行体育锻炼或体力活动，有助于减轻和控制体重，调整血脂，促进机体代谢，还能降压、稳压并降低心血管病发生率和死亡率。社区门诊的医生在全面了解患者病史、病情和心功能后，制定合理的运动处方。合理的运动处方一般需要从 4 个方面考虑。

1. 运动强度

对于 1 级高血压患者，运动时的心率控制在 102～125 次/分或运动后心率增加不超过运动前的 50%为宜。而对于 1、2 级高血压患者，运动后的心率不应超过运动前的 30%，应以缓慢运动为主。

2. 运动频率

一次运动治疗后的效应持续时间为 2～3 天，所以运动频率应该每周至少 3 次，经常运动者可以坚持每周锻炼 5～6 次。

3. 运动时间

每次运动持续 45～60min，其中包括 10～15 min 热身活动和 5～10min 运动后的整理活动。真正锻炼的时间为 20～30min。

4. 运动形式

对高血压患者建议进行有氧训练，即等张运动，如步行、慢跑、踏车、游泳、太极拳、降压体操、武术等。患者可以选择自己感兴趣的运动项目按照运动处方进行训练。

（二）饮食疗法

1. 限制食盐，增加钾、钙的摄入

每人每日平均摄盐量低于 5g，同时限制食用各种咸菜或含盐量高的腌制食品；提倡多吃新鲜蔬菜、水果、牛奶、虾皮、鱼类及海带等，以增加体内钾、钙、镁的含量。

2. 限制饮酒

饮酒和高血压患病率之间呈线性关系，同时也可增加服用降压药物的抵抗性。因此，建议每日纯酒精摄入量，男性＜25g（相当于 38°白酒 75ml，或 50°白酒 50ml），女性＜15g（相当于 38°白酒 50ml，或 50°白酒 30ml）。

3. 减少膳食脂肪摄入，补充适量优质蛋白质

减少含脂肪量高的猪肉及内脏的摄入，增加含蛋白质较高而脂肪较少的禽类、鱼虾及豆类制品的摄入。

4. 减少糖类及总热量摄入，控制体重

减少糖类及甜食的摄入，使每日糖类的摄入占全天总热量的 50% 或 60%。建议 BMI 控制在 24kg/m² 以下。

（三）心理疗法

原发性高血压是生物、心理和社会各种因素综合的结果。流行病学调查表明，紧张性刺激如生活环境、社会地位、经济状况等对血压有一定的影响，一个人的心理特征、行为习惯、生活方式等对血压有着重要作用。一些高血压患者伴有焦虑情绪，对这类高血压患者仅用降压药效果是不稳定的。为此，社区门诊的医生要与患者建立良好的医患关系。医生以高度的责任心和良好的服务态度赢得患者的认可，让患者愿意倾诉心中的困惑，然后医生针对患者存在的心理问题做心理调治。

1. 支持疗法

医生采用关怀、启发、鼓励、说服、提供保障等方式，帮助患者认识问题，改善心境。

2. 心理咨询与疏导

通过心理交流使患者正确认识高血压及不良情绪变化对高血压的影响，减轻或消除焦虑、恐惧等紧张情绪和不必要的精神压力，增强战胜疾病的信心。

3. 音乐疗法

选择适宜的乐曲，如轻音乐、古曲音乐、小提琴、钢琴协奏曲等，每天 1～2 次，每次 30min。

4. 生物反馈治疗

生物反馈治疗对于原发性高血压患者的近期降压有效，尤其对不伴靶器官损害的患者效果较好，对焦虑症状控制有效。

（四）食疗调养

饮食宜清淡，进食营养丰富、高热量、高纤维、易消化的饮食，少食多餐，保持大便通畅。忌辛辣、肥甘、过酸、过咸，戒烟酒、浓茶。此外可以辨证选用以下食疗方：

1. 高血压早期

《古方选注》清肝雪羹汤：天麻 6g，钩藤 12g，鲜芹菜（下段）60g，海蜇 120g，荸荠 260g，食盐少许，加水 1500ml，煎至 250ml。

2. 高血压中期

《食疗本草》淡菜镇肝滋阴汤：淡菜 500g，怀牛膝 15g，天麻 6g，荸荠 300g，木耳 60g，食盐少许，煎汤服。

（五）针灸治疗

1. 取穴

主穴：曲池、风池。配穴：合谷、太冲。

2. 治法

以主穴为主，效不佳时，加用或改用配穴。双侧均取曲池深刺，针向少海穴，进针 1.5～3 寸，得气后，使针感上传至肩，下行于腕，以捻转提插手法行针 1min，留针。风池，针时令患者仰卧，枕头略高，颈部悬空，以利进针，针感以放射至前额为佳，亦运针 1min，留针。合谷、太冲，以上、下、左、右顺序进针，运针 1min。留针 30～60min，其间，每隔 5～10min 运针 1 次。每日或隔日 1 次，6 次为 1 个疗程，疗程间隔 3 日。

（六）家庭治疗

患者要按时、规律服用降压药，以达到长期、稳定地控制血压，预防并发症的发生以及提高患者的生活质量，降低住院率。

（杜 琳）

参 考 文 献

国家卫生计生委合理用药专家委员会，中国医师协会高血压专业委员会，2015. 高血压合理用药指南［J］. 中国医学前沿杂志（电子版），6（7）：22-64.

中国高血压防治指南修订委员会，高血压联盟（中国），中华医学会心血管病学分会，等，2019. 中国高血压防治指南（2018 年修订版）［J］. 中国心血管杂志，1（24）：24-56.

第四节 心 力 衰 竭

心力衰竭（简称心衰）是任何心脏结构或功能异常导致心室充盈或射血能力受损所致的一组复杂临床综合征。心衰为各种心脏病的严重和终末阶段，是 21 世纪最重要的慢性心血管病症。

心衰根据发生部位可分为左心衰和右心衰。左心衰由左心室代偿功能不全所致，以肺循环淤血为特征，临床上较为常见。单纯的右心衰主要见于肺源性心脏病及某些先天性心脏病，以体循环淤血为主要表现。左心衰后肺动脉压力增高，使右心负荷加重，右心衰继之出现，即为全心衰。心肌炎、心肌病患者左、右心同时受损，左、右心衰可同时出现而表现为全心衰。根据心衰发生的时间、速度、严重程度可分为慢性心衰和急性心衰。急性心衰系因急性的严重心肌损害，心律失常或突然加重的心脏负荷，使心功能正常或处于代偿期的心脏在短时间内发生衰竭或慢性心衰急剧恶化。临床上以急性左心衰常见，表现为急性肺水肿或心源性休克。慢性心衰有一个缓慢的发展过程，一般均有代偿性心脏扩大或肥厚及其他代偿机制的参与。

根据心衰的临床表现，其可归属于中医"喘证""水肿"的范畴。

一、临床表现

（一）慢性心衰

临床上左心衰较为常见，尤其是左心衰后继发右心衰而致的全心衰。

1. 左心衰

以肺循环淤血及心排血量降低为主要表现。

（1）症状

1）不同程度的呼吸困难：①劳力性呼吸困难。②端坐呼吸。③夜间阵发性呼吸困难。④急性肺水肿。

2）咳嗽、咳痰、咯血：咳嗽、咳痰是肺泡和支气管黏膜淤血所致，白色浆液性泡沫状痰为其特点，偶可见痰中带血丝。急性左心衰发作时可出现粉红色泡沫样痰。长期慢性肺淤血肺静脉压力升高，导致肺循环和支气管血液循环之间在支气管黏膜下形成侧支，此种血管破裂可引起大咯血。

3）乏力、疲倦、运动耐量减低、头晕、心慌等。

4）少尿及肾功能损害症状：严重的左心衰血液再分配时，肾血流量首先减少，可出现少尿。

（2）体征

1）肺部湿啰音：由于肺毛细血管压增高，液体渗出到肺泡而出现湿啰音。

2）心脏体征：除基础心脏病的固有体征外，一般有心脏扩大及相对性二尖瓣关闭不全的反流性杂音、肺动脉瓣区第二心音亢进及第三心音或第四心音奔马律。

2. 右心衰

以体循环淤血为主要表现。

（1）症状

1）消化道症状：胃肠道及肝淤血引起腹胀、食欲缺乏、恶心呕吐等。

2）劳力性呼吸困难：继发于左心衰的右心衰呼吸困难已存在。单纯性右心衰为分流性先天性心脏病或肺部疾病所致，也均有明显的呼吸困难。

（2）体征

1）水肿：体静脉压力升高使软组织出现水肿，表现为始于身体低垂部位的对称性凹陷性水肿。也可表现为胸腔积液。

2）颈静脉征：颈静脉搏动增强、充盈怒张是右心衰时的主要体征，肝颈静脉反流征阳性则更具特征性。

3）肝大：肝淤血肿大常伴压痛，持续慢性右心衰可致心源性肝硬化。

4）心脏体征：除基础心脏病的相应体征外，可因右心室显著扩大而出现三尖瓣关闭不全的反流性杂音。

3. 全心衰

左心衰继发右心衰而形成的全心衰，因右心衰时右心排血量减少，以往的阵发性呼吸困难等肺淤血症状反而有所减轻。扩张型心肌病等同时存在左、右心室衰竭者，肺淤血症状往往不严重，主要表现为左心衰心排血量减少的相关症状和体征。

（二）急性心衰

1. 临床分类

（1）急性左心衰

急性左心衰是急性发作或加重的心肌收缩力明显降低、心脏负荷加重，造成急性心排血量骤降，肺循环压力突然升高、周围循环阻力增加，出现急性肺淤血、肺水肿并可伴组织器官灌注不足和心源性休克的临床综合征。

（2）急性右心衰

急性右心衰是右心室心肌收缩力急剧下降或右心室的前后负荷突然加重，引起右心排血量急剧降低的临床综合征。

2. 临床表现

突发严重呼吸困难，呼吸频率常达30～50次/分，强迫坐位、面色灰白、发绀、大汗烦躁，同时频繁咳嗽，咳粉红色泡沫状痰。极重者可因脑缺氧而致神志模糊。发病伊始可有一过性血压升高，病情如未缓解，血压可持续下降直至休克。听诊时两肺满布湿啰音和哮鸣音，心尖部第一心音减弱，同时有舒张早期第三心音奔马律，肺动脉瓣第二心音亢进。

二、相关检查

（一）实验室检查

1. 利钠肽

利钠肽是心衰诊断、患者管理、临床事件风险评估中的重要指标，临床上常用脑钠肽（BNP）及 N 末端脑钠肽前体（NT-proBNP）。接受治疗后利钠肽水平仍高提示预后差，但左心室肥厚、心动过速、心肌缺血、肺动脉栓塞、COPD 等缺氧状态，肾功能不全，肝硬化，感染，败血症，高龄等均可引起利钠肽升高，因此其特异性不高。

2. 肌钙蛋白

严重心衰或心衰失代偿期败血症患者的肌钙蛋白可有轻微升高，但心衰患者检测肌钙蛋白更重要的目的是明确是否存在急性冠脉综合征。

3. 常规检查

常规检查包括血常规、尿常规、肝肾功能、血糖、血脂、电解质、甲状腺功能等。

（二）心电图

心力衰竭并无特异性心电图表现，但能帮助判断心肌缺血、既往心肌梗死、传导阻滞及心律失常等。

（三）影像学检查

1. 超声心动图

超声心动图是诊断心力衰竭最主要的仪器检查。

（1）收缩功能

以收缩末及舒张末的容量差计算左室射血分数（LVEF），作为心力衰竭的诊断指标，虽不够精确，但方便实用。

（2）舒张功能

超声多普勒是临床上最实用的判断舒张功能的方法。

2. X 线检查

X 线检查是确诊左心衰肺水肿的主要依据，并有助于鉴别心衰与肺部疾病。X 线胸片可反映肺淤血。早期肺静脉压增高时，主要表现为肺门血管影增强、上肺血管影增多与下肺纹理密度相仿甚至多于下肺。肺动脉压力增高可见有下肺动脉增宽，进一步出现间质性肺水肿。

三、诊　　断

心力衰竭须综合病史症状、体征及辅助检查做出诊断。主要诊断依据为原有基础心脏病的证据及循环淤血的表现。症状、体征是早期发现心衰的关键，完整的病史采集及详尽的体格检查非常重要。左心衰的不同程度呼吸困难和肺部啰音，右心衰的颈静脉征、肝大、水肿，以及心衰的心脏奔马律、瓣膜区杂音等是诊断心衰的重要依据。但症状的严重程度与心功能不全程度无明确相关性，需行客观检查并评价心功能。BNP 测定也可作为诊断依据，并能帮助鉴别呼吸困难的病因。

四、西 医 治 疗

（一）稳定期

心衰的治疗目标为防止和延缓心力衰竭的发生发展；缓解临床症状，提高生活质量；改善长期预后，降低病死率与住院率。

1. 药物治疗

1）利尿剂：是心力衰竭治疗中改善症状的基石，是心衰治疗中唯一能够控制体液潴留的药物，但不能作为单一治疗。包括袢利尿剂、噻嗪类利尿剂、保钾利尿剂以及精氨酸升压素（AVP）受体拮抗剂。

2）肾素-血管紧张素-醛固酮系统（RAAS）抑制剂：①血管紧张素转换酶抑制剂（ACEI）；②血管紧张素Ⅱ受体拮抗剂（ARB）；③血管紧张素受体脑啡肽酶抑制剂（ARNI）；④醛固酮受体拮抗剂；⑤肾素抑制剂。

3）β受体拮抗剂。

4）正性肌力药：①洋地黄类药物；②非洋地黄类正性肌力药。

5）伊伐布雷定。

6）扩血管药物。

2. 非药物治疗

1）心脏再同步化治疗。

2）植入型心律转复除颤器。

3）左室辅助装置。

4）心脏移植。

5）其他。

（二）急性加重期

治疗目标为改善症状，稳定血流动力学状态，维护重要脏器功能，避免复发，改善预后。

1. 一般处理

1）体位取半卧位或端坐位，双腿下垂，以减少静脉回流。

2）立即高流量鼻管给氧，严重者采用无创呼吸机持续加压（CPAP）或双水平气道正压（BIPAP）给氧。

3）救治准备静脉通道开放，留置导尿管，心电监护及经皮血氧饱和度监测等。

4）出入量管理。

2. 药物治疗

1）镇静：吗啡3～5 mg静脉注射使患者镇静，减少躁动所带来的额外的心脏负担，同时也具有舒张小血管的功能从而减轻心脏负荷。

2）快速利尿：呋塞米除利尿作用外，还有静脉扩张作用，有利于肺水肿缓解。

3）氨茶碱：解除支气管痉挛，并有一定的增强心肌收缩、扩张外周血管作用。

4）洋地黄类药物。

5）血管活性药物：①硝普钠；②硝酸酯类；③α受体拮抗剂；④人重组脑钠肽。

6）正性肌力药物：①β受体兴奋剂；②磷酸二酯酶抑制剂。

7）血管收缩剂：去甲肾上腺素、肾上腺素等。

3. 非药物治疗

1）机械通气：包括无创机械通气和气管插管机械通气。

2）连续性肾脏替代治疗。

3）机械辅助循环支持装置：①主动脉内球囊反搏；②体外膜氧合；③可植入式电动左心室辅助泵。

4. 病因治疗

应根据条件适时对诱因及基本病因进行治疗。

五、中医辨证论治

（一）辨证要点

心衰的基本中医证候特征为本虚标实、虚实夹杂。本虚以气虚为主，常兼有阴虚、阳虚；标实以血瘀为主，常兼痰、饮等，每因外感、劳累等加重。本虚和标实的消长决定了心衰发展演变。心衰中医基本证候特征可用气虚血瘀统驭，在此基础上可有阴虚、阳虚的转化，常兼见痰、饮。

（二）证治分型

1. 气虚血瘀

症状：胸闷气短，心悸，活动后诱发或加剧，神疲乏力，自汗，面色白，口唇发绀，或胸部闷痛，或肢肿时作，喘息不得卧。舌淡胖或淡暗有瘀斑，脉沉细或涩、结、代。

治法：补益心肺，活血化瘀。

代表方：保元汤合血府逐瘀汤。人参、黄芪、肉桂、当归、生地黄、桃仁、红花、枳壳、赤芍、柴胡、甘草、桔梗、川芎、牛膝。

加减：胸痛较著者，可酌加桂枝、檀香、降香；心悸频作，发无定时，可酌加生龙骨、生牡蛎、醋鳖甲，或加胆南星、铁落花、皂角刺；兼肢肿尿少者，可合用防己黄芪汤或五苓散化裁。

2. 气阴两虚

症状：胸闷气短，心悸，动则加剧，神疲乏力，口干，五心烦热，两颧潮红，或胸痛，入夜尤甚，或伴腰膝酸软，头晕耳鸣，或尿少肢肿。舌暗红少苔或少津，脉细数无力或结、代。

治法：益气养阴，活血化瘀。

代表方：生脉散合血府逐瘀汤。人参、麦冬、五味子、当归、生地黄、桃仁、红花、枳壳、赤芍、柴胡、甘草、桔梗、川芎、牛膝。

加减：阴虚著者可加二至丸或黄精、石斛、玉竹；内热之象明显或由外感诱发者，可酌加连翘、白花蛇舌草、重楼；伴肺热壅盛、咳吐黄痰者，可加清金化痰汤或越婢加半夏汤。

3. 阳虚水泛

症状：心悸，喘息不得卧，面浮肢肿，尿少，神疲乏力，畏寒肢冷，腹胀，便溏，口唇发绀，胸部刺痛，或胁下痞块坚硬，颈脉显露。舌淡胖有齿痕，或有瘀点、瘀斑，脉沉细或结、代、促。

治法：益气温阳，化瘀利水。

代表方：真武汤合葶苈大枣泻肺汤。炮附子、白术、芍药、茯苓、生姜、葶苈子、大枣。

加减：若饮邪暴盛，泛溢肌肤，宜加椒目、防己、大腹皮；若畏寒肢冷、腰膝酸软，可加仙茅、淫羊藿、鹿角霜；若兼胁下痞块坚硬，乃血瘀日久，积块已成，可加鳖甲煎丸。

4. 喘脱危证

症状：面色晦暗，喘悸不休，烦躁不安，或额汗如油，四肢厥冷，尿少肢肿。舌淡苔白，脉微细欲绝或疾数无力。

治法：回阳固脱。

代表方：参附龙骨牡蛎汤。人参、炮附子、煅龙骨、煅牡蛎、生姜、大枣。

加减：若大汗不止，可加山茱萸、五味子；若肢冷如冰，为阳虚暴脱危象，急用参附注射液。

六、康 复 治 疗

（一）心脏康复目标

消除或控制疾病的症状以及病理生理并发症和后遗症；教育患者如何争取日常生活中的最大活动量，所以康复治疗可以认为是临床治疗的延续，是临床医学整体的一部分。

（二）心脏康复治疗的措施

1. 外治法

1）养心安神膏，贴膻中穴。

2）大戟、芫花、甘遂等量研末，取少量敷脐中，利尿消肿，用于心衰尿少浮肿者。

2. 运动训练

临床稳定的心衰患者进行心脏康复治疗是有益的。心脏康复治疗包括专门为心衰患者设计的以运动为基础的康复治疗计划，要仔细地监察，以保证患者病情稳定，安全进行，预防和及时处理可能发生的情况，如未控制的高血压、伴快速心室率的房颤等。

3. 多学科管理方案

多学科治疗计划是将心脏专科医师、心理师、营养师、运动师、康复师、基层医生（城市社区和农村基层医疗机构）、护士、患者及其家人的共同努力结合在一起，对患者进行整体（包括身心、运动、营养、社会和精神方面）治疗，以显著提高防治效果，改善预后，树立战胜疾病的信心，积极配合治疗。

4. 注意休息

保持病室安静整洁、空气清新流通。呼吸困难不能平卧者，取半卧位或坐位；长期卧床者，给予气垫床，每小时翻身，以防压疮和坠积性肺炎的发生；进行肢体主动或被动运动，以防血栓形成；饮食宜清淡，少食多餐，防止过饱，进食容易消化、富有营养的食物，限盐，忌食脂肪和动物内脏、辛辣刺激食物及浓茶等；忌烟酒；老年人尤宜保持大便通畅，必要时给予通便剂；避免各种心衰的诱发因素，如防治呼吸道感染、控制风湿活动及预防复发、控制心律失常、控制血压等。

5. 心理治疗

患者觉得对家庭和社会是一种负担，甚至有的家属也有这种想法，以致患者和家属都产生不同程度和类型的心理障碍，医务人员除了积极处理患者躯体上的不适，对出现了心理障碍的患者也要给予足够的重视，并给予帮助。

6. 生活方式管理

（1）患者教育

心衰患者及家属应得到准确的有关疾病知识和管理的指导，内容包括健康的生活方式、平稳的情绪、适当的诱因规避、规范的药物服用、合理的随访计划等。

（2）体重管理

日常体重监测能简便直观地反映患者体液潴留情况及利尿剂疗效，帮助指导调整治疗方案。体重改变往往出现在临床体液潴留症状和体征之前。部分严重慢性心衰患者存在临床或亚临床营养不良，若患者出现大量体脂丢失或体重减轻称为心源性恶病质，往往预示预后不良。

（3）饮食管理

减少钠盐摄入有利于减轻症状，但在应用强效排钠利尿剂时过分严格限盐可导致低钠血症。

7. 病因治疗

（1）针对病因治疗

对所有可能导致心脏功能受损的常见疾病如高血压、冠心病、糖尿病、代谢综合征等，在尚未造成心脏器质性改变前即应早期进行有效治疗。对于少数病因未明的疾病如原发性扩张型心肌病等，亦应早期积极干预，延缓疾病进展。

（2）消除诱因

常见的诱因为感染，特别是呼吸道感染，应积极选用适当的抗感染治疗。快心室率心房颤动应尽快控制心室率，如有可能应及时复律。应注意排查及纠正潜在的甲状腺功能异常、贫血等。

8. 食疗调养

饮食宜清淡，进食营养丰富、高热量、高纤维、易消化的饮食，少食多餐，保持大便通畅。忌辛辣、肥甘、过酸、过咸，戒烟酒、浓茶。此外可以辨证选用以下食疗方。

（1）苓桂术甘粥

原料：茯苓 15g，白术 6g，桂枝 6g，冬瓜皮 20g，白芍 10g，甘草 6g，干姜 6g，粳米 50g。做法：将茯苓、白术、冬瓜皮、桂枝、白芍、甘草、干姜煎汁，共煎 3 次，去渣取汁，与淘洗干净的粳米共煮成粥，缓缓饮用。

（2）参姜鸡清汤

原料：人参 3g，生姜 6g，鸡蛋 1 个。做法：将人参及生姜切碎，入锅中，加水煎煮至 150ml，去渣再加热至沸腾时，将蛋清加入药液中，调匀，空腹饮用。

（3）蛤蚧人参粥

原料：蛤蚧粉 2g，人参粉 2g，粳米 50g。做法：先将粳米淘洗净后煮成米粥，待熟时加入蛤蚧粉、人参粉并搅匀，趁热服之。

（4）生脉银耳羹

原料：人参3g（或党参15g），麦冬10g，五味子3g，银耳（干）10g。做法：将人参、麦冬、五味子洗净煎汁约200ml。将银耳泡发去蒂，与药汁文火炖软烂，食用。

9. 针灸治疗

（1）针刺治疗

主穴取心俞、厥阴俞、膻中、内关、足三里、神门。呼吸困难配气海、太渊；乏力配中脘、阳陵泉、水分、肾俞、气海、复溜。手法平补平泻，每日1次，20次为1个疗程，每个疗程间隔5～7天。

（2）耳针

主穴取心、皮质下、神门、内分泌、交感。水肿重者加肾、脾；胸闷加肺、胸。手法：每次取3～5穴，中等刺激，留针30min，每日1次，两耳交替，10日为1个疗程。

（杜　琳）

参 考 文 献

陈可冀，吴宗贵，2016. 慢性心力衰竭中西医结合诊疗专家共识［J］. 心脑血管病防治，5（16）：340-347.

毛静远，朱明军，2014. 慢性心力衰竭中医诊疗专家共识［J］. 中医杂志，14（55）：1258-1260.

第五章

常见老年消化系统疾病

第一节 功能性消化不良

功能性消化不良（functional dyspepsia，FD）是一种慢性上消化道综合征，常反复发作而无器质性改变，是一种胃肠道功能性疾病。老年人患病与幽门螺杆菌（Hp）感染有关，并受饮食及精神心理因素影响。病理学研究表明，FD 的发生可能与十二指肠先天免疫和特应性反应有关。有些潜在的器质性病变与 FD 症状相似，应予以排除。

FD 是消化系统常见疾病，患者量约占胃肠专科门诊的 50%，严重影响了患者的生活质量。流行病学调查合并数据显示 FD 全球发病率为 21%。女性、吸烟、使用非甾体抗炎药、Hp 感染等因素使患病概率增加。中国 FD 患者的年龄主要集中在 41～50 岁。从全球水平来看，随着年龄的增长，FD 患病率呈整体下降趋势，同时老年女性的患病率有所增加。

根据 FD 的临床表现，中医将其归于"胃脘痛""胃痞"的范畴。

一、临 床 表 现

（一）症状

1. 餐后饱胀不适

患者正常量进食，餐后食物不能及时进入肠道，较长时间存留于胃中，出现胃胀不适的感觉，可伴有恶心、嗳气、呕吐等症状。

2. 早饱感

患者有饥饿感，但进食较平素量少的食物后即感觉胃饱胀不适，以致不能完成正常进餐或进餐量较以往减少。

3. 中上腹疼痛

通常与进食有关，多在餐后疼痛，餐前亦可出现，疼痛部位多位于剑突下 1～2cm 至脐上方的范围内。

4. 中上腹灼热感

患者主观感觉有中上腹灼热感，严重者可影响日常活动。

5. 其他症状

部分患者可伴有注意力不集中、失眠、焦虑、抑郁、头痛等精神症状；部分老年患者可伴有进行性体重下降，这可导致患者免疫力低下，易并发其他疾病。

（二）体征

作为一个功能性疾病，FD无特异性体征，部分患者可出现上腹触痛。

二、相 关 检 查

1. Hp 检查

部分学者认为 Hp 感染是引起 FD 的因素之一。目前常采用 ^{13}C 或 ^{14}C 尿素呼气试验。

2. 内镜检查

内镜检查是消化道器质性病变的确诊依据。

3. 实验室检查

如血常规、尿常规、便常规、粪便隐血试验、肝功能、肾功能、血糖等，必要时可行病毒性肝炎标志物、肿瘤标志物检测。

4. 物理检查

上消化道气钡双重造影，可初步排除上消化道器质性病变。心电图、胸部 X 线片、肝胆胰彩超可作为常规筛查手段。

5. ERCP、MRCP、腹部 CT

用于怀疑肝、胆、胰有病变，而肝胆胰彩超不能给出明确诊断意见者。

6. 胃排空测定、胃腔内压力测定

胃排空测定、胃腔内压力测定是判断 FD 患者有无运动功能障碍的手段，为非常规检查。

7. 心理评估

老年患者心理因素对 FD 的治疗效果及预后有很大的影响，可以用于指导诊疗方案的制定。对于疑诊焦虑和（或）抑郁的患者，在患者及家属同意的情况下应详细询问患者的情感状态、应激生活事件、环境因素等，必要时可进行心理量表测评。

三、诊　断

（一）消化不良症状的评估

1. 餐后饱胀

食物长时间存留于胃内引起的不适感。

2. 早饱感

进食少许食物即感胃部饱满，不能继续进餐。

3. 中上腹疼痛

有特定的位置，多位于剑突下 1～2cm 至脐上方的范围内。

4. 中上腹烧灼感

局部灼热感，与胃灼热不同，胃灼热是指胸骨后烧灼样疼痛或不适，是胃食管反流病的典型症状。

（二）诊断标准

采用罗马Ⅳ标准，符合以下标准者可诊断为 FD。

1. 存在以下 1 项或多项

餐后饱胀不适、早饱、中上腹痛、中上腹烧灼感症状。

2. 呈持续或反复发作的慢性过程

症状出现至少 6 个月，近 3 个月症状符合以上诊断标准。

3. 排除可解释症状的器质性病变

包括胃镜检查。

（三）分型诊断标准

FD 分为餐后不适综合征（PDS）与上腹疼痛综合征（EPS）2 个亚型，两者可重叠出现。

1. PDS

餐后饱胀不适（影响日常生活）和（或）早饱（不能完成进餐量）。常规检查（影像、生化、内镜等）未发现器质性、系统性或代谢性疾病，诊断前有至少 6 个月病程，近 3 个月有症状存在，每周至少 3 天。

支持诊断条件：①可伴有上腹痛或上腹烧灼感；②上腹胀气、过度嗳气、恶心；③呕吐考虑其他疾病；④烧心不是消化不良症状，但可共存；⑤排气或排便后缓解不考虑为消化不良；⑥胃食管反流病（GERD）和肠易激综合征（IBS）等也可引起消化不良症状，其可能与 PDS 是共存关系。

2. EPS

EPS 表现为影响日常生活的上腹痛和（或）上腹烧灼感。常规检查（影像、生化、内镜等）未发现器质性、系统性或代谢性疾病，诊断前有至少 6 个月病程，近 3 个月有症状存在，每周至少 1 天。

支持诊断条件：①疼痛可由进餐诱发或缓解，或空腹时发生；②可发生餐后上腹胀、嗳气、恶心；③呕吐考虑其他疾病；④烧心不是消化不良的症状，但可共存；⑤疼痛不符合胆管疾病的标准；⑥排气或排便后缓解不考虑为消化不良；⑦GERD 和 IBS 等也可引起消化不良症状，其可能与 EPS 是共存关系。

（四）老年人消化不良的报警症状和体征

报警症状和体征包括呕血或黑便、贫血、无法解释的体重减轻（大于体重的 10%），进行性吞咽困难、吞咽疼痛，持续性呕吐及淋巴结肿大或腹部肿块等。老年人同时是器质性消化不良（OD）的高发人群，对于有报警症状者，应尽早进行内镜和腹部影像学检查以排除消化系统器质性病变。

四、西医治疗

（一）一般治疗

建立良好的医患关系。帮助患者正确认识和理解自己的病情，树立战胜疾病的信心；指导患者调整饮食结构和习惯，建立良好的生活、饮食习惯。戒烟、酒，以餐后不适综合征为主的患者应食用易消化的食物、低脂饮食、少食多餐等。而以上腹疼痛综合征为主的患者应食用胃排空较慢、对胃分泌刺激较少的食物，避免食用可能诱发疾病症状的辛辣、冷硬等食物。避免应用非甾体抗炎药。生活规律，保持良好的心态，可适当参加力所能及的运动。心理有负担的患者，要对其进行心理疏导。

（二）药物治疗

1. 根除 Hp

Hp 感染相关 FD 患者应首先进行根除 Hp 治疗。目前四联方案为一线治疗首选，即 2 种抗生素＋1 种质子泵抑制剂（PPI）＋1 种铋剂。80 岁以上的高龄 FD 患者对药物的耐受性差，因此，对合并 Hp 感染的高龄 FD 患者，应权衡抗 Hp 治疗的利弊，建议在应用促动力剂、抑酸剂治疗无效时，再考虑根除 Hp。

2. 抑酸剂

对与进餐无关的，以上腹痛、灼热感为主要症状的患者，可以给予适量的 PPI 或 H_2 受体拮抗剂（H_2RA）进行治疗。

常用药：①PPI：奥美拉唑 20mg、兰索拉唑 30mg、雷贝拉唑 10mg、泮托拉唑 40mg 等，早餐前 30min 服用 1 次；②H_2RA：西咪替丁 400mg、雷尼替丁 150mg、法莫替丁 20mg 等，每日 2 次。对于正在服用氯吡格雷的老年 FD 患者，推荐选用泮托拉唑或雷贝拉唑。

3. 促动力药

适用于以餐后饱胀、早饱为主要症状的患者，不良反应少。

常用药：①甲氧氯普胺；②多潘立酮；③莫沙必利；④依托必利。

4. 助消化药

消化酶制剂与微生态制剂能够改善与进餐相关的上腹胀、食欲差等症状，可以用于 FD 的辅助治疗。常用药有多酶片、胰酶肠溶胶囊、复方消化酶胶囊、复方阿嗪米特肠溶片和米曲菌胰酶片等。

5. 抗酸剂和胃黏膜保护剂

抗酸剂和胃黏膜保护剂可减轻 FD 患者消化不良症状，常用药有氢氧化铝、铝碳酸镁、铋剂及替普瑞酮等。

6. 抗抑郁药

对抑酸剂、促动力剂治疗和 Hp 根除治疗后仍无效且伴有明显精神心理障碍的患者适用。常用药有三环类抗抑郁药阿米替林、选择性抑制 5-羟色胺再摄取的抗抑郁药帕罗西汀等，使用时应从小剂量开始，注意药物的不良反应。

五、中医辨证论治

（一）辨证要点

饮食不节、情志失调、劳倦过度、感受外邪、先天禀赋不足等均可导致本病的发生。本病病位在胃，与肝、脾关系密不可分。病症初起多与寒凝、气滞、食积、痰湿有关，病性属实；邪羁日久不散，正气受损，则由实转虚，或虚实并见。病情迁延不愈，郁而化热，可表现为寒热互见；久病入络亦可变生瘀阻。脾虚气滞、胃失和降是本病的基本病机，贯穿疾病始终。治疗时可采用散寒、理气、消积、除湿等法，注意攻补兼施的应用。鉴于老年人的生理特性，补虚要用于治疗全程。

（二）证治分型

1. 脾虚气滞证

症状：胃脘痞满或胀痛，食少纳呆，亦可有嗳气，疲乏无力，面色萎黄，大便稀溏等。舌质淡，苔薄白，脉细弦。

治法：健脾和胃，理气消胀。

代表方：香砂六君子汤。党参、白术、茯苓、甘草、陈皮、半夏、砂仁、木香。

加减：脘腹胀满甚者，加枳壳、大腹皮、厚朴；饮食积滞者，加焦三仙、莱菔子；血瘀者，加三七、川芎、丹参；头晕心悸者，以人参易党参，另加白芍、阿胶；脾虚下陷症状明显者，换用补中益气汤加减。

2. 肝胃不和证

症状：胃脘和（或）两胁胀满或疼痛，因遇情志不遂而诱发或加重，心烦，口苦，嗳气频作，善太息，急躁易怒。舌质淡红，苔薄白，脉弦。

治法：理气解郁，和胃降逆。

代表方：柴胡疏肝散。柴胡、香附、川芎、陈皮、枳壳、芍药、甘草。

加减：嗳气、恶心、反胃频发者，加半夏、旋覆花、代赭石、沉香；食少纳呆、饮食积滞者，加神曲、枳实、槟榔；嘈杂吞酸者，加黄连、吴茱萸；胃痛及两胁疼痛明显者，加延胡索。

3. 脾胃湿热证

症状：脘腹痞满或疼痛，食少纳呆，恶心呕吐，口干不欲饮，或口苦口黏，小便短黄，大便黏滞。舌质红，苔黄厚腻，脉滑。

治法：清热化湿，理气和胃。

代表方：连朴饮。黄连、厚朴、石菖蒲、半夏、山栀、豆豉、芦根。

加减：脘腹胀满者，加木香、枳壳；胃脘疼痛明显者，加延胡索、白芷、白芍；上腹灼热感明显者，加海螵蛸、煅瓦楞子；大便不畅者，加枳实、瓜蒌；头身困重者，加通草、车前子。

4. 脾胃虚寒证

症状：胃脘隐痛或痞满，喜温喜按，泛吐清水，食少纳呆，神疲倦怠，手足不温，大便溏薄。舌质淡，苔白，脉细弱。

治法：健脾和胃，温中散寒。

代表方：理中丸。干姜、人参、炒白术、炙甘草。

加减：上腹疼痛明显者，加延胡索、荜茇、蒲黄；腹部畏寒者，加吴茱萸、高良姜；食少纳呆明显者，加焦三仙、鸡内金、莱菔子；脘腹胀满明显者，加枳壳、香橼、佛手；嗳气呕吐者，加吴茱萸、生姜。

5. 寒热错杂证

症状：胃脘痞满或疼痛，嘈杂不适，喜温怕冷，食少纳呆，嗳气，恶心呕吐，肠鸣，便溏。舌质淡，苔黄，脉弦细滑。

治法：辛开苦降，和胃消痞。

代表方：半夏泻心汤。半夏、干姜、黄芩、黄连、人参、大枣、甘草。

加减：痞满较重者，加枳实、佛手；腹泻便溏，属脾虚者加炒白术、茯苓、山药、薏苡仁，属肾阳虚者加附子、肉桂；嘈杂反酸者，加黄连、吴茱萸、煅瓦楞子；口舌生疮者，加连翘、栀子。

六、康复治疗

FD 患者从外观上来看与健康人并无差异，甚至是在查体时也没有相应的阳性体征，但 FD 确实给患者带来了痛苦，它的临床表现，如上中腹疼痛、烧灼感、恶心等几乎全是患者的主观感受，当老年 FD 患者向自己的亲属诉说时，他们的家人在很大程度上无法理解，这会使老年 FD 患者得不到足够的情感关怀，这对疾病的治疗及预后会产生不利影响。此外，不良的生活饮食习惯是 FD 产生的重要原因。

1. 健康教育

药物治疗是 FD 的首选治疗手段,在药物治疗的同时对其进行健康教育能加快疾病恢复。在日常生活中,亲属及护理人员应尽可能多地为患者准备清淡的食物,以避免其食用油腻、辛辣生冷的食物,注意少食多餐。老年人可能会出现不同程度的记忆力下降,因此要尽可能详细地向患者叮嘱其所需服用的药物的名称、药物的剂量以及用药方法,最好是将这些内容记录在纸,让老人随身携带,以避免遗忘。同时为了使患者能够积极配合治疗,我们要尽可能用通俗易懂的语言向患者解释 FD 产生的原因、危害以及治疗方案,这在一定程度上能够减轻患者焦虑、恐惧的心理。

2. 心理疏导及治疗

FD 是一种慢性、反复发作的疾病,它将伴随患者很长一段时间。而老年 FD 患者是一个特殊的群体,由于年龄较大,身体机能处于下降状态,除 FD 外,他们可能还患有许多其他系统的疾病,如冠心病、糖尿病、前列腺增生等,这些都会给他们带来无法去除的痛苦,此时需要有人在他们身边陪伴,去倾听他们的诉说,这些大多由其亲属或者护工来完成,因此对其进行看护的亲属及护工一定要有足够的耐心,使他们内心的情感能够及时宣发出去,这对 FD 的治疗会产生积极的影响。随着年龄的不断增长,他们大都亲自经历或见证了自己同事、老友、亲人的病痛或离世,他们可能同时患有相同的疾病,同事、老友、亲人因同样的疾病而受苦或相继死亡会加重老年 FD 患者的心理负担,他们会忧思、多虑,甚至是头痛、失眠、抑郁,这时候一定要引起重视,子女要尽可能多地陪伴他们,对他们的唠叨要有耐心,与他们多聊天,同他们多讲一些美好的事情并对其进行心理疏导。如有必要,可以向心理医生寻求帮助。

3. 运动疗法

条件允许的老年患者可进行适量运动,如保健操、步行、慢跑、太极拳、气功、按摩等。其中按摩可直接作用于腹部,增加胃肠蠕动,从而加快胃肠内容物的排出,最终达到治疗 FD 的目的。

4. 放松疗法

放松疗法是指在较为安静的环境中,按照一定的步骤进行特定活动,反复进行,使 FD 患者学会有意识地控制自己心理、生理活动,从而达到心理放松的状态,使迷走神经和交感神经处于一种平衡的状态,改善患者对应激的调节功能,从而减少 FD 的发生与复发的一种疗法。常用的放松训练有音乐放松疗法、生物电反馈放松训练、静默法、按摩等。

5. 中医特色疗法

(1)针刺疗法

实证:以足厥阴肝经、足阳明胃经穴位为主,用毫针刺行泻法为主;常取足三里、天枢、中脘、内关、期门、阳陵泉等。肝胃不和者,加刺太冲;肝火旺盛者,加刺行间;肝气郁结者,加刺膻中、章门;脾胃湿热者,加刺内庭、阴陵泉。

虚证:以背俞穴和任脉、足太阴脾经、足阳明胃经穴位为主,用毫针行补法;常用脾俞、胃俞、中脘、内关、足三里等。寒热错杂者,加刺关元、内庭。

（2）灸法

取中脘、神阙，患者仰卧位，在两穴中各切厚约 2 分许的生姜 1 片，在中心处回针穿刺数孔，上置艾炷并点燃，直到局部皮肤潮红为止。每天 1 次，10 天为 1 个疗程。在应用时要注意掌握时间和温度，避免将患者烫伤。

（3）耳穴疗法

取脾、胃、肝、交感、大肠、小肠，按压 10min，每天 2 次，7 天为 1 个疗程。

（4）腹部推拿

顺时针摩腹，揉腹，点中脘、天枢、章门、足三里，搓摩胁肋，推揉胃脘，点按气海、关元，振腹，每次共 25min，隔日 1 次，每周 3 次，连续 4 周。

6. 药膳

1）脾胃虚弱型的患者，可食用红枣山药炖猪肚汤。材料：猪肚 1 个，红枣 20g，山药 200g，少许葱白。

2）脾胃湿热型患者，可食用竹叶薏仁粥。材料：薏苡仁 30g，淡竹叶 30g，粳米 60g。并避免服用膏粱厚味之物。

3）寒热错杂型患者，可食用豆蔻薏仁粥。材料：薏苡仁 20g，豆蔻 20g，大米 100g。

4）气滞型患者，可食用陈皮茯苓粥。材料：陈皮 20g，茯苓 20g，大米 100g。同时应少食多餐，忌油腻生冷、坚硬不易消化以及辛辣刺激性食物。

参 考 文 献

李军祥，陈誩，李岩，2017. 功能性消化不良中西医结合诊疗共识意见（2017 年）［J］. 中国中西医结合消化杂志，25（12）：889-894.

聂兰，胡运莲，2018. 基于罗马Ⅳ标准的功能性肠病中医证型分布规律研究［C］// 中国中西医结合学会消化系统疾病专业委员会. 第三十届全国中西医结合消化系统疾病学术会议论文集. 郑州：中国中西医结合学会消化系统疾病专业委员会：294-295.

张声生，赵鲁卿，2017. 功能性消化不良中医诊疗专家共识意见（2017）［J］. 中华中医药杂志，32（6）：2595-2598.

郑松柏，2015. 老年人功能性消化不良诊治专家共识［J］. 中华老年医学杂志，34（7）：698-705.

Marjorie M W，Michael D P，Nicholas J. T，2019. Tangible pathologies in functional dyspepsia［J］. Best Practice & Research Clinical Gastroenterology，40-41.

Walker M M，Talley N J，2019. Functional dyspepsia in the elderly.［J］. Current Gastroenterology Reports，21（10）.

第二节　慢性胃炎

慢性胃炎（chronic gastritis）是指由多种病因引起的慢性胃黏膜炎症病变，是临床常见病种。Hp 感染是慢性胃炎最常见病因，胆汁反流、非甾体抗炎药 （NSAID）（包括阿司匹林）等药物的长期应用和乙醇摄入是慢性胃炎相对常见的病因。研究发现，慢性胃炎患病率在老年群体中更高，从病因方面来看，这可能与老年人胃黏膜出现退行性改变、Hp 感染率高有关，这些因素致使老年人胃黏膜修复再生功能降低，炎症趋于慢性化，上皮增殖异常及胃腺体萎缩。

多数慢性胃炎患者并无任何临床表现，其确切的患病率无法统计。由于 Hp 现症感染者几乎均存在慢性活动性胃炎，可估计慢性胃炎患病率要高于当地人群中 Hp 感染率。《幽门螺杆菌胃炎京都全球共识》指出，应将 Hp 胃炎定义为一种感染性疾病。通常将慢性胃炎分为萎缩性和非萎缩性两大类。慢性胃炎的患者群中，慢性萎缩性胃炎所占的比例在不同国家和地区之间有很大的差异，但其与胃癌的发病率呈正相关，患者年龄越大发病率越高，与性别无明显相关性。

根据慢性胃炎的临床表现，其可归属于中医"胃脘痛""痞满""反酸""嘈杂"等的范畴。

一、临 床 表 现

（一）症状

大多数患者无明显症状，即使有也非特异性。

1. 上腹痛、腹胀、餐后饱胀、早饱感

这些症状不具备特异性，与消化不良的症状相似。且这些症状的有无及严重程度与慢性胃炎的分类、内镜下表现、胃黏膜组织病理学分级均无明显相关性。

2. 贫血和维生素 B_{12} 缺乏引起的神经系统症状

自身免疫性胃炎可长期缺乏典型的临床症状，但患者出现胃体萎缩通常会以缺铁性小细胞贫血、维生素 B_{12} 缺乏引起的神经系统症状（神经障碍、痴呆、昏迷等）为主要表现。

3. 特殊性类型胃炎表现

表现具有多样性。其中淋巴细胞性胃炎有 1/3～1/2 的患者会出现食欲下降、腹胀、恶心、呕吐等症状，1/5 的患者可合并低蛋白血症及乳糜泻，内镜下可见绒毛状、疣状胃炎伴糜烂，病理可见胃黏膜上皮内淋巴细胞＞25/100 上皮细胞。肉芽肿性胃炎是克罗恩病累及上消化道的表现之一。

（二）体征

慢性胃炎患者多无明显体征，有时可见上腹轻压痛。

二、相 关 检 查

（一）Hp 检测

临床上常用 ^{13}C 或 ^{14}C 尿素呼气试验，此检测为无创性，不依赖胃镜，依从性好，可作为常规检查项目。

（二）血清壁细胞抗体、内因子抗体及维生素 B_{12} 水平测定

常用于自身免疫性胃炎的诊断。

（三）血清胃泌素 G17、胃蛋白酶原Ⅰ和Ⅱ

血清胃泌素 G17、胃蛋白酶原Ⅰ和Ⅱ有助于判断有无胃黏膜萎缩和萎缩部位。

（四）胃镜及组织活检

慢性非萎缩性胃炎胃镜下可见黏膜红斑、黏膜出血点或斑块、黏膜粗糙伴或不伴水肿、充血渗出等表现；萎缩性胃炎可见黏膜红白相间，以白相为主，黏膜色泽变淡，皱襞变细而平坦甚至消失，黏液减少，黏膜变薄，可见部分黏膜血管显露。慢性胃炎内镜下同时可见糜烂、出血或胆汁反流等征象。

三、诊　　断

（一）诊断要点

慢性胃炎的诊断主要依靠于胃镜及组织学检查，而不是其临床表现。其中组织病理学活检对于慢性胃炎的诊断至关重要，可根据病变情况和需要进行活检，临床诊断时通常取 2~3 块组织，标本应足够大，达到黏膜肌层，分别在胃窦、胃角和胃体部位取组织进行活检，可疑病灶处应另取活检，不同部位的标本须分开装瓶，并向病理科提供取材部位、内镜所见和简要病史。病因诊断时，除了通过了解病史，还可进行 Hp 检测、血清壁细胞抗体、内因子抗体及维生素 B_{12} 水平测定等实验室检查。慢性萎缩性胃炎的诊断包括胃镜诊断和病理学病理诊断，但两者结果出现矛盾时，以病理诊断为依据。特殊类型胃炎的内镜诊断必须与病因和病理检查结果相结合。

（二）病理诊断组织学分级标准

Hp、活动性、慢性炎症反应、萎缩等组织学变化要进行分级，分成无、轻度、中度和重度，分别对应 0、+、++、+++。

1. Hp

观察胃黏膜黏液层、表面上皮、小凹上皮和腺管上皮表面的 Hp。无：特殊染色片上未见 Hp。轻度：偶见或小标本全长 1/3 有少数 Hp。中度：Hp 分布超过标本全长 1/3 而未达到 2/3 或连续、薄而稀疏地存在于上皮表面。重度：Hp 成堆存在，基本分布于标本全长。肠化生表面通常无 Hp 定植，应在非肠化生处寻找。

2. 活动性

慢性炎症反应背景上有中性粒细胞浸润。轻度：黏膜固有层有少数中性粒细胞浸润。中度：中性粒细胞较多存在于黏膜层。重度：中性粒细胞较密集，或除中度所见外还可见小凹脓肿。

3. 慢性炎症反应

根据黏膜层慢性炎症反应细胞的密集程度和浸润深度分级。正常：单个核细胞每高倍视野不超过 5 个。轻度：慢性炎性细胞较少并局限于黏膜浅层，不超过黏膜层的 1/3。中度：慢性炎性细胞较密集，不超过黏膜层的 2/3。重度：慢性炎性细胞密集，占据黏膜全层。

4. 萎缩

萎缩是指胃固有腺体的减少，分为化生性萎缩、非化生性萎缩 2 种情况。轻度：固有腺体数减少不超过原有腺体的 1/3。中度：固有腺体数减少介于原有腺体的 1/3～2/3。重度：固有腺体数减少超过 2/3，仅残留少数腺体，甚至完全消失。

四、西 医 治 疗

（一）对因治疗

遵循个体化原则，以去除病因、缓解症状改善胃黏膜的炎性反应为目的。

1. Hp 相关胃炎

目前推荐使用含有铋剂的四联方案，及 1 种 PPI＋2 种抗生素和 1 种铋剂，疗程 10～14 天。常用药物：PPI，奥美拉唑、兰索拉唑、雷贝拉唑、埃索美拉唑、泮托拉唑等；抗生素，克拉霉素、阿莫西林、甲硝唑、替硝唑、喹诺酮类抗生素、四环素等；铋剂，枸橼酸铋钾、果胶铋等。

2. 十二指肠－胃反流

可以选用有结合胆酸作用的保护胃黏膜剂和（或）改善胃动力的药物。

3. 胃黏膜营养因子缺乏

补充复合维生素，恶性贫血患者需终生注射维生素 B_{12}。

4. 致胃黏膜损伤药物

老年人因长期服用引起胃黏膜损伤的药物如 NSAID（包括阿司匹林）而引起慢性胃炎者，应加强抑酸和胃黏膜保护治疗，必要时应停用致胃黏膜损伤的药物。

（二）对症治疗

1. 上腹痛、上腹烧灼感和（或）胃黏膜糜烂

可选用胃黏膜保护剂、抗酸剂、H_2RA 或 PPI。

2. 上腹饱胀、恶心和呕吐

这些症状的发生多与胃排空延迟有关。可选用促动力药以改善这些症状，常用药有多潘立酮、莫沙必利、盐酸伊托必利。

3. 与进食相关的中上腹饱胀、纳差

可选用消化酶制剂，推荐餐中服用，常用药物有米曲菌胰酶片、复方阿嗪米特肠溶片、胰酶肠溶胶囊、复方消化酶胶囊等。

4. 消化不良伴有明显焦虑、抑郁

当患者出现消化不良症状伴有明显的精神心理因素，采用常规治疗无效或疗效差时，可选用抗抑郁药或抗焦虑药进行辅助治疗。

5. 其他

某些维生素可能延缓慢性胃炎进程，降低癌变风险。对于体内低叶酸水平的患者，适量补充叶酸可改善慢性萎缩性胃炎组织病理学状态从而减少胃癌的发生。

五、中医辨证论治

（一）辨证要点

本病病位在胃，与肝、脾两脏密切相关，气滞、湿阻、寒凝、火郁、血瘀是本病常见病理因素，可采用理气、除湿、散寒、清火、祛瘀等法进行治疗。本病病机可分为本虚、标实两个方面，本虚主要表现为脾气（阳）虚和胃阴虚，标实主要表现为气滞、湿热和血瘀，脾虚、气滞是疾病的基本病机。在具体治疗时应审证求因，辨证施治。

（二）证治分型

1. 肝胃气滞证

症状：胃脘胀满或胀痛，胁肋部胀满不适或疼痛，症状每遇情绪变化而诱发或加重，嗳气频作。舌质淡红，苔薄白，脉弦。胃镜下见胃黏膜急性活动性炎性反应，或伴胆汁反流，胃蠕动较快（肝胃郁热证亦可见此象）。

治法：疏肝理气和胃。

代表方：柴胡疏肝散。柴胡、香附、川芎、陈皮、枳壳、芍药、甘草。

加减：胃脘痛甚者，可加川楝子、延胡索；嗳气频作者，可加沉香、旋覆花；泛酸者，加煅瓦楞子、海螵蛸；偏寒者，加高良姜、荜茇；偏热者，加黄连、山栀子；胃蠕动活跃或亢进者，加芍药、甘草。

2. 肝胃郁热证

症状：胃脘灼痛，两胁胀闷或疼痛，心烦易怒，反酸，口干，口苦，大便干燥。舌质红，苔黄，脉弦或弦数。

治法：清肝泻热，和胃止痛。

代表方：化肝煎合左金丸。青皮、陈皮、芍药、牡丹皮、山栀子、泽泻、土贝母、黄连、吴茱萸。

加减：胸闷胁胀者，加柴胡、郁金；烦躁易怒者，加龙胆草；嗳气者，加旋覆花、沉香；胃镜示胃黏膜有出血点者，加大黄、白及。

3. 脾胃湿热证

症状：脘腹胀满或疼痛，身体困重，大便黏滞或溏滞，食少纳呆，口苦，口臭，精神困倦。

舌质红，苔黄腻，脉滑或数。胃镜下见胃黏膜充血水肿，糜烂明显，黏液黏稠混浊。

治法：清热化湿，和中止痛。

代表方：黄连温胆汤。黄连、半夏、枳实、陈皮、竹茹、茯苓、生姜、甘草、大枣。

加减：腹胀者，加槟榔、厚朴；嗳食酸腐者，加莱菔子、神曲、山楂；胃痛甚者，加延胡索、金铃子、郁金；大便不爽者，加苍术、白术；食少纳呆者，加焦三仙、鸡内金；胃黏膜充血糜烂者，加蒲公英、连翘。

4. 脾胃气虚证

症状：胃脘胀满或胃痛隐隐，餐后加重，疲倦乏力，纳呆，四肢不温，大便溏薄。舌淡或有齿痕，苔薄白，脉缓弱。胃镜下见胃黏膜苍白或灰白，黏膜变薄，黏液稀薄而多，或有黏膜水肿，黏膜下血管清晰可见，胃蠕动减弱（脾胃虚寒证亦可见）。

治法：益气健脾，养胃止痛。

代表方：香砂六君子汤。人参、白术、茯苓、甘草、陈皮、木香、砂仁。

加减：胀满甚者，加香橼、佛手；气短、汗出者，加炙黄芪；四肢不温者，加桂枝、当归；饮食停滞者，加焦三仙、鸡内金。

5. 脾胃虚寒证

症状：胃痛隐隐，绵绵不休，喜温喜按，劳累或受凉后发作或加重，泛吐清水，精神疲倦，四肢倦怠，腹泻或伴不消化食物。舌淡胖，边有齿痕，苔白滑，脉沉弱。

治法：温中健脾，和胃止痛。

代表方：黄芪建中汤和理中汤。黄芪、人参、白术、大枣、甘草、桂枝、生姜、白芍、饴糖、干姜。

加减：胃脘冷痛明显者，加良附丸；餐后腹胀者，加枳实、佛手；便溏者，加炮姜炭、炒薏苡仁；畏寒明显者，加炮附子；完谷不化者，加四神丸；泛吐清水者，加姜半夏、草豆蔻；胃黏膜苍白者，加黄芪、当归、丹参；胃蠕动缓慢者，加枳实、白术。

6. 胃阴不足证

症状：胃脘灼热疼痛，胃中嘈杂，似饥而不欲食，口干舌燥，大便干结。舌红少津或有裂纹，苔少或无，脉细或数。胃镜下见胃黏膜表面粗糙不平，变薄变脆，分泌物减少，皱襞变细或消失，呈龟裂样改变，或可透见黏膜下小血管网。

治法：养阴和胃止痛。

代表方：一贯煎。生地黄、枸杞、当归、北沙参、麦冬、川楝子。

加减：胃痛明显者，加芍药、甘草；胃中嘈杂、饥不欲食者，加用左金丸；大便干结不畅者，加瓜蒌、火麻仁；口干甚、舌红赤者，加石斛、天花粉；胃中黏液量少黏稠者，加浙贝母、瓜蒌。

7. 胃络瘀阻证

症状：胃脘痞满或痛有定处，胃痛日久不愈，痛如针刺。舌质暗红或有瘀点、瘀斑，脉弦涩。胃镜下见胃黏膜成颗粒或结节状，伴黏膜内出血点，黏液灰白或褐色，血管网清晰可见，暗红色。

治法：活血化瘀，理气止痛。

代表方：失笑散合丹参饮。五灵脂、蒲黄、丹参、檀香、砂仁。

加减：痛甚者，加延胡索、郁金；气短、乏力者，加黄芪、党参；大便色黑者，加白及、血余炭；胃黏膜呈颗粒状或结节者，加丹参、半夏、山慈菇、莪术；黏膜变薄或黏膜下血管透见者，加黄芪、党参、当归、赤芍。

六、康复治疗

根据慢性胃炎的分类，本病有不同的转归与预后。对有胃癌家族史、食物营养单一、常食熏制或腌制食品的患者，肠化生、萎缩及异型增生向胃癌进展的可能性较大。对于慢性胃炎要做到早发现、早治疗，正确认识疾病分类及其预后。研究表明，应用不同康复手段对慢性胃炎患者治疗方案进行干预，能有效提高慢性胃炎治愈率、改善患者生活质量。

（一）康复目标

帮助患者养成健康良好的生活饮食习惯，减少慢性胃炎的再发率。对患者进行健康教育，使患者正确认识自身病情，严格用药。对于有癌前病变者，对其进行心理疏导，减轻患者的心理负担，提高患者的生活质量。

（二）康复治疗措施

1. 饮食控制

不良的饮食习惯是慢性胃炎反复发作的一个重要因素。慢性胃炎患者应尽量避免服用对胃黏膜有刺激或损伤的食物（如辛辣食物、含亚硝酸盐的食物）。平素饮食应以清淡、易消化、营养丰富的软质食物为主，并避免暴饮暴食。

2. 合理用药

充分与患者沟通，使患者意识到合理用药的重要性。对于可致胃黏膜损伤的药物，如NSAID（包括阿司匹林），患者要在医生的严格指导下使用，不可擅自使用。

3. 生活调摄

慢性胃炎患者应当避免长期过度劳累，适当参加体育锻炼，根据自身病情选择最适合自己的运动类别及运动量；在冬春季节尤其要注意生活调摄，保证足够的睡眠时间，做好胃部保暖工作。

4. 心理干预

精神刺激是引起慢性胃炎反复发作的重要因素之一，其慢性胃炎患者的焦虑与抑郁量表评分也较正常人高。慢性胃炎患者应保持心情舒畅，避免不良情绪的刺激，必要时可先咨询心理医师。丧失治疗信心、恐癌心理对特殊检查的恐惧等是常见的心理障碍。加强对慢性胃炎患者的心理疏导对缓解慢性胃炎的发病、减轻症状、提高患者的生活质量有很大帮助。

5. 随访监测

慢性萎缩性胃炎伴上皮内瘤变和肠化生者有一定的癌变概率，要引起重视，进行定期复查。

活检发现中重度萎缩伴有肠化生的慢性萎缩性胃炎患者 1 年左右随访一次,不伴有肠化生或上皮内瘤变的慢性胃炎患者可酌情内镜和病理随访。伴有低级别上皮内瘤变并证实所取标本并非来源于癌旁者,根据内镜和临床情况随访时间应缩短至 6 个月左右;高级别上皮内瘤变需立即确认,证实后应行内镜下治疗或手术治疗。研究表明,癌前病变人群 95%发生癌变所需时间如下:萎缩性胃炎为 11.6 年,肠化生为 11.4 年,异型增生为 5.7 年,中重度肠化生伴中重度异型增生为 4.5 年。因此定期随访是有必要的,这样做既能减少胃癌的发生率,又方便患者,还符合医药经济学要求。

6. 针灸治疗

针灸治疗对慢性胃炎患者有改善症状、预防复发的作用,温针与艾灸配合,可有效缓解慢性胃炎脾胃虚寒证患者的症状,提高其生活质量。

针灸治疗常取足三里、中脘、胃俞、脾俞、内关等穴位。肝胃不和者加肝俞、太冲、期门;伴有郁热者加天枢、丰隆;脾胃虚弱者加脾俞、梁丘、气海;胃阴不足者加三阴交、太溪;脾胃虚弱者,可灸上脘、中脘、下脘、足三里;恶心、呕吐、嗳气者,加上脘、内关、膈俞;痛甚者加梁门、内关、公孙;消化不良者加合谷、天枢、关元、三阴交;气滞血瘀者加太冲、血海、合谷;气虚血瘀者加血海、膈俞等;兼有实证者用针刺,虚证明显者用灸法,虚实夹杂者针、灸并用。

(杜 琳)

参 考 文 献

房静远, 杜奕奇, 刘文忠, 等, 2017. 中国慢性胃炎共识意见(2017 年)[J]. 胃肠病学, 22(11): 670-687.

吕宾, 2019. 慢性胃炎 OLGA/OLGIM 分期及其临床意义[J]. 胃肠病学, 24(10): 577-580.

张声生, 唐旭东, 黄穗平, 等, 2017. 慢性胃炎中医诊疗专家共识意见(2017)[J]. 中华中医药杂志, 32(7): 3060-3064.

Carabotti M, Lahner E, Esposito G, et al, 2017. Upper gastrointestinal symptoms in autoimmune gastritis: A cross-sectional study [J]. Medicine, 96(1): 5784.

Rugge M, Genta R M, 2005. Staging and grading of chronic gastritis [J]. Human Pathology, 36(3): 228-233.

第三节　消化性溃疡

消化性溃疡(peptic ulcer, PU)是发生于指胃肠黏膜的炎性缺损,与胃液的胃酸和消化作用有关,病变可穿透黏膜肌层或达更深层次。好发于胃、十二指肠。还可发生于食管-胃吻合口、胃-空肠吻合口或附近,以及含有胃黏膜的梅克尔(Meckel)憩室。老年消化性溃疡患者临床表现不典型,常无症状或症状不明显,溃疡好发于胃体上部,面积较大,易误诊为胃癌。

消化性溃疡是一种全球常见病,任何年龄段均可患病,男性患者多于女性。十二指肠溃疡(DU)患者数量多于胃溃疡(GU)患者,两者之间的比例约为 3:1。DU 多见于青壮年,GU 多见于中老年人。过去 30 年里,随着 H_2RA、PPI 等药物治疗的进展,以及人们生活饮食习惯的改善,消化性溃疡及其并发症的发生率有了明显下降。但在老年患者群体中,消化性溃疡的发生率有所增高，这与阿司匹林等NSAID药物应用增多有关。合理有效的药物的治疗使消化性溃疡治愈率达到95%，但与青壮年患者相比老年患者较易出现大出血、急性穿孔等并发症，病死率<1%。

根据消化性溃疡的临床表现特点，中医将其归于"胃痛""嘈杂""胃疡"的范畴。

一、临床表现

（一）症状

1. 上腹痛

上腹痛是消化性溃疡的典型临床症状，呈反复、发作性、节律性，多为隐痛、灼痛或胀痛，可伴有反酸、烧心、嗳气等症状。GU疼痛部位在上腹偏左，餐后30min发生疼痛，至下次餐前缓解。DU有空腹痛、半夜痛，进食后或服用抑酸药可缓解。好发于十二指肠球部，疼痛多位于中上腹，周期性较为明显，秋末至春初较寒冷的季节较为常见。

2. 其他

部分病例仅表现上腹胀、上腹部不适、厌食、嗳气、反酸等消化不良症状。还有一些为无症状性溃疡，这些患者无腹痛或消化不良症状，而以消化道出血、穿孔等并发症为首发症状，任何年龄均可见，但老年人及长期服用NSAID的患者尤为多见。

（二）体征

发作时剑突下、上腹部或右上腹部可有局限性压痛，缓解后可无明显体征。胃溃疡压痛位于上腹部正中或偏左，十二指肠溃疡位于上腹部偏右。

（三）特殊溃疡

1. 复合溃疡

复合溃疡指胃和十二指肠均有活动性溃疡。

2. 幽门管溃疡

餐后很快发生疼痛，易出现幽门梗阻、出血和穿孔等并发症。

3. 球后溃疡

球后溃疡指只发生在十二指肠降段、水平段的溃疡。疼痛可向右上腹及背部放射。严重的炎症反应可导致胆总管引流障碍，出现梗阻性黄疸。

4. 巨大溃疡

巨大溃疡指直径大于2cm的溃疡，常见于有NSAID服用史及老年患者。

5. 难治性溃疡

难治性溃疡指经正规抗溃疡治疗而溃疡仍未愈合者。

（四）并发症

1. 出血

消化性溃疡是上消化道出血中最常见的病因。轻者表现为大便隐血阳性、黑便，重者表现为呕血或暗红色血便，甚者可危及生命。

2. 穿孔

当溃疡穿透胃、十二指肠壁时，发生穿孔。老年患者出现穿孔，多与其服用 NSAID 有关，且在穿孔前可无症状表现。

3. 幽门梗阻

可表现为上腹胀痛，餐后加重，呕吐后腹痛可稍缓解，呕吐物可为宿食；严重呕吐可致嗜睡，低氯、低钾性碱中毒，体重下降，营养不良。

4. 癌变

反复发作、病程持续时间长的 GU 癌变风险较高，DU 一般不发生癌变。胃镜活检有助于明确良恶性溃疡及是否发生癌变。

二、相 关 检 查

（一）胃镜检查及活检

胃镜检查是消化性溃疡诊断的首选方法和金标准。胃镜下消化性溃疡通常呈圆形或椭圆形，边缘锐利，基本光滑，为灰白色或灰黄色苔膜所覆盖，周围黏膜充血、水肿，略隆起。部分 GU 在胃镜下难以区分良恶性，需多次活检和病理检查。GU 迁延不愈，排除恶性病变时，应多点活检，正规治疗 8 周后复查胃镜，必要时再次进行活检和病理检查，直至溃疡完全愈合。

（二）X 线钡剂造影

消化性溃疡 X 线下的主要影像为壁龛或龛影，由钡悬液填充溃疡的凹陷部分所造成。正面观，龛影呈圆形或椭圆形，边缘整齐。可因溃疡周围的炎性水肿而形成环形透亮区。GU 龛影多位于胃小弯，可在溃疡对侧见到痉挛性胃切迹。DU 龛影常见于球部，通常比胃的龛影小。

（三）Hp 检测

有消化性溃疡病史者，无论溃疡处于活动期还是瘢痕期，均应考虑 Hp 检测。

（四）CT 检查

CT 对于穿透性溃疡或穿孔有很大的价值，可以发现穿孔周围组织炎症、包块、积液以及游离气体等。

（五）其他

血常规、粪便隐血有助于了解溃疡有无活动性出血。

三、诊　断

（一）诊断要点

慢性病程、周期性发作、节律性上腹痛、NSAID 服药史等是疑诊消化性溃疡的重要病史。
对怀疑有消化性溃疡的患者：

1）明确有无溃疡，胃镜检查是确诊的主要方法。

2）排除恶性溃疡，怀疑恶性溃疡者，于溃疡边缘取组织进行病理活检是区分良恶性的
关键。

3）确定溃疡的类型，根据溃疡发生的部位明确是胃溃疡、十二指肠溃疡、复合性溃疡或
特殊类型的溃疡。

4）判断溃疡分期，根据溃疡的特点判断溃疡所处的期和阶段。

5）明确病因，Hp 检查，用药史。

6）了解有无并发症，可根据血常规、胃镜、影像学检查、腹部 B 超、病理学等检查结果
进行判断。

（二）诊断标准

根据 2017 年发布的《消化性溃疡中西医结合诊疗共识意见》。

1.初步诊断

慢性、周期性、节律性上腹痛伴反酸者。

2.基本诊断

伴有上消化道出血、穿孔史或现症者。

3.确定诊断

胃镜发现消化性溃疡病灶。

四、西 医 治 疗

（一）药物治疗

1.抑制胃酸分泌

抑制胃酸分泌可有效缓解疼痛、促进溃疡愈合。

1）PPI：是治疗消化性溃疡的首选药物。治疗时常用奥美拉唑 20mg、兰索拉唑 30mg、
泮托拉唑 40mg、埃索美拉唑 40mg、雷贝拉唑 20mg、艾普拉唑 10mg，每日 1 次，早餐前半

小时或睡前服药。

2）H$_2$RA：是治疗消化性溃疡的主要药物之一，疗效好，用药方便，价格适中，长期使用不良反应少。治疗时常用法莫替丁 20mg、尼扎替丁 150mg、雷尼替丁 150mg，每日 2 次。

2. 根除 Hp

不论是否处于活动期，Hp 阳性的消化性溃疡患者均应根除 Hp，有助于溃疡愈合和防止复发。

3. 保护胃黏膜

胃黏膜保护剂可促进胃黏膜修复、提高溃疡愈合质量。

1）铋剂：常用药有枸橼酸铋钾、胶体果胶铋等。

2）弱碱性抗酸剂：常用药有铝碳酸镁、磷酸铝、氢氧化铝凝胶等。

4. 维持治疗

GU 愈合后，多数患者可以停药。但对溃疡多次复发，在去除诱因的同时要进一步查找是否存在其他病因，给予维持治疗，需在较长时间内服用维持剂量的 H$_2$RA 或 PPI；疗程因人而异，短者 3～6 个月，长者 1～2 年，可视具体病情延长用药时间。

（二）内镜治疗及外科手术

1. 内镜治疗

内镜治疗适用于部分消化性溃疡出血的情况。消化性溃疡合并幽门变形或狭窄引起梗阻可首选内镜下治疗。

2. 外科治疗

1）并发消化道大出血经药物、胃镜及血管介入治疗无效时。

2）急性穿孔、慢性穿透溃疡。

3）瘢痕性幽门梗阻，内镜治疗无效。

4）GU 疑有癌变，当出现以上情况时需考虑外科手术治疗。

五、中医辨证论治

（一）辨证要点

本病病位在胃，与肝、脾两脏密切相关。气滞、寒凝、食积、湿热、血瘀、气（阳）虚及阴虚是导致疾病发生的病理因素，有虚有实。基本病机是胃之气机阻滞或脉络失养，胃失和降，不通则痛，或不荣则痛。治疗时以缓解临床症状、促进溃疡愈合、防止溃疡复发、减少并发症发生为治疗目标，以健脾理气、和胃止痛、清热化瘀为主要原则。

（二）证治分型

1. 肝气犯胃证

症状：胃脘胀痛，窜及两胁，胸闷，善太息，每遇情志不遂而诱发或加重，嗳气频繁，烦躁易怒，反酸嘈杂，口苦纳差。舌质淡红，苔薄白，脉弦。

治法：疏肝理气，和胃止痛。

代表方：柴胡疏肝散。柴胡、香附、川芎、陈皮、枳壳、芍药、甘草。

加减：疼痛明显者加延胡索、三七；嗳气明显者加柿蒂、旋覆花；烦躁易怒者加牡丹皮、栀子；泛酸者，加海螵蛸、浙贝母；苔厚腻者加厚朴、薏苡仁；溃疡呈圆形或椭圆形，中心有黄苔或白苔覆盖，周围黏膜充血水肿者，加蒲公英、金银花、地丁。

2. 脾胃气虚证

症状：胃脘隐痛，腹胀，食后尤甚，食少，肢体倦怠，少气懒言，消瘦，大便溏薄。舌质淡，苔白，脉缓弱或细弱。

治法：健脾益气，理气止痛。

代表方：四君子汤加味。党参、白术、茯苓、甘草、厚朴、木香、砂仁、海螵蛸、三七。

加减：脾虚症状明显者，加黄芪；疼痛明显者，加延胡索；腹胀明显者，加枳壳、厚朴；嗳气明显者，加柿蒂、旋覆花；食少纳呆者，加焦三仙、鸡内金；苔厚腻者，加扁豆、薏苡仁。

3. 脾胃虚寒证

症状：胃脘隐痛，喜温喜按，食后痛减，面色无华，肢倦神疲，四肢不温，食少纳呆，泛吐清水，大便稀溏。舌质淡，苔薄白，脉沉细或迟。

治法：温中散寒，健脾和胃。

代表方：黄芪建中汤。饴糖、桂枝、白芍、生姜、大枣、炙甘草、黄芪。

加减：泛吐清水明显者，加姜半夏、陈皮、干姜；泛酸明显者，加黄连、吴茱萸；肠鸣腹痛者，加泽泻、猪苓；大便潜血阳性者，加炮姜炭、白及、仙鹤草；胃蠕动缓慢者，加枳实、白术。

4. 脾胃湿热证

症状：胃脘疼痛或痞满，吞酸嘈杂，纳呆，恶心欲呕，口苦口黏，喜冷饮，肢体困倦，小便黄，大便秘结或溏而不爽。舌质红，苔黄腻，脉滑数。

治法：清热化湿，和胃止痛。

代表方：王氏连朴饮加减。黄连、厚朴、石菖蒲、半夏、栀子、豆豉、芦根。

加减：疼痛明显者，加延胡索、三七；湿重于热者，加苍术、豆蔻；纳呆者，加焦三仙、鸡内金；吞酸者，加海螵蛸、浙贝母；恶心重者，加橘皮、竹茹；舌苔厚腻者，加薏苡仁。

5. 寒热错杂证

症状：胃脘灼痛，喜温喜按，口干苦或吐酸水，嗳气时作，泛酸嘈杂，四肢不温，大便时干时稀。舌质淡或淡红，体胖有齿痕，苔黄白相间或苔黄腻。

治法：寒温并用，和胃止痛。

代表方：半夏泻心汤。半夏、干姜、黄芩、黄连、人参、大枣。

加减：胃脘烧心者加黄连、吴茱萸；胃脘痞满者，加檀香、大腹皮；嗳气者，加代赭石；反酸嘈杂明显者，加煅瓦楞子、海螵蛸、浙贝母；胃寒明显者，加高良姜、香附。

6. 胃阴不足证

症状：胃脘隐痛或灼痛，饥而不欲食，口干渴，消瘦，五心烦热，大便干结。舌红少津或舌有裂纹，少苔、剥苔或无苔，脉细或细数。

治法：养阴益胃止痛。

代表方：益胃汤。生地黄、麦冬、北沙参、玉竹、冰糖。

加减：胃刺痛，入夜尤甚者，加丹参、红花、降香；恶心呕吐者，加陈皮、半夏、苍术；反酸嘈杂似饥者，加煅瓦楞子、浙贝母；神疲乏力者，加黄芪、太子参；大便干燥者，加火麻仁、郁李仁；舌红苔剥者，加玄参、天花粉；胃黏液量少而黏稠者，加浙贝母、瓜蒌；溃疡呈现红色瘢痕或白色瘢痕者，改用香砂六君子汤。

7. 胃络瘀阻证

症状：胃脘疼痛，拒按，痛有定处，或如针刺，或如刀割，入夜尤甚，口干不欲饮，呕血或黑便。舌质紫暗或有瘀点、瘀斑，脉涩。

治法：活血化瘀，通络止痛。

代表方：失笑散合丹参饮。五灵脂、蒲黄、丹参、檀香、砂仁。

加减：呕血、黑便者，加三七、白及、仙鹤草；乏力者，加黄芪、党参；胃寒者，加炮姜、桂枝；胃镜下见溃疡合并有出血者，加大黄、白及。

六、康复治疗

消化性溃疡是临床常见病种，人群中发病率较高，严重影响着患者的生活质量。随着医学的发展，人们对消化性溃疡有了更加清晰的认识，胃镜的使用使人们能够更早地发现溃疡病变。病理组织活检使人们能够认清溃疡的良恶性，为消化性溃疡的临床治疗方案及预后提供了依据。在消化性溃疡病情较稳定时，通过不同手段进行干预，能够加速溃疡的愈合，改善患者的生活质量。

（一）康复目标

降低消化性溃疡的复发率，减少严重并发症的发生。对患者进行教育，使其正确认识自己的病情，对患者心理进行疏导，养成良好的用药习惯及生活饮食习惯，这些都是消化性溃疡患者康复治疗的一部分。

（二）康复治疗的措施

1. 健康教育

向患者及家属详细介绍消化性溃疡的相关知识，如疾病的病因、发病机制、病理表现、临床症状、治疗方案等，可以在科室或社区开展健康知识讲座，利用多媒体播放健康教育视频，或向患者发放健康手册。从多方面入手，提高患者对于疾病的认知，以期在治疗中取得患者的积极配合。

2. 生活饮食指导

良好的生活饮食习惯可降低消化性溃疡复发的概率。消化性溃疡患者应食用易消化、富营养、少刺激的食物，纠正患者的不良饮食行为，养成良好的饮食习惯，细嚼慢咽，避免食用生、冷、硬、辛辣等食物。饮酒、吸烟等可诱发消化性溃疡，引导患者戒烟、戒酒，以减少胃酸的分泌，加强胃黏膜的保护屏障。

3. 用药指导

消化性溃疡病程长，病情易反复，维持治疗所需时间长，患者是否能遵医嘱用药对疾病的治疗至关重要。详细向患者介绍其所需服用药物的名称、药物作用、服用方法、服用时间、所需剂量及可能产生的不良反应。告知患者积极配合治疗的重要性，提醒患者切勿擅自停药、加减药量，确保药物治疗的规范性，提高患者治疗依从性。可将患者所需用药做成清单，贴于床头。同时对于 NSAID（包括阿司匹林），老年患者不可擅自使用，一定要在医生的指导下应用，因为这类药物的长期使用可引起药物性溃疡。

4. 心理治疗

消化性溃疡病程长、易反复等特点会加重患者的心理负担。且部分消化性溃疡会有癌变的可能性，患者可能会无故产生恐癌心理。而神经、精神和心理因素与消化性溃疡的关系十分密切，调节神经功能，避免精神刺激，调整心态十分重要。患者应保持心情舒畅、乐观、平和，树立战胜疾病的信心，针对患者实际情况，进行心理疏导，必要时可酌情给予镇静剂或抗抑郁药。

5. 随访

建立健康档案，有利于后期对患者进行随访，提高患者的依从性。尤其是恶性溃疡的巨大溃疡患者，一定要进行定期随访，鼓励患者坚持规范用药，以降低穿孔、出血等并发症及癌变的概率。

6. 中医特色疗法

（1）针灸治疗

主穴：中脘、足三里、内关、胃俞、脾俞、肾俞。配穴：肝胃不和者，加肝俞、期门、膈俞、梁门、阳陵泉，行泻法；饮食积滞者，加梁门、下脘、天枢、支沟，强刺激，行泻法；脾胃虚弱者，加章门，行补法，另在脾俞、胃俞、下脘、气海、关元、天枢处加灸法；胃阴不足者，加三阴交、太溪，行补法；胃热者，刺金津、玉液出血；胃寒者，主穴加灸；瘀血阻络者加肝俞、期门、三阴交。每天 1 次，10 天为 1 个疗程。

（2）中药穴位贴敷

寒证：取干姜、吴茱萸等调制成药膏，外敷于脐部或疼痛最明显处，每天 1～2 次，并配合红外线照射。热证：取大黄、黄柏调制成药膏，外敷于脐部或疼痛最明显处，每天 1～2 次。

（杜　琳）

参 考 文 献

李军祥，陈誩，肖冰，等，2018. 消化性溃疡中西医结合诊疗共识意见（2017 年）[J]. 中国中西医结合消化杂志，26（2）：112-120.

张声生，王垂杰，李玉锋，等，2017. 消化性溃疡中医诊疗专家共识意见（2017）[J]. 中华中医药杂志，32（9）：4089-4093.

Satoh K，Yoshino J，Akamatsu T，et al，2016. Evidence-based clinical practice guidelines for peptic ulcer disease 2015 [J]. Journal of Gastroenterology，51（3）:177-194.

第四节　老年性便秘

便秘是指排便减少、粪便干硬和排便困难。排便次数减少指每周排便少于 3 次。排便困难包括排便费力、排出困难、排便不尽感、排便费时，需用手法辅助。老年性便秘通常与盆底疾病、肠神经细胞功能障碍、不良生活习惯等有关。严重者可诱发急性心脑血管疾病。

便秘一般不会威胁患者的生命，但长期便秘可能导致人的身体机能衰退，并给患者带来一定的经济负担。据报道，世界各国便秘的发病率在 2.5%～79%，各地区之间差异较大，其中亚洲地区便秘的发病率在 1.4%～32.9%。从性别来看，女性的患病率高于男性。从年龄来看，60 岁以上的老年人患病率有所增加，70 岁以上的人群中便秘的患病率更高。我国老年人便秘患病率在 15%～20%之间。有部分患者不会因为便秘去就医，这使得便秘的实际发病率要高于报道中统计得来的数据。社会经济地位、受教育水平、体重、膳食纤维的摄入等因素影响着便秘的发病率。

根据便秘的临床表现，中医将其归于"便秘"的范畴。此外中医古籍中所提到的"后不利""大便难""脾约""秘结"等可参考"便秘"进行辨证论治。

一、临床表现

（一）症状

1. 排便改变

每周排便少于 3 次，排便困难，每次排便时间长，排出粪便干结如羊粪且数量较少，排便后仍有粪便未排尽的感觉。

2. 急性便秘

可见腹痛、腹胀，甚至恶心、呕吐，多见于各种原因的肠梗阻。

3. 慢性便秘

无特殊表现，部分患者可有口苦、食欲减退、腹胀、下腹不适或有头晕、头痛、疲乏等神经紊乱症状，一般不重。严重者排出粪便坚硬如羊粪，排便时可有左腹或下腹痉挛性疼痛及下坠感，可在左下腹触及痉挛的乙状结肠。老年人中常见慢性习惯性便秘。

4. 长期便秘

可因痔加重及肛裂而有大便带血或便血，患者可因此而产生头晕、紧张、焦虑、失眠等症状。

（二）并发症及危害

1）加重心脑血管疾病。老年人是心脑血管疾病的高发人群，便秘可导致排便费力，使腹内压增高、血压升高、心肌耗氧量增加，易诱发脑出血、心绞痛、心肌梗死而危及生命。

2）"粪石性"肠梗阻、肠壁溃疡、肠穿孔。粪便长时间停滞在乙状结肠或直肠壶腹部，导致水分被吸收，粪块变硬，甚至形成"粪石"，可堵塞肠腔而致肠梗阻，长时间压迫肠壁可形成肠壁溃疡，偶见可危及生命的肠穿孔。

3）憩室病和憩室炎。老年人结肠平滑肌降低、基层变薄；慢性便秘者结肠内压增加，使肠壁薄弱处膨出而形成憩室，同时由于憩室内的粪便不能及时排空，易诱发憩室炎。

4）诱发或加重痔疮、直肠脱垂。

5）增加结肠癌风险。

6）结肠黑变病。

7）诱发或加重腹壁疝。

8）诱发缺血性结肠炎。

二、相 关 检 查

（一）肛门直肠指诊

能了解直肠形状及有无粪便滞留，肛管括约肌和耻骨直肠肌的功能状况，肛管和直肠有无狭窄和占位病变，有无直肠前突和内脱垂。

（二）实验室检查

血常规、粪便常规、粪便隐血试验可排除结直肠器质性病变。

（三）内镜

结肠镜可直接观察结、直肠黏膜是否存在病变，对于体重下降、直肠出血或贫血的便秘患者应做结肠镜检查。

（四）胃肠道 X 线

胃肠钡剂造影检查对了解胃肠运动功能有参考价值。钡剂灌肠造影检查能发现结肠扩张、乙状结肠冗长和肠腔狭窄等病变，有助于便秘的病因诊断。

（五）结肠传输试验

利用不透 X 线的标志物，口服后定时拍摄腹平片，追踪观察标志物在结肠内运行的时间、部位，可以判断结肠内容物运行的速度及受阻部位。此外，还可采用核素法测定结肠通过时间。

（六）排粪造影

在模拟排便过程中，通过钡剂灌肠，了解肛门、直肠、盆底在排便时动静态变化，用于出口性梗阻便秘的诊断。

（七）肛管直肠压力测定

利用压力测定装置置入直肠内，令肛门收缩和放松，检查肛门内外括约肌、盆底、直肠功能及协调情况。

（八）肛门肌电图检查

利用电生理技术检查盆底肌中耻骨直肠肌、外括约肌的功能，能帮助明确便秘是否为肌源性。可用于盆底肌痉挛综合征、耻骨直肠肌综合征、直肠脱垂和会阴下降综合征等的诊断和治疗。

三、诊　　断

（一）诊断要点

便秘的诊断旨在寻找病因，在排除器质性便秘的基础上诊断功能性便秘。对于伴有便血、粪便隐血试验阳性、发热、贫血和乏力、消瘦、腹痛、腹部包块、血癌胚抗原（CEA）升高者、有结直肠腺瘤史及结直肠肿瘤家族史的患者，应进行充分检查，除外器质性便秘。

（二）诊断标准

1. 功能性便秘的诊断

参照功能性便秘罗马Ⅳ的诊断标准，60岁及以上老年人出现下列2个或2个以上的症状即为功能性便秘。

1）至少有25%的排便感到费力。

2）至少有25%的排便为块状或硬便。

3）至少有25%的排便有排便不尽感。

4）至少有25%的排便有肛门直肠的阻塞感。

5）至少有25%的排便需要人工方法辅助（如指抠、盆底支持）。

6）每周少于3次自发排便。如果不使用泻药，松散便很少见到。

2. 功能性便秘的分类

慢性功能性便秘是老年人最常见的便秘类型，根据患者的肠道动力和直肠肛门功能改变的特点分为4个类型：

（1）慢性传输型便秘

老年人结肠动力减退，易发生慢性传输型便秘，其特点是结肠传输时间延长，主要表现为排便次数减少、粪便干硬、排便费力。

（2）排便障碍型便秘

排便障碍型便秘即功能性排便障碍，既往称为出口梗阻型便秘，主要表现为排便费力、排便不尽感、排便时肛门直肠堵塞感、排便费时，甚至需要手法辅助排便等，此型便秘在老年人中亦多见。

（3）混合型便秘

患者同时存在结肠传输延缓和肛门直肠排便障碍。

（4）正常传输型便秘

多见于便秘型肠易激综合征，腹痛、腹部不适与便秘相关，排便后症状可缓解，老年人较少见。

四、西 医 治 疗

（一）患者教育

增加膳食纤维和多饮水，养成定时排便习惯，增加体能运动，避免滥用泻药等。膳食纤维的补充是功能性便秘首选的治疗方法。因膳食纤维本身不被吸收，纤维素具有亲水性，能吸收肠腔水分，增加粪便容量，刺激结肠蠕动，增强排便能力，富含膳食纤维的食物有麦麸、蔬菜、水果等。其次，可以适当予以心理干预，在仔细排除引起便秘的病理性因素后，对患者做出充分解释，消除患者疑虑，使其树立治疗信心，增强患者治疗依从性。对于在应激或情绪障碍情况下加重便秘的患者，可行心理治疗。

（二）药物治疗

经上述处理无效者，可酌情选用泻药、促胃肠动力药及盐水灌肠治疗。

1. 泻药

通过刺激肠道分泌和减少吸收、增加肠腔内渗透压和流体静压力而发挥导泻作用。一般分为：

（1）刺激性泻药

刺激性泻药包括比沙可啶、蓖麻油、蒽醌类药物（如大黄、番泻叶、麻仁丸、芪蓉润肠口服液等）、酚酞等，这类药物临床应用广泛，通便起效快。这类药物长期使用会影响肠道电解质平衡和维生素吸收，可引起不可逆的肠肌间神经丛损害，甚至导致大肠肌无力、药物依赖和大便失禁，目前并不主张老年患者长期服用，建议短期或间断性服用。

（2）容积性泻药

容积性泻药通过增加粪便含水量和粪便体积，使粪便变得松软、易于排出，起到通便的作用，主要用于轻度便秘患者的治疗，常用药有欧车前、甲基纤维素及聚卡波非钙。

（3）渗透性泻药

这类药物口服后在肠道内形成高渗状态，保持甚至增加肠道水分，使粪便体积增加，同时刺激肠道蠕动，促进排便，适用于轻度和中度便秘患者。常用药有乳果糖、聚乙二醇以及盐类泻药（如硫酸镁等）。

（4）润滑性泻药

此类药物具有软化大便和润滑肠壁的作用，使粪便易于排出，适用于年老体弱及伴有高血压、心功能不全等排便费力的患者，常用药有甘油、液体石蜡、多库酯钠等，可以口服，亦可制成灌肠剂。

2. 促动力药

促动力药通过刺激肠肌间神经元，促进胃肠平滑肌蠕动，促进小肠和大肠的运转，对慢性传输型便秘有效，可长期间歇使用，常用药物有莫沙必利、依托必利。

3. 微生态制剂

微生态制剂可改善肠道内微生态环境，促进肠蠕动，有助于缓解便秘症状，可作为老年慢性便秘的辅助治疗。

4. 促分泌药

促分泌药通过刺激肠液分泌，促进排便。代表药物有鲁比前列酮、利那洛肽。

5. 清洁灌肠

对于粪便嵌塞者可采用栓剂（甘油栓）或清洁灌肠。

（三）器质性便秘

针对病因治疗，可临时选用泻药，缓解便秘症状。

五、中医辨证论治

（一）辨证要点

饮食不节、情志失调、久坐少动、劳倦过度、年老体虚、病后产后、药物以及禀赋不足均可导致便秘的发生。本病的基本病机为大肠通降不利、传导失司。病位在大肠，与肺、脾（胃）、肝、肾诸脏腑的功能失调相关。病理性质有寒、热、虚、实四个方面，四者之间常相互转化。治疗时以恢复肠腑通降为主要目标，要根据病理性质的不同灵活变通。

（二）证治分型

1. 热积秘

症状：大便干结，腹胀或腹痛，口干，口臭，或有口疮，面赤，小便短赤。舌质红，苔黄，脉滑实。

治法：清热润下。

代表方：麻子仁丸。火麻仁、杏仁、白芍、大黄、枳实、厚朴。

加减：大便干结难下者，加芒硝、番泻叶；热积伤阴者，加生地黄、玄参、麦冬；平素急躁易怒，郁怒伤肝者，可加服更衣丸；大便臭秽黏滞者，加黄连、黄芩、金银花。

2. 寒积秘

症状：大便艰涩，腹中拘急冷痛，得温痛减，口淡不渴，四肢不温。舌质淡暗，苔白腻，脉弦紧或沉迟。

治法：温通导下。

代表方：温脾汤。附子、干姜、大黄、芒硝、人参、当归、甘草。

加减：寒象较重者，加肉桂、吴茱萸、乌药；腹痛如刺，舌质紫暗者，加桃仁、红花；腹部胀满者，加厚朴、枳实；恶心呕吐者，加旋覆花、代赭石。

3. 气滞秘

症状：排便不爽，腹胀，胸胁满闷，呃逆，矢气频繁。舌暗红，苔薄，脉弦。

治法：行气导滞。

代表方：六磨汤。木香、乌药、沉香、大黄、槟榔。

加减：腹胀甚者，加厚朴、莱菔子、枳实；大便干结者，加火麻仁、柏子仁、郁李仁；忧郁寡言者，加郁金、合欢花；急躁易怒者，加当归、芦荟。

4. 气虚秘

症状：大便秘结，便出不硬，临厕努挣不下，排便无力，腹中隐隐作痛，喜揉喜按，乏力懒言，食欲不振。舌淡红，体胖大，边有齿痕，苔薄白，脉弱。

治法：益气健脾通便。

代表方：黄芪汤。黄芪、火麻仁、白蜜、陈皮。

加减：下腹胀满者，加槟榔、路路通、大腹皮；乏力汗出者，加党参、白术；气虚下陷者，加升麻、柴胡；头晕心悸者，加当归、何首乌、枸杞子；食少纳呆者，可合用保和丸；脾气虚明显而成中焦湿阻者，加白豆蔻、砂仁、苍术。

5. 血虚秘

症状：大便干结，排便困难，面色少华，头晕，心悸，口唇色淡。舌质淡，苔薄白，脉细弱。

治法：养血润肠通便。

代表方：润肠丸。当归、生地黄、火麻仁、桃仁、枳壳。

加减：头晕者，加熟地黄、桑椹子、天麻；气血两虚者，加黄芪、白术；兼见舌红少津、口干唇燥等阴虚症状者，加石斛、生地黄、玄参、麦冬；脘腹胀满、食少纳呆者，加陈皮、佛手、鸡内金、炒麦芽；有阳虚象者，加肉苁蓉。

6. 阴虚秘

症状：大便干结如羊屎，口干欲饮，手足心热，形体消瘦，心烦少眠。舌质红，或有裂纹，少苔或无苔，脉细。

治法：滋阴润燥通便。

代表方：增液汤。玄参、麦冬、生地黄。

加减：大便干结者，加火麻仁、杏仁、瓜蒌仁；口干者，加玉竹、石斛；烦热少眠者，加女贞子、墨旱莲、柏子仁；疲乏无力、语声低微、自汗而喘者，加黄芪、党参、白术。

7. 阳虚秘

症状：大便干或不干，排出困难，畏寒肢冷，面色㿠白，腰膝酸冷，小便清长。舌质淡胖，苔白，脉沉细。

治法：温阳泻浊通便。

代表方：济川煎。肉苁蓉、当归、牛膝、枳壳、泽泻、升麻。

加减：腹中冷痛者，加肉桂、小茴香；腰膝酸冷者，加锁阳、核桃仁；腹胀者，加厚朴、枳壳；神疲倦怠者，加黄芪、白术。

六、康复治疗

便秘严重影响老年人的生活质量，给患者的家庭带来一定的经济负担。大多数患者对便秘不够重视，尤其是老年人，便秘的进一步发展，给便秘的治疗增加了难度，还易诱发心脑血管疾病。多数便秘是可逆的，对于便秘患者来说，首先要引起患者的重视，早发现，早治疗，不滥用药物，这在一定程度上可以提高患者的生活质量、减少后续治疗带来的经济负担、降低心脑血管疾病的发生频率。

（一）康复目标

帮助患者正确认识便秘，使患者养成良好的生活饮食习惯、用药习惯，减轻患者的心理负担，消除患者对便秘的恐惧，提高患者的生活质量。

（二）康复治疗的措施

1. 饮食调护

帮助患者调整饮食结构，使其养成良好的饮食习惯，在尊重老年人饮食习惯的基础上，增加纤维素和水分的摄入。应定时定量进餐，勿过食辛辣厚味或过度饮酒，避免过食精细的食物，应多吃富含纤维素的食物，如黑面包、菠菜、芹菜、菌类等，推荐每日摄入膳食纤维 25～35g。鼓励多饮水。

2. 生活习惯

1）建立良好的排便习惯，每日主动排便，控制排便时间。建议在晨起或早餐后 2h 内尝试排便，逐步建立直肠排便反射。排便时集中注意力，每次排便时间不能太长，不要在临厕时读书看报。

2）适当进行锻炼。身体条件允许的情况下，适当加强身体锻炼，注重腹肌的锻炼。老年人的锻炼方式以轻量、适度为宜，每天晨起可于户外散步或室内慢走 20～30min。

3. 用药教育

老年便秘患者要注意泻药种类的选择。要避免大量或长期服用蒽醌类刺激性泻药，部分蒽醌类泻药有药物性肝损伤的风险，需定期监测肝功能。大黄、番泻叶、芦荟、决明子、何首乌等蒽醌类泻药是引起结肠黑变病的主要因素。

4. 生物反馈

呼吸肌及盆底肌群锻炼，每天平卧或坐位时进行腹式呼吸运动，即吸气时鼓腹并放松肛门、会阴，吸气时收腹并缩紧肛门、会阴，气呼尽时略加停顿再进行下次呼吸，反复 6～8 次。

5. 情志调理

保持心情舒畅，避免不良情绪的刺激，必要时可给予心理治疗。医护人员要及时与患者进行沟通，耐心倾听患者的诉求，对于患者所提出的问题要有耐心，回答时尽可能地使用简洁明了的语言,有助于缓解患者的不良情绪。同时可向患者宣讲此类疾病的成功案例,此时家属要适当给予帮助,使患者感受到来自亲人的关心和照顾,使其树立对抗疾病的信心和勇气。

6. 按摩

（1）腹部按摩

协助患者取仰卧位或半卧位,嘱患者自然放松,用手的小鱼际肌在患者脐周 10 cm 范围内沿顺时针方向按摩,手指施加力量以轻推、揉捏为主,力量、速度要轻慢,每次进行 10～15min,早晚各 1 次。

（2）脚底按摩

每晚睡前用热水（39～42℃）给予足浴,与足底按摩一起,泡足 30min,指导患者用拇指指腹按摩足底中下部结肠反射区,以刺激肠蠕动。

7. 中医特色疗法

（1）针灸疗法

主穴多选用天枢、大肠俞、支沟、上巨虚等穴。热积秘可加合谷、曲池、内庭等穴;气滞秘可加中脘、太冲;寒积秘加关元;气虚秘加脾俞、胃俞、肺俞、气海;阴虚秘、血虚秘加足三里、三阴交;阳虚秘可灸神阙、关元。针刺手法的选择:实证便秘以泻法为主,强刺激,腹部穴位如天枢等以局部产生揪痛感为宜;虚证便秘,针刺手法以补法为主,轻刺激,以局部得气为宜,可加用温针灸或者艾盒悬灸,避免烫伤,以热感向皮下组织渗透为佳。耳穴压豆常选用胃、大肠、直肠、交感、皮质下、三焦等穴位。

（2）贴敷疗法

实证便秘可选大黄、芒硝、甘遂、冰片等,虚证便秘可选肉桂、大黄、丁香、木香、黄芪、当归等。实证便秘与虚证便秘的患者均可选用神阙穴,此外可根据证候的不同选用相应的背部俞穴。如实证便秘可选膈俞、脾俞、胃俞、三焦俞、大肠俞等;虚证便秘可选肺俞、膈俞、脾俞、肾俞、关元俞等。贴敷时间及疗程:每日 1 次,每次 6～8h,3～5 天为 1 个疗程。

（3）灌肠疗法

常用药物:实证者,可选大黄、芒硝;虚证者,可选用当归、桃仁、火麻仁等,也可在辨证基础上选用中药复方煎剂灌肠。操作方法:将药物加沸水 150～200ml,浸泡 10min（含芒硝者搅拌至完全溶解）去渣,药液温度控制在 40℃,灌肠。患者取左侧卧位,暴露臀部,将肛管插入 10～15cm 后缓慢注入药液,保留 30min 后,排出大便,如无效,可间隔 3～4h 重复灌肠。

（张 良）

参 考 文 献

李军祥,陈誩,柯晓,2018. 功能性便秘中西医结合诊疗共识意见（2017）[J]. 中国中西医结合消化杂志, 26（1）:18-26.

李晔,王宝,于普林,等,2019. 老年人功能性便秘中西医结合诊疗专家共识（2019）[J]. 中华老年医学杂志,（12）:1322-1328.

张声生,沈洪,张露,等,2017. 便秘中医诊疗专家共识意见（2017）[J]. 中医杂志,58（15）:1345-1350.

Mugie S M, Benninga M A, Di L C, 2011. Epidemiology of constipation in children and adults: a systematic review [J]. Best Practice & Research Clinical gastroenterology, 25（1）:3-18.

第六章

常见老年泌尿与生殖系统疾病

第一节　尿　路　感　染

尿路感染（urinary tract infection，UTI）是指各种病原体在泌尿系统中生长、繁殖而引起的感染性疾病，简称尿感。病原体包括细菌、真菌、支原体、衣原体、病毒等。根据感染部位可分为上尿路感染（肾盂肾炎、输尿管炎）与下尿路感染（膀胱炎、尿道炎）；根据患者的基础疾病，可分为复杂性尿路感染和单纯性尿路感染；根据发作频次，分为初发或孤立发作尿路感染和反复发作性尿路感染。其中反复发作性尿路感染指 1 年发作 3 次以上或 6 个月发作 2 次以上。

尿路感染是老年人的常见病、多发病，在老年人感染性疾病中居第 2 位。老年人泌尿系统出现退行性改变，加之免疫功能退化、基础疾病增加、侵入性处置增加等多种因素，使老年人更易出现泌尿系统感染性疾病，其中反复发作性尿路感染多见。50 岁以下人群中，女性尿路感染发生率明显高于男性。成年男性，除非伴有泌尿生殖系统异常等易感因素，极少发生尿路感染，但 65 岁以上男性尿路感染发生率明显增加，主要与前列腺增生或前列腺炎有关。伴有泌尿生殖系统异常或免疫低下等危险因素的患者，尿路感染的发生率明显增加。如同时有膀胱功能异常、尿流受阻等因素时，尿路感染的危险进一步增加。

根据尿路感染的临床表现，其可归属于中医"淋证"范畴。淋证之名，首见于《黄帝内经》，有"淋""淋澼""淋满"等名称。

一、临　床　表　现

（一）肾盂肾炎

肾盂肾炎指肾脏及肾盂的炎症，大都由细菌感染引起，常伴有下尿路炎症。根据临床病程及症状，肾盂肾炎可分为急性及慢性两期。

1. 急性肾盂肾炎

急性肾盂肾炎可发生于各年龄段，以育龄女性最多见。临床表现与感染程度有关，通常起病较急。

（1）全身症状

发热、寒战、头痛、全身酸痛、恶心、呕吐等。个别患者出现中上腹或全腹疼痛。部分患者出现革兰氏阴性杆菌菌血症。

（2）泌尿系症状

尿频、尿急、尿痛、排尿困难等，在上行性感染时，可先于全身症状出现。部分患者泌尿系统症状不典型或缺如。

（3）腰痛

腰痛多为钝痛或酸痛。少数有腹部绞痛，沿输尿管向膀胱方向放射。体检时可发现肋腰点或上输尿管点压痛和（或）肾区叩击痛。

2. 慢性肾盂肾炎

现在认为肾盂肾盏有瘢痕形成、变形、积水，肾脏外形不光滑，或两肾大小不等才诊断为慢性肾盂肾炎，病程多超过半年。临床表现较为复杂，全身及泌尿系统局部表现可不典型，有时仅表现为无症状性菌尿。半数以上患者可有急性肾盂肾炎病史，后出现程度不同的乏力、低热、厌食、间歇性尿频、排尿不适、腰部酸痛及肾小管功能受损表现，如夜尿增多、低比重尿等，可伴有膀胱刺激征。慢性肾盂肾炎反复发作，病变进展，晚期可发展为慢性肾衰竭。重症肾盂肾炎治疗不佳可产生肾乳头坏死、肾周围炎和肾周围脓肿、败血症、菌血症等严重并发症。急性发作时患者症状明显，类似急性肾盂肾炎。

（二）膀胱炎

膀胱炎占尿路感染的 60%以上，分为急性膀胱炎和频发性膀胱炎，常合并肾盂肾炎或前列腺炎。主要表现为尿频、尿急、尿痛、排尿不畅、下腹部不适等膀胱尿路刺激症状。可有耻骨上方疼痛或压痛。一般无全身感染症状。尿液常浑浊，约 30%可出现血尿。致病菌多为大肠埃希菌，占 75%以上。

（三）无症状性菌尿

无症状性菌尿是指患者有真性细菌尿，而无尿路感染的症状。其发病率随年龄增长而增加，女性多见。无症状性菌尿可持续存在、偶发或复发，多数患者可发展为症状性尿路感染。致病菌多为大肠埃希菌，患者可长期无症状，尿常规可无明显异常或白细胞增加，但尿培养有真性菌尿。

（四）复发性尿路感染

伴有泌尿系统结构/功能异常（包括异物）或免疫低下的患者发生的尿路感染。多数复杂性尿路感染病情较重，治疗失败风险大。患者的临床表现多样，从轻度的泌尿系统症状，到膀胱炎、肾盂肾炎，严重者可导致菌血症、败血症。

（五）导管相关性尿路感染

导管相关性尿路感染是指留置导尿管或先前 48h 内留置导尿管发生的感染。导管相关性尿路感染极为常见。全身应用抗生素、膀胱冲洗、局部应用消毒剂等均不能将其清除，最有效的减少感染的方式是避免不必要的导尿管留置，并尽早拔出导尿管。

二、相 关 检 查

（一）尿液检查

1. 常规检查

宜留晨尿待测。尿路感染的尿液表现有白细胞尿、血尿、蛋白尿。尿沉渣镜检白细胞>5个/HP 称为白细胞尿，几乎所有尿路感染都有白细胞尿，对尿路感染诊断意义较大；部分尿路感染患者有镜下血尿，少数急性膀胱炎患者可出现肉眼血尿；蛋白尿多为阴性至微量。尿中发现白细胞管型提示肾盂肾炎。

2. 白细胞排泄率

准确留取 3h 尿液，进行尿白细胞计数，白细胞计数>$3×10^5$/h 为阳性，介于（2～3）×10^5/h 为可疑。

3. 细菌学检查

（1）涂片细菌检查

未离心新鲜中段尿沉渣涂片，若平均每个高倍视野下可见 1 个以上细菌，提示尿路感染。检出率达 80%～90%，可初步确定致病菌种类，对及时选择抗生素有重要参考价值。

（2）细菌培养

尿细菌培养对诊断尿路感染有重要价值。可采用清洁中段尿、导尿及膀胱穿刺尿做细菌培养。细菌培养菌落数≥10^5 CFU/ml，为有意义菌尿。如无尿路感染症状，要求做两次中段尿培养，细菌菌落数均≥10^5 CFU/ml，且为同一菌种，可诊断为无症状性菌尿；有典型膀胱炎症状的妇女，中段尿培养大肠埃希菌、腐生葡萄球菌≥10^2 CFU/ml，也支持尿路感染。耻骨上膀胱穿刺尿细菌定性培养有细菌生长，即为真性菌尿。

4. 硝酸盐还原试验

大肠埃希菌等革兰氏阴性细菌可使尿中的硝酸盐还原为亚硝酸盐,此法对诊断尿路感染特异性高，敏感性差。革兰氏阳性菌不含硝酸还原酶，所以为阴性。该方法可作为尿路感染的过筛试验。

5. 白细胞酯酶试验

中性粒细胞可产生白细胞酯酶，该试验检测尿中是否存在中性粒细胞，包括已经被破坏的中性粒细胞。

（二）血液检查

1. 血常规

急性肾盂肾炎时血白细胞计数常升高，中性粒细胞增多，核左移。血细胞沉降率可增快。

2. 肾功能

慢性肾盂肾炎肾功能受损时可出现肾小球滤过率下降，血肌酐升高等。

（三）影像学检查

影像学检查有超声、X 线、CT、静脉肾盂造影（IVP）、排尿期输尿管反流造影、逆行性肾盂造影等，目的是了解尿路情况，及时发现有无尿路结石、梗阻、反流、畸形、肿瘤、前列腺疾病。尿路感染急性期不宜做静脉肾盂造影，可做超声检查。对于反复发作的尿路感染或急性尿路感染治疗 7～10 天无效的女性，应行影像学检查。男性患者无论首发还是复发，在排除前列腺炎和前列腺增生之后，均应行尿路影像学检查。

三、诊　　断

（一）诊断要点

出现尿路感染的症状和体征，如膀胱刺激征（尿频、尿痛、尿急）、耻骨上方疼痛和压痛、发热、腰部疼痛或叩击痛等，并且尿细菌培养菌落数均 $\geqslant 10^5$ CFU/ml，即可诊断尿路感染。

如果尿细菌培养菌落数 $< 10^5$ CFU/ml，但满足下列指标一项时，也可做出诊断：①硝酸盐还原试验和（或）白细胞酯酶试验阳性；②白细胞尿（脓尿）；③未离心新鲜尿液革兰氏染色发现病原体，且一次尿细菌培养菌落数 $\geqslant 10^3$ CFU/ml。

对于留置导尿管的患者出现典型的尿路感染症状、体征，且无其他原因可以解释，尿细菌培养菌落数 $> 10^3$ CFU/ml，应考虑导管相关性尿路感染的诊断。

（二）定位诊断

1. 根据临床表现定位

下尿路感染，常以膀胱刺激征为突出表现。上尿路感染常有发热、寒战，甚至出现毒血症症状，伴明显腰痛、输尿管点和（或）肋腰点压痛、肾区叩击痛等，伴或不伴有尿路刺激征。

2. 根据实验室检查定位

有下列表现时提示上尿路感染膀胱冲洗后尿培养阳性、尿沉渣镜检有白细胞管型，并排除间质性肾炎、狼疮肾炎等疾病；肾小管功能不全等。

（三）复发性尿路感染

复发性尿路感染指伴有泌尿道结构/功能异常（包括异物）或免疫功能低下的患者发生的尿路感染。对治疗反应差或反复发作的尿路感染，应检查是否为复发性尿路感染。

（四）无症状性细菌尿

患者无尿路感染的症状，两次尿细菌培养菌落数均 $\geqslant 10^5$ CFU/ml，且为同一菌种。

（五）慢性肾盂肾炎

除反复发作尿路感染病史之外，尚需结合影像学及肾脏功能检查：①肾外形凹凸不平，且双肾大小不等；②静脉肾盂造影可见肾盂、肾盏变形，缩窄；③持续性肾小管功能损害。具备上述第①、②条的任何一条再加第③条可诊断为慢性肾盂肾炎。

四、西 医 治 疗

（一）一般治疗

急性期注意休息，多饮水，勤排尿。有发热等全身感染症状应卧床休息。反复感染者则要找到病因及诱因。

（二）抗感染治疗

用药原则：①根据感染位置，是否存在复杂尿路感染的因素选择抗生素的种类、剂量和疗程。②选择致病菌敏感的抗生素。病原学结果未回报前，首选对革兰氏阴性杆菌敏感的抗生素。治疗 3 天无效者，根据药敏结果重新选择抗生素。③选择在尿路和肾内浓度高的、肾毒性小的、副作用小的抗生素。④单一药物治疗失败、严重感染、混合感染、耐药菌株出现时建议联合用药。

1. 肾盂肾炎

急性肾盂肾炎首次发病多为大肠埃希菌，因此建议选择对革兰氏阴性杆菌有效的药物，在留取尿细菌检查标本后即刻开始治疗。3 天无效，根据药敏结果重新选择抗生素，效果显著者不予更换。

1）轻症患者，门诊给予口服抗生素治疗为主，喹诺酮类、半合成青霉素、头孢菌素类等。治疗时间 14 天，90%可治愈。如未治愈，则根据药敏调整用药继续治疗 4～6 周时间。

2）感染严重全身中毒症状明显的患者，需住院静脉给药治疗。常用药物如氨苄西林、头孢噻肟钠、头孢曲松钠、左氧氟沙星等，必要时可联合用药。慎用肾毒性较大的氨基糖苷类抗生素。上述治疗热退后继续用药 3 天改为口服，完成共 14 天的用药疗程。治疗 3 天效果不明显者，根据药敏结果调整用药，疗程不少于 14 天。经上述治疗仍持续发热，应考虑是否存在肾盂肾炎并发症。

慢性肾盂肾炎治疗关键是寻找并去除易感因素。急性发作者治疗同急性肾盂肾炎，反复发作者应通过尿细菌培养确定菌型，明确此次再发是复发还是重新感染。

2. 急性膀胱炎

对女性急性单纯性膀胱炎，可选用复方新诺明、呋喃妥因、磷霉素等一线药物。还可根据当地细菌耐药情况选择抗生素。停服抗生素 7 天后要复查尿细菌定量培养，如提示真性细菌尿，需继续 14 天抗生素治疗。

如遇频发性膀胱炎，需先使用广谱抗生素经验治疗，再根据药敏结果像慢性肾盂肾炎一样治疗。

3. 反复发作性尿路感染（再感染、复发）

（1）再感染

再感染指菌尿转阴后，另一种与先前不同的致病菌侵入尿路引起的感染，一般在菌尿转阴6周后再发，治疗与首次发作相同。在半年内发生2次以上者应选择每晚临睡前排尿后服用小剂量抗生素的长程低剂量抑菌治疗。每7～10天更换药物1次，连用半年或更长。

（2）复发

1年内如尿路感染发作3次或3次以上又称复发性尿路感染。复发且为肾盂肾炎者，应去除诱因，同时根据药敏结果选择强有力的杀菌性抗生素，疗程一般不少于6周。如反复发作者，应给予长程低剂量抑菌疗法。

4. 复杂性尿路感染

要个体化治疗，尽量根据药敏结果选择用药。如采用经验治疗，应在48～72h后评估疗效，必要时根据药敏结果调整用药。同时积极治疗基础疾病。

5. 无症状性菌尿

目前是否治疗，存在争议。若存在下述情况者，建议治疗：①妊娠期无症状菌尿；②学龄前儿童；③出现有症状感染；④肾移植、尿路梗阻及其他尿路感染有复发情况。目前主张短程用药，根据药敏结果选用抗生素。

6. 妊娠期尿路感染

建议选择阿莫西林、呋喃妥因或头孢菌素类等药物。妊娠期急性膀胱炎治疗时间一般为3～7天。妊娠期急性肾盂肾炎应静脉滴注抗生素治疗，可用半合成广谱青霉素或第三代头孢菌素，疗程为14天。反复发生急性肾盂肾炎者，可用呋喃妥因行长程低剂量抑菌治疗。

（三）疗效评定

症状消失、尿菌阴性，疗程结束后2周、6周复查尿菌仍阴性者为治愈。治疗后尿菌仍阳性，或治疗后尿菌阴性，但2周或6周复查尿菌转为阳性且为同一种菌株，为治疗失败。

五、中医辨证论治

（一）辨证要点

首先要明辨类别，进而审察虚实、区分缓急。

本病病因多为湿热，病位在肾、膀胱。疾病初起时多因膀胱湿热，其病在腑，属于邪实之证；病久不愈，由实转虚，出现肾气不足、脾虚气陷、气阴两虚等脏气虚损病象，转为虚证或虚实错杂。各种类别也可相兼或转化，辨证时须区分标本缓急。治疗上，实者清利除邪，虚者扶正补肾，虚实夹杂者应攻补兼施或补虚泻实兼顾。

（二）证治分型

1. 血淋

症状：实证见尿色红赤，或夹紫暗血块，溲频短急，灼热痛剧，滞涩不利，甚则尿道满急疼痛，牵经脐腹。舌尖红，苔薄黄，脉数有力。虚证见尿色淡红，尿痛滞涩不著，腰膝酸软，五心烦热。舌红少苔，脉细数。

治法：实证宜清热通淋，凉血止血；虚证宜滋补肾阴，清热止血。

代表方：实证用小蓟饮子加减。小蓟、生地黄、蒲黄、藕节、滑石、淡竹叶、木通、栀子、当归、甘草。

虚证用知柏地黄丸加减。熟地黄、山茱萸、山药、泽泻、茯苓、牡丹皮、龟板、黄柏、阿胶、旱莲草。

加减：实证，大便不畅可加大黄；瘀血者加三七、琥珀粉、牛膝；病势重者加黄芩、白茅根；瘀血停滞，小腹硬，茎中痛欲死，单味牛膝煎膏；体虚者，可用四物汤加桃仁、牛膝、通草、红花、牡丹皮等。

虚证，湿热未尽，尿痛较著，用阿胶散；若属下元虚冷，宜金匮肾气丸加山椒根。

2. 热淋

症状：小便频数，点滴而下，尿色黄赤，灼热刺痛，急迫不爽，痛引脐中，或伴腰痛拒按；或有寒热口苦、恶心呕吐；或兼大便秘结。舌质红，苔黄腻，脉濡数。

治法：清热解毒，通淋除湿。

代表方：八正散加减。瞿麦、木通、萹蓄、车前子、滑石、灯心草、栀子、大黄、甘草。

加减：热象明显者，酌加金银花、连翘、白花蛇舌草、重楼、败酱草、土贝母、土茯苓；腹胀便秘甚者，加用枳实，并加重大黄用量；小腹坠胀者，加川楝子、乌药。

3. 气淋

症状：实证见小便艰涩疼痛，淋沥不畅，余沥难尽，少腹胀满，甚则胀痛难忍，舌质淡，苔薄白，脉沉弦；虚证见尿频清长，滞涩不甚，余沥难尽，小腹坠胀，空痛喜按，不耐劳累，面色白，舌质淡，脉虚细无力。

治法：实证宜理气和血，通淋利尿；虚证宜补中健脾，益气升陷。

代表方：实证用沉香散。沉香、石韦、冬葵子、滑石、陈皮、王不留行、当归、白芍、甘草。虚证用补中益气汤。黄芪、党参、白术、陈皮、甘草、当归、升麻、柴胡。

加减：实证，小腹胀满难忍，气滞较剧者，加木香、青皮、乌药、小茴香；夹有瘀血，刺痛明显者，加川牛膝、红花、赤芍。虚证，兼血虚肾弱者，用八珍汤加怀牛膝、枸杞子、杜仲；若淋证过用清利，小便失禁者，用固脬汤。

4. 石淋

症状：实证见小便滞涩不畅，尿中排出砂石，或尿不能卒出，窘迫难忍，痛引少腹，或排尿时尿流中断，或腰痛如绞，牵引少腹，连及外阴，尿中带血，苔薄白或黄，脉弦或数；虚实夹杂证见病程迁延，砂石滞留，伴见腰酸隐痛，或少腹空痛，脉细而弱。

治法：实证宜清热利湿，通淋排石；虚证宜益肾消坚，攻补兼施。

代表方：石韦散加减。石韦、冬葵子、瞿麦、滑石、车前子、金钱草、海金沙。

加减：尿中带血者，加小蓟、生地黄、藕节、白茅根；结石盘踞滞留日久，而无明显症状，舌有瘀象，脉弦紧或缓涩者，加乌药、川楝子、白芍。

5. 膏淋

症状：实证见小便浑浊如米泔水，置之沉淀如絮状，上有浮油如脂，或夹凝块，或混有血液，尿道热涩疼痛，舌质红，苔黄腻；虚证见病久不已，或反复发作，淋出如脂，涩痛不著，形体日渐消瘦，腰酸膝软，头昏无力，舌淡苔腻，脉细数无力。

治法：实证宜清热除湿，分清泌浊，清心通络；虚证宜补肾固涩。

代表方：实证用程氏萆薢分清饮加减。萆薢、石菖蒲、黄柏、车前子、白术、茯苓、莲子心、丹参。虚证用膏淋汤加减。党参、山药、生地黄、芡实、龙骨、牡蛎、白芍。

加减：实证，小便黄热而痛甚者，加龙胆草、栀子；腹胀，尿涩不畅者，加乌药、青皮；小便夹血者，加大蓟、小蓟、藕节、白茅根。虚证，可酌情配伍莲须、沙苑子、蒺藜；若脾肾两虚，中气下陷，肾失固摄，可用补中益气汤合七味都气丸。

6. 劳淋

症状：病程缠绵，时轻时重，遇劳加重或诱发。尿液赤涩不甚，溺痛不著，淋沥不已，腰酸膝软，神疲乏力。舌质淡，苔薄，脉虚弱。心劳者，可因思虑劳心而加重。伴见小便滞涩，尿意不尽，小腹微胀，心悸短气，困倦乏力，口干舌燥，失眠多梦，舌尖红，苔薄白，脉细或数等气阴不足，虚热内生征象。脾劳者，每遇劳倦则病情加重，小腹坠胀，迫注肛门，便意不尽，小便点滴而出，精神困惫，少气懒言，脉细，苔薄白。肾劳者，多因劳伤日久，兼见腰痛绵绵，小便频数，尿有热感，五心烦热，舌红少苔，脉细或数，属肾阴不足。若兼腰膝酸软，尿频清长，颜面虚浮无华，脉细或沉，舌淡苔薄白，为肾气虚。并见畏寒怯冷、四肢不温者，为肾阳虚。

治法：肾劳宜益肾固摄，兼化湿浊；心劳宜益气养阴，交通心肾，佐以清热除湿。脾劳宜扶正培本，补中升陷。

代表方：肾劳用无比山药丸加减。熟地黄、山茱萸、菟丝子、巴戟天、杜仲、牛膝、肉苁蓉、芡实、金樱子、煅牡蛎、五味子、山药、茯苓、泽泻、薏苡仁。心劳用清心莲子饮加减。人参、黄芪、麦冬、石莲子、黄芩、地骨皮、茯苓、车前子。脾劳用补中益气汤加减。人参、黄芪、升麻、柴胡、白术、陈皮。

加减：肾劳，阴虚火旺，五心烦热者，加知母、黄柏；腰痛较著者，加续断、狗脊、桑寄生；湿热未尽，黄热痛者，加车前草、金银花藤；肾气虚者，用菟丝子汤；兼血虚脾弱，水湿内停，唇舌淡白，心悸，纳差，面浮肢肿者，与当归芍药散合方；肾阳虚者，用金匮肾气丸。心劳，小肠有热，舌尖红赤，尿痛者合导赤散。脾劳，肺气亦虚，气化不及州都，小便色黄，加麦门冬、五味子；脾肾俱虚，加肉桂、鹿角片、覆盆子、益智仁或缩泉丸，脾肾兼顾；若心脾两亏，无湿热征象，用归脾汤补益心脾。

7. 冷淋（寒淋）

症状：除具淋证的一般症状外，伴有口鼻气冷，喜饮热汤，肢厥喜温，先寒栗而后便等虚寒征象。

治法：温补肾阳，化气行水。

代表方：金匮肾气丸。熟地黄、山萸肉、山药、茯苓、泽泻、牡丹皮、附子、肉桂。

加减：寒凝气滞较著者，加用小茴香、椒目、当归、白芍，即寒淋汤。

六、康复治疗

（一）生活护理

1. 就医建议

当患者初次突然出现尿频、尿急、尿痛、腰痛及发热等症状或任一症状，建议及时就医。对于复杂性尿路感染及导管相关性尿路感染，须定期复诊，严格按照医嘱规律服用药物、定期更换导尿管等。

2. 自我管理

老年人尿路感染发病率高，平时需加强自我管理，培养良好的生活方式，提高机体免疫力，伴有糖尿病的患者须积极控制血糖，有尿路畸形或结石等易感因素者，必要时行手术治疗，要注意及时监测病情，定期复诊。

3. 家庭护理

尿路感染急性期需注意休息，多饮水，勤排尿，禁止性生活。如有发热需给予易消化、高热量、富含维生素饮食。如多吃新鲜蔬菜，适量吃粗杂粮，保证鱼肉蛋奶等蛋白质食物摄入量，尽量清淡、少盐、少糖、少油。

4. 日常护理

平时清淡饮食，不吃辛辣刺激性食物，忌酒。注意饮水量，勤排尿，避免细菌在尿路繁殖。注意会阴部清洁。适当进行体育锻炼，提高机体免疫力。老年女性患者应尽量避免会阴受压，久坐后适当活动。

（二）心理调护

老年性尿路感染严重影响了老年患者的身心健康，部分患者因症状严重及反复，伴有紧张、焦虑、抑郁等心理问题，甚至可出现羞耻、拒绝社交等心理，常常导致生活质量受到严重影响。让患者了解所患疾病和相关知识，帮助建立自我管理策略，增强自我效能和自信。教会患者相关的生活卫生护理常识。根据病因及各项检查结果，进行综合治疗，帮助老年患者建立正确的生活护理常识及相关疾病知识，解除心理恐惧，放松心理负担，转移心理障碍，促进康复。

（三）食疗

中医经典书籍以及民间验方中有很多关于淋证的食疗方，可根据辨证选用以下食疗方。

1. 瞿麦滑石粥

滑石 15g，瞿麦穗 30g，粳米 150g，葱白 30g。先将瞿麦穗加水 1.8L 煎 10min 左右至水

1.5L，去渣留汁液，入粳米煮 20min 左右，加入少许盐、葱白，再下滑石末，再煮 10min 左右，煮成稀粥，分 3 次食用。功效：清热解毒，通淋除湿。适用于热淋的患者。

2. 粳米槟榔粥

槟榔 10g，粳米 50g，白糖适量。先将槟榔加水煎熬 10min 左右，去渣留汁液，再加入粳米，煮成稀粥，加入白糖即可。每日 1 次，佐餐服食。功效：清热化浊，泄热解毒。适用于湿热重的患者。

3. 银花枸杞粥

金银花 15g，枸杞子 15g，糯米 50g，白糖适量。把糯米淘洗干净，与金银花和枸杞子一起放入砂锅中，加水 500ml，煮成稀粥，加入白糖即可。每日 1 次，佐餐服食。功效：益气健脾，清热利尿。适用于肾虚湿重的患者。

（四）针灸治疗

针灸可以调节机体的免疫功能，通过穴位、神经、经络，调节膀胱尿道功能，改善尿路感染患者排尿不适，缓解症状，减轻患者的痛苦，降低复发率。

1. 针刺治疗

主穴：肾俞、膀胱俞、京门、照海、天枢。配穴：中极、三焦俞、阴陵泉、阳陵泉、交信、水道、足三里。

2. 灸法治疗

治疗室环境安静，室内温度保持在 20～30℃，患者选择俯卧或侧卧的舒适的、能充分暴露腧穴的体位，用点燃的艾条在水道、中极、关元、气海、命门、阴陵泉、三阴交等穴位距离皮肤约 3cm 处施灸。每日 2 次，施灸最佳剂量以每穴完成灸感四相过程为标准，灸至感传完全消失为止。共治疗 5 天，第 6 天开始每日 1 次，连续治疗 25 天，共治疗 30 天。

（李晨晔 孙欢欢 段永顺）

参 考 文 献

陈灏珠，林果为，王吉耀，2013. 实用内科学［M］.14 版. 北京:人民卫生出版社.

邓朝霓，巫秋珍，刘滢，2017. 热敏灸治疗淋证的疗效观察［J］. 中国中医药现代远程教育，15（20）：114-115.

王永炎，严世芸，2009. 实用中医内科学［M］.2 版. 上海:上海科学技术出版社.

吴肇汉，秦新裕，丁强，2017. 实用外科学［M］.4 版. 北京:人民卫生出版社.

第二节　良性前列腺增生

良性前列腺增生（benign prostatic hyperplasia，BPH）是泌尿系统常见病、多发病，也是导致老年男性排尿障碍的最为常见的病因。随着年龄逐渐增大，前列腺也随之增长，出现不同症状并可进行性加重，也可出现相应的并发症。部分患者可出现排尿梗阻、排尿刺激症状等临床表现，并呈进行性加重。随着病情进展，患者可能需要药物治疗，必要时接受手术等治疗手段。伴随着年龄的增长，良性前列腺增生的发病率不断上涨。有研究表明在困扰中老年男性的十大慢性疾病中，良性前列腺增生排名第四。可见良性前列腺增生已成为危害中老年男性健康的主要公共卫生问题之一，严重影响老年人的生活质量。

根据良性前列腺增生的临床表现，其可归属于中医"癃闭"范畴。小便不利，点滴而短少，病势较缓者称为"癃"；小便闭塞，点滴不通，病势较急者称为"闭"。癃闭之名，首见于《黄帝内经》。该书对癃闭的病位、病因病机都作了比较详细的论述。

一、临 床 表 现

前列腺增生的症状主要是由于增生的腺体压迫膀胱颈部和后尿道而逐步产生的。临床表现主要有膀胱刺激征、尿梗阻症状及相关并发症，各种症状可先后出现或同时出现，也可在整个病程中进行性发展。

（一）尿频、尿急

尿频、尿急是前列腺增生的早期症状。表现为排尿频率增加，而每次尿量减少，夜尿增多更有临床意义。如无特殊原因，夜尿超过 1 次即为异常，严重者可出现 10 次以上的夜尿，严重影响患者睡眠和生活质量。若伴有继发性膀胱炎或膀胱结石，症状更为明显。

（二）排尿困难

排尿困难是前列腺增生的重要症状。表现为排尿无力、射程短、尿线变细、排尿等待、尿后滴沥不尽、排尿中断、排尿时间延长等症状，部分患者可进展为尿潴留。部分患者出现残余尿增多。

（三）尿潴留

尿潴留是前列腺增生的失代偿期表现。表现为无法排尿，需要导尿以引流尿液。急性尿潴留常在排尿困难的基础上，由于气候变化、劳累、饮酒、憋尿、使用解痉药等诱因，前列腺和膀胱颈部局部充血水肿，引起急性的完全性排尿梗阻。慢性尿潴留的发生，因残余尿缓慢增多，患者不易警觉，常表现为充溢性尿失禁，体检可发现下腹正中隆起，叩诊浊音。

（四）尿失禁

尿失禁通常是前列腺增生的后期表现。可能是急迫性尿失禁，也可能是充溢性尿失禁，极少可能是病变波及尿道括约肌，引起的真性尿失禁。鉴别诊断主要依靠询问病史、检查残余尿量等。

（五）血尿

血尿是前列腺增生的少见症状。通常出血量少，偶尔可致出血性休克。

（六）后期并发症

梗阻后期，肾分泌功能降低、肾脏积水，可出现氮质血症甚至尿毒症，可表现为恶心、呕吐、乏力、食欲缺乏、少尿、水肿、贫血、心悸等症状。部分患者出现神经源性膀胱功能障碍。

（七）其他并发症

为克服尿道阻力，通过增加腹压以协助排尿，可引起或加重痔疮、脱肛、疝、血压升高等病症，出现或加重这些疾病的相关症状。

二、相 关 检 查

常用的实验室检查有尿常规、血清前列腺特异性抗原（PSA）、肾功能检查等。

（一）尿常规

可以了解患者是否有血尿、蛋白尿、白细胞尿及尿糖等，进行与继发感染、结石及糖尿病的鉴别诊断。

（二）PSA

PSA 是良好的前列腺肿瘤标志物，在前列腺增生、前列腺癌、前列腺炎患者中都能升高，但表现和变化不同。PSA 是了解前列腺增生体积、预测临床进展的指标之一，更是鉴别前列腺癌、随访治疗效果的重要指标。

（三）影像学检查

影像学检查包括超声、X 线、CT 和磁共振成像（MRI）等，各有其适应证。

1. 超声检查

超声检查方便、灵活，可在任何地点开展，是前列腺增生的重要检查，对判断前列腺增生的程度、影响程度、有无并发结石和肾积水等均有较大价值。

2. X 线检查

X 线检查是经典的影像学检查，其中尿路 X 线片主要用于检查尿路结石，在前列腺增生患者中用于了解继发的膀胱结石等。伴有反复泌尿系统感染、血尿、肾积水或者怀疑有输尿管扩张反流、泌尿系统结石等情况时，应行静脉肾盂造影检查。疑有尿道狭窄时可行尿道造影。前列腺增生时 X 线的表现有：①膀胱底部抬高；②下部可有充盈缺损；③膀胱内小梁、小室或憩室。

3. 其他影像学检查

CT、MRI 检查由于检查费用高，一般情况下不需要使用，如疑有肿瘤等其他疾病时，可考虑采用。放射性核素检查仅用于了解肾功能和有无肿瘤骨转移。

（四）尿流率检查和尿动力学检查

尿流率检查主要用于了解下尿路有无梗阻。其中最大尿流率、平均尿流率较为重要，但不能区分梗阻和逼尿肌收缩力减弱，必要时行尿动力学检查。尿动力学检查复杂，但更为准确，结合其他检查，可以鉴别神经源性膀胱功能障碍。

（五）尿道膀胱镜检查

对前列腺增生并发血尿、疑有膀胱内占位或继发膀胱结石等的患者,应行尿道膀胱镜检查,可了解前列腺体积增大所导致的尿道或膀胱颈梗阻,观察到膀胱颈部倒 "V" 形改变,后尿道延长,膀胱颈后唇抬高,膀胱小梁、小室及憩室,还可观察有无膀胱结石或膀胱肿瘤、尿道有无狭窄等。

（六）残余尿量的测定

残余尿量的多少,反映梗阻的程度,在前列腺增生患者的检查中有一定的意义。残余尿量的测定可选以下三种方法。

1. 超声检测法

嘱患者排尿后测定膀胱内残留尿液的体积,该方法简便易行,无痛苦,结果有时不够准确,但有参考价值。

2. 导尿法

嘱患者排尿后立刻在消毒条件下导尿,放出的尿液即为残余尿量,该方法结果最准确,但有继发感染、出血的可能,应谨慎采用。

3. 分泌排泄法

在 X 线造影时,待膀胱显影后摄片,嘱患者排尿后立刻再次摄片,比较膀胱内残留造影剂即可估算出残余尿量,该方法可在行 X 线造影时同时进行,但估算有一定误差。

三、诊　　断

50 岁以上男性,出现尿频,特别是夜尿频,以及各种排尿困难的表现,都应考虑前列腺增生的可能,需要进行检查,以明确诊断、评估程度。诊断主要依据病史、临床表现、相关检查尤其是直肠指诊、影像学检查、尿动力学检查及内镜检查等综合判断。

（一）病史

需要详细了解发病情况、持续时间、诊治过程等,注意询问有无诱因、并发疾病、手术史、外伤史等,了解患者目前或近期是否服用了影响膀胱收缩功能的药物,帮助判断是前列腺增生还是其他可引起排尿困难的疾病,如糖尿病、尿道狭窄、神经源性膀胱功能障碍等。

（二）国际前列腺症状评分

国际前列腺症状评分（I-PSS）是美国泌尿学会制订的关于前列腺增生所导致的症状的评估系统。这一评估系统,较全面地反映了前列腺增生症状的影响程度,是前列腺增生患者下尿路症状严重程度的主观反映。另外还有生活质量评分,作为国际前列腺症状评分的补充。

（三）直肠指诊

体检中最重要的是直肠指诊，宜在膀胱排空后进行，可取侧卧位、站立弯腰位、胸膝位或截石位。直肠指诊可以判断前列腺体积的大小、盆底肌神经状况，同时鉴别、排除前列腺癌。前列腺增生时，直肠指诊可摸到增大的前列腺组织，两侧增大，中央沟浅、平或隆起，表面光滑，向直肠内突起明显，质地中等，质韧而有弹性感。

四、西医治疗

前列腺增生是常见病，个体差异大，临床症状有轻有重，患者对疾病症状的耐受程度也不尽相同。因此在决定前列腺增生患者是否需要治疗时，应该了解疾病导致的下尿路梗阻症状以及生活质量的下降程度，了解患者的治疗意愿。还应向患者介绍各种治疗方法的疗效、可能的不良反应等。治疗计划包括观察等待、药物治疗、手术治疗、物理治疗等。

（一）观察等待

前列腺增生是一种良性增生过程，发展缓慢，多数患者症状长期无变化，自然过程较难预测。如前列腺增生患者症状轻微，或虽有症状但不影响生活质量，一般不需要治疗，采用等待观察。观察等待不使用任何药物、手术或其他物理治疗措施，但需要制订治疗随访的计划，包括对患者进行健康教育、给予生活方式指导、该病知识的介绍、安排随访观察等。嘱咐患者适当饮水，每日水的摄入不应少于 1500ml，睡前限制饮水可以缓解夜尿频多症状。节制含乙醇的饮料和刺激性食品，如茶、咖啡等。对于全身其他疾病治疗用药，应了解、评估对前列腺的潜在影响，并告知患者，对可能的影响做好预处理的指导，必要时嘱其到其他专科医师门诊，帮助调整以减少合并用药对排尿的干扰。

初诊患者，均须进行全面检查，包括直肠指诊、尿常规、PSA、超声检查等。如接受观察等待，应嘱咐、安排进行定期复查，开始后 6 个月进行随访，病情稳定以后可每年进行一次复查，评估是否需要改为药物治疗或手术治疗，并可根据患者的愿望转为药物治疗或外科治疗。

（二）药物治疗

随着年龄增长，前列腺体积的增大，部分患者出现排尿刺激症状和（或）排尿梗阻症状，症状明显并影响生活质量，需要治疗，首选的是药物治疗。药物治疗的短期目标是缓解下尿路症状，长期目标是延缓疾病的临床进展、预防并发症的发生，在尽可能降低药物治疗副作用的同时保持较高的生活质量是前列腺增生药物治疗的总体目标。针对不同的发病机制，药物治疗原理不同，主要有以下几类。

1. 抗雄激素治疗

抗雄激素治疗较早运用于前列腺增生的治疗，最早采用的是雌激素，如己烯雌酚，初期治疗效果显著，可较快速地消退前列腺组织的水肿，解除尿道阻力，恢复排尿通畅。但有较明显的不良反应，因此仅可短期应用。老年患者应用时应谨慎。临床上也曾采用过孕激素类制剂，如醋酸环丙孕酮、甲羟孕酮等，治疗后不但梗阻症状好转，前列腺体积也有缩小。

新型雄激素拮抗剂（氟他胺等）、黄体生成素释放激素类似物（戈舍瑞林等）能明显缩小前列腺体积。但这些药物价格昂贵，有消化道反应及肝功能损害等不良反应。

2. 5-α还原酶抑制剂

5-α还原酶抑制剂可降低前列腺内双氢睾酮的含量，逐渐达到缩小前列腺体积，改善排尿困难的治疗目的。目前国内应用的主要为非那雄胺和依立雄胺。

长期服用非那雄胺，能缩小前列腺体积、改善患者的症状评分、提高尿流率、降低血清PSA 的水平，并使前列腺增生患者发生急性尿潴留和手术干预的风险降低 50%。非那雄胺最常见的副作用包括勃起功能障碍、射精异常、性欲低下、男性乳房女性化、乳腺痛等。依立雄胺是一种非竞争性 5-α还原酶抑制剂，能降低 I-PSS 评分、增加尿流率、缩小前列腺体积和减少残余尿量。

3. α受体拮抗剂

α受体拮抗剂可松弛平滑肌，减少尿道阻力，达到缓解排尿梗阻的目的。常用的α受体拮抗剂有以下三类。

（1）非选择性

α受体拮抗剂如酚苄明，效果明显，但头晕、鼻塞、直立性低血压、逆行射精等不良反应强烈，目前临床上已逐渐被选择性α受体拮抗剂取代。

（2）选择性α_1受体拮抗剂

如多沙唑嗪、阿夫唑嗪、特拉唑嗪等，这类药物不良反应明显减少，而效果更好，临床上已广泛应用。

（3）高选择性α_1受体拮抗剂

如坦洛新、萘哌地尔，这类药物起效更明显，不良反应更小，临床应用前景更广泛。但值得注意的是α受体拮抗剂有降压作用，易引起直立性低血压，老年患者应用时需注意血压变化。

4. 抑制胆固醇类药

在增生的前列腺组织中，胆固醇明显增高。美帕曲星具有抑制胆固醇从肠道中吸收的作用，减少前列腺内胆固醇的含量，能改善排尿症状，减少残余尿。

对单一药物治疗效果不满意的患者，可采用药物的联合治疗。

（三）手术治疗

前列腺增生是进展性疾病，下尿路症状加重可导致患者生活质量下降、最大尿流率进行性下降、急性尿潴留、反复血尿、复发性尿路感染以及肾功能损害等，患者最终可能需要接受手术治疗，来解除下尿路症状及其对生活质量所致的影响和并发症。

当患者出现以下状况时，建议采用手术治疗：

1）反复尿潴留（至少在 1 次拔管后不能排尿或 2 次尿潴留）。

2）反复血尿，5-α还原酶抑制剂治疗无效。

3）反复发作的继发性泌尿系统感染。

4）继发膀胱结石。

5）继发性上尿路积水（伴或不伴肾功能损害）。

6）合并膀胱大憩室、腹股沟疝、严重的痔疮或脱肛，临床判断不解除下尿路梗阻难以达到治疗效果者。

7）残余尿量明显增多（多次测定残余尿量超过 80ml），经正规药物治疗无效，排除神经源性膀胱功能障碍或神经源性膀胱功能障碍因素不明显的,有充溢性尿失禁的患者应当考虑外科治疗。

手术治疗方式分为开放性手术、经尿道手术、激光治疗。

（四）物理治疗

对前列腺增生患者，药物治疗的疗效不满意，而又不能或不愿采用手术治疗，可选用物理治疗。常用方法有以下几种。

1. 经尿道微波治疗

经尿道微波治疗可部分改善前列腺增生患者的尿流率和下尿路症状。适用于药物治疗无效或不愿意长期服药，而又不愿意接受手术的患者，以及伴反复尿潴留而又不能接受外科手术的高危患者。

2. 高强度聚焦超声

高强度聚焦超声可部分改善前列腺增生患者的尿流率和下尿路症状。适用药物治疗无效或不愿意长期服药，而又不愿意接受手术的患者，以及伴反复尿潴留而又不能接受手术治疗的患者。

3. 经尿道针刺消融术

经尿道针刺消融术适用于不能接受外科手术的高危患者,对一般患者不推荐作为一线治疗方法。术后下尿路症状改善率为 50%～60%，最大尿流率平均增加 40%～70%，3 年后需要接受手术治疗者约 20%，远期疗效有待进一步观察。

4. 前列腺支架

前列腺支架仅适用于伴反复尿潴留又不能接受外科手术的高危患者，作为导尿的一种替代治疗方法。常见并发症有支架移位、钙化、闭塞，感染，慢性疼痛等。

5. 经尿道前列腺气囊扩张

经尿道前列腺气囊扩张仍有一定应用范围。

五、中医辨证论治

（一）辨证要点

须在抓住主证的同时辨别虚实、轻重。

1. 审察主证

小便短赤灼热、舌红、苔黄、脉数者，属热；口渴欲饮、咽干、气促者，为热壅于肺；口渴不欲饮，小腹胀满者，为热积膀胱；尿线变细，或时而通畅，时而不通者，为尿路阻塞；老年排尿无力，点滴而下或有尿闭者，为肾虚命门火衰；小便不利兼有小腹肿胀、肛门下坠者，为中气不足。

2. 分清虚实

实证多发病急骤，诱因明显，或见小腹胀满隐痛；虚证多见于高龄及久病体虚之人，起病缓慢，病程绵长。凡因湿热蕴结、浊瘀阻塞、肝郁气滞、肺热气壅所致癃闭者，多属实证；凡因中气不足，清气不升，浊阴不降或因肾精亏耗，命门火衰，气化不及州都导致癃闭者，多属虚证。

3. 权衡轻重

由癃转闭，为病势由轻转重；由闭转癃，为病势由重转轻。癃闭如见小腹胀满疼痛、胸闷、气喘、呕吐等症，则病情较重；如见神昏烦躁、抽搐等症，提示病情危笃。

（二）证治分型

1. 膀胱湿热

症状：小便点滴不畅，或短赤灼热，小腹胀满，口苦口黏，或口干不欲饮，或大便不畅。舌质红，苔黄腻，脉数。

治法：清热利湿，通利小便。

代表方：八正散加减。萹蓄、瞿麦、木通、车前子、栀子、滑石、甘草、大黄。

加减：老年患者应用八正散宜酌情反佐少量肉桂。若舌苔黄厚腻，可加苍术、黄柏；若兼心烦，口舌生疮糜烂，可合导赤散；若湿热久恋下焦，肾阴耗伤而出现口干咽燥、潮热盗汗、手足心热、舌光红，可改用滋肾通关丸加生地黄、车前子、牛膝等；若湿热壅结三焦，气化不利，小便量极少或无尿，面色晦滞，胸闷烦躁，恶心呕吐，口中尿臭，甚则神昏谵语，宜用黄连温胆汤加石菖蒲、大黄。

2. 肺热气壅

症状：小便涓滴不通，或点滴不爽，咽干，烦渴欲饮，呼吸短促，或有咳嗽。舌质红，苔薄黄，脉数。

治法：清泄肺热，通利水道。

代表方：清肺饮加减。黄芩、桑白皮、麦冬、车前子、茯苓、栀子。

加减：如心火旺而见心烦、舌尖红，可加黄连、竹叶；若因肺热伤阴，舌红少津，宜加沙参、鲜茅根等甘寒之品；大便不通者，加大黄、杏仁；肺失宣降而突发小便不利，可加入开宣肺气的药物，如桔梗、荆芥，还可加入升提中气的药物，如升麻、柴胡。

3. 肝郁气滞

症状：突发小便不通或通而不畅，胁腹胀满，情志抑郁，或多烦善怒。舌红，苔薄白或黄，脉弦。

治法：疏调气机，通利小便。

代表方：沉香散加减。沉香、陈皮、当归、王不留行、石韦、冬葵子、滑石、白芍、甘草。

加减：本证候配伍通利下焦之品可引药下达，增强药效，如冬葵子、王不留行等。若气郁化火，可加柴胡、龙胆草、栀子；胁腹胀满较甚者，可合六磨汤加减。

4. 尿路阻塞

症状：小便点滴而下，或尿如细线，甚则阻塞不通，小腹胀满疼痛。舌质紫暗，或有瘀点，脉涩。

治法：行瘀散结，通利水道。

代表方：代抵当丸加减。当归尾、桃仁、大黄、芒硝、生地黄、肉桂。

加减：若小便一时性不通，胀闷难忍者，可加麝香少许吞服；若尿路有结石，可加金钱草、海金沙、冬葵子、瞿麦、萹蓄；若兼见尿血，可吞服参三七、琥珀粉。

5. 中气下陷

症状：小腹坠胀，时欲小便而不得出，或量少而不畅，精神疲乏，食欲不振，气短而语声低细。舌质淡，苔薄，脉细弱。

治法：升清降浊，化气行水。

代表方：补中益气汤合春泽汤加减。人参、黄芪、升麻、柴胡、白术、陈皮、春泽汤。

加减：小便不利者，加肉桂、通草、车前子；老年人排尿无力或失控者，加覆盆子、益智仁或缩泉丸。

6. 肾阳衰惫

症状：小便不通或点滴不爽，排出无力，面色白，神气怯弱，畏寒，腰膝冷而酸软无力。舌质淡，苔白，脉沉细而尺弱。

治法：温阳益气，补肾利尿。

代表方：济生肾气丸加减。肉桂、附子、熟地黄、山药、山茱萸、茯苓、泽泻、牛膝、车前子。

加减：形神委顿，腰膝冷痛者，酌情配伍鹿角、仙茅、淫羊藿、狗脊、补骨脂；久病、高龄，精血俱亏，病及督脉者，治宜香茸丸；因肾阳衰惫，命火式微，致三焦气化无权，小便量少，甚至无尿、呕吐、烦躁、神昏者，治宜温脾汤合吴茱萸汤。

7. 肾阴亏耗

症状：时欲小便而不得尿，咽干心烦，手足心热，腰膝酸软。舌光红无苔，脉细数。

治法：滋补肾阴，化气通关。

代表方：六味地黄丸合猪苓汤加减。熟地黄、阿胶、山药、山茱萸、茯苓、猪苓、泽泻、滑石、牡丹皮。

加减：如下焦有热，可加知母、黄柏；如阴虚而阳不化气，可用滋肾通关丸；因久病体衰，或过用苦寒分利，伤及气阴，可予西洋参，每日另煎频服，或兑入汤药中。

六、康　复　治　疗

（一）生活及心理调护

良性前列腺增生是多发于我国中老年男性的常见慢性疾病，是造成男性排尿障碍原因中最常见的一种良性疾病。由于良性前列腺增生所表现的下尿路梗阻症状通常可引起患者抑郁、失眠，同时还导致患者与社会不同程度的隔离，给患者的生活质量带来严重影响。随着病程延长，临床症状逐渐突出，患者的痛苦体验与日俱增，同时还易产生老来无用等消极心理，降低患者的晚年幸福感，影响生活质量。因此生活以及心理调护是帮助老年良性前列腺增生患者改善生活质量的必要手段。具体方法如下。

1. 增强体质

适度锻炼身体，增强抵抗力，避免感受风寒等外感疾病。

2. 调畅情志

保持心情舒畅，切忌忧思恼怒，避免因心理因素导致病情加重。同时向患者及家属普及良性前列腺增生相关知识及预后，帮助老年患者建立正确的生活护理常识及相关疾病知识，解除心理恐惧，放松心理负担，转移心理障碍，促进康复。

3. 合理饮食

控制总热能摄入，防止肥胖。多吃新鲜蔬菜、水果及豆类，糖类以谷类为主，重视膳食纤维食物的摄入，多食含抗氧化营养素（β-胡萝卜素、维生素 E、维生素 C 和硒等）丰富的食物，重视钙、铁、锌的补充。避免食辛辣刺激性和寒凉食物，戒除烟、酒。

4. 生活规律

避免长时间憋尿，保持大便通畅。避免长时间压迫会阴部。

5. 积极治疗

有感染时及时治疗。已发生尿潴留的患者及时导尿或采取其他引流措施。

（二）外治疗法

1. 针灸治疗

实证选用膀胱俞、阴陵泉穴，用泻法；虚证选用肾俞、关元穴，用补法；急性尿潴留，针刺气海、中极、三阴交，用强刺激法。

2. 推拿

以示指、中指、环指三指并拢，按压中极穴；或用揉法、摩法，按顺时针方向在患者下腹部操作，由轻而重，用力均匀，待膀胱成球状时，用右手托住膀胱底，向前下方挤压膀胱，再用左手放在右手背上加压促使排尿。①膀胱湿热证，加按揉三阴交、阴陵泉、膀胱俞、中极，横擦骶部八髎穴，以微有热感为度。②肺热气壅证，加横擦前胸上部及大椎、两肩部，以透热为度，横擦骶部八髎穴，以微热为度，按揉中府、云门、合谷、太渊。③肝郁气滞证，加按揉章门、期门，以酸胀为度，斜擦两胁，手法轻柔，以微有热感为度。④肾阳衰惫证，加一指禅推或揉按肾俞、命门，以微感酸胀为度，横擦肾俞、命门，以透热为度，直擦督脉，以透热为度。

3. 敷脐法

急性尿潴留用艾叶 60g、石菖蒲 30g，炒热以布包热敷脐部（神阙穴），或丁桂散外敷。若无效可采用导尿术。

4. 直肠给药

治则以清热利湿、活血化瘀、软坚散结为主,采用中药保留灌肠或用解毒活血栓、前列安栓塞肛。

（李晨晔　马维民　苏也韬）

参 考 文 献

陈灏珠,林果为,王吉耀,2013. 实用内科学［M］.14 版. 北京:人民卫生出版社.

郭晓华,朱德胜,吴海啸,等,2018. 前列腺动脉栓塞治疗良性前列腺增生患者生活质量观察［J］. 介入放射学杂志,27（6）:578-581.

唐曼贞,朱韩武,付敏,等,2018. 2012—2016 年郴州市居民死因监测分析［J］. 实用预防医学,25（8）:915-917.

王永炎,严世芸,2009. 实用中医内科学［M］.2 版. 上海:上海科学技术出版社.

吴海啸,朱德胜,郭晓华,等,2017. 精准前列腺动脉栓塞术治疗高龄良性前列腺增生症的疗效观察［J］. 中华泌尿外科杂志,38（7）:549-550.

吴肇汉,秦新裕,丁强,2017. 实用外科学［M］.4 版. 北京:人民卫生出版社.

张春和,李曰庆,裴晓华,等,2016. 良性前列腺增生症中医诊治专家共识［J］. 北京中医药,（11）:77-81.

第三节　尿　失　禁

尿失禁（urinary incontinence）是指尿液经尿道非自主地不可控制地溢出的现象。严格地讲,尿失禁并非独立的疾病而是一个综合征。女性尿失禁很常见且很少由严重疾病引起;男性尿失禁少见但几乎均由严重疾病引起。

尿失禁可发生于各年龄段,但以老年人更为常见。由于老年人尿失禁较多见,致使人们误认为尿失禁是衰老过程中不可避免的自然后果。尿失禁不是衰老的正常表现,也不是不可逆的,应寻找各种原因,采取合理的治疗方法。尿失禁虽不直接危害患者的生命,但可引起多种并发症,造成皮肤糜烂、身体异味,是老年人孤僻、抑郁的原因之一。因此,早期识别、正确诊断和及时预防尿失禁具有重要的意义。

尿失禁目前比较统一的分类方法是由国际尿控协会颁布的,共分为九类:压力性尿失禁、急迫性尿失禁、混合性尿失禁、无意识尿失禁、持续性尿失禁、夜间遗尿、排尿后滴尿、充溢性尿失禁、尿道外尿失禁。老年性尿失禁以压力性尿失禁、急迫性尿失禁、混合性尿失禁多见。

根据老年性尿失禁的临床表现,其多归属于中医"小便不禁"范畴。总因脏气虚衰、气化不固或湿热瘀血内阻,引起膀胱失约而发病。《黄帝内经》中已有关于"遗溺"的记载。

一、临床表现

（一）症状

尿失禁症状十分明确，即尿液经尿道口非自主地不可控制地流出。

（二）体征

尿失禁在查体时特别注意外生殖器和会阴部的检查，尤其在女性尿失禁患者中，注意有无子宫脱垂、直肠和膀胱膨出，会阴部的感觉有无障碍等。男性检查球海绵体反射有无异常，有无尿道憩室或尿瘘，肛门指诊可检查括约肌的张力和随意收缩能力。男性患者还需要了解前列腺的大小等。

尿失禁患者伴有神经功能障碍时常有相关神经系统体征。

二、相关检查

（一）排尿日记

患者对排尿的情况进行详细的记录，通过排尿日记可对尿失禁的性质和程度进行初步的判断，以决定下一步采取的检查手段。

（二）症状和生活质量评分

相关评分表格较多，临床常用尿失禁问卷简表（ICI-Q-SF）评分以帮助临床医师更详细地了解患者的症状严重程度和症状对患者的影响，便于选择治疗方案。

（三）尿常规检查

尿常规可以起到查找尿失禁病因及鉴别诊断的作用，如血尿、脓尿、糖尿可能提示患有其他疾病，而泌尿系统肿瘤、尿路感染、糖尿病等可伴有尿失禁。

（四）尿垫试验

尿垫试验用于了解尿失禁的程度。患者口服非那吡啶200mg，每日3次，每6h换一次尿垫，共24h，称干、湿尿垫的重量，其差值即为尿液的体积，可根据尿液的体积和尿垫着色的深浅判断尿失禁的程度。

（五）放射学检查

膀胱尿道造影排尿期可了解有无尿道狭窄、膀胱输尿管反流以及患者随意中止排尿的能力，以初步判断括约肌的功能；排尿后可观察有无残余尿。

（六）B 超

B 超是测定残余尿最好的非创伤性检查方法。另外经直肠 B 超可了解前列腺大小等。

（七）尿动力学检查

1. 膀胱测压

尿失禁患者行膀胱测压应注意初次尿意时膀胱内容量及最大容量、膀胱感觉、膀胱顺应性及有无逼尿肌反射亢进或过度活跃及反射性排尿等。溴丙胺太林抑制试验能明确逼尿肌无抑制性收缩是否由神经源性疾病引起，同时亦可测定抗胆碱能药物在急迫性尿失禁患者中的治疗疗效。

2. 尿道测压

尿道测压是尿失禁患者主要的尿动力学检查方法之一。可以测定患者最大尿道闭合压及其功能性尿道长度。急迫性和充盈性尿失禁患者尿道压则多为正常或升高。功能性尿道长度在梗阻性疾病患者中增加，而在压力性尿失禁患者可缩短。

3. 括约肌肌电图

用于测定括约肌的功能。在部分膀胱无抑制收缩的患者中可见外括约肌反射性痉挛，而上运动神经元病变时可见逼尿肌-括约肌不协调而致充盈性尿失禁。部分神经系统疾病患者在膀胱充盈时可出现括约肌无抑制松弛，另有患者在排尿期括约肌失弛缓。

4. 影像尿动力学检查

影像尿动力学检查是标准尿动力检查的进一步完善，是下尿路功能障碍最准确的诊断工具，能对潜在的病理过程如逼尿肌-括约肌不协调、括约肌失弛缓、括约肌充盈期无抑制松弛以及尿道狭窄等有更深入的了解。

（八）膀胱镜和尿道镜

膀胱镜和尿道镜主要用于：①除外其他下尿路疾病；②悬吊手术时用于膀胱颈部定位、排除缝线意外进入膀胱或尿道以及观察悬吊后膀胱颈部或尿道抬高的程度；③前列腺术后尿失禁时行尿道镜检查可除外因前列腺组织残留或血块等而影响括约肌正常收缩。

三、诊　　断

尿失禁只需观察到尿液自尿道口不自主流出即可明确诊断。病史是诊断尿失禁的基本手段。询问病史过程要特别注意以下几个方面：

1）尿失禁发生的年龄。老年女性多见压力性尿失禁。老年男性可因前列腺增生而合并急迫性尿失禁。

2）尿失禁是持续性抑或间歇性，持续性尿失禁应与异位输尿管开口和膀胱阴道瘘等鉴别。

3）尿失禁前有无尿意，是否能主动加以抑制，有急迫尿意者多为急迫性尿失禁；能主动抑制排尿者多为充盈性尿失禁，而既无尿意又不能主动抑制的多为反射性尿失禁。

4）尿失禁与腹压增加的关系。若漏尿随腹压增加而同时出现且随腹压下降而停止则提示为压力性尿失禁；若腹压升高时出现漏尿而腹压下降仍持续存在或腹压下降后才出现则提示为急迫性尿失禁。

5）是否有慢性尿路感染、间质性膀胱炎、放射性膀胱炎等。

6）是否有盆腔手术及膀胱、尿道或妇科手术史，女性患者分娩的情况如次数及是否难产。

7）神经系统病史，有无神经系统疾病或手术及外伤史。

8）是否应用可能对下尿路功能产生影响的药物。

四、西医治疗

尿失禁治疗最理想的结果是消除病因，但在许多情况下如神经源性的患者中几乎是不可能的，这就需要通过其他方法加以控制。

（一）非手术治疗

1. 药物治疗

（1）抑制逼尿肌收缩的药物

如抗胆碱能药物（阿托品、溴丙胺太林、托特罗定等）、三环类抗抑郁药（丙米嗪等）等用于治疗逼尿肌反射亢进或过度活跃引起的急迫性尿失禁。但老年患者应用抗胆碱能药物时需谨慎，因其可引起心率增快、口干、便秘等不良反应。患有前列腺增生的老年男性患者，用药后易致尿潴留发生。此外，抗胆碱能药物有研究表明其使用与老年人群认知能力下降、谵妄及痴呆之间存在负面影响。

（2）增加尿道阻力的药物

如α受体兴奋剂（麻黄碱、丙米嗪等）、β受体拮抗剂（普萘洛尔）。

（3）降低尿道阻力的药物

如α受体拮抗剂（酚妥拉明、坦索罗辛、哌唑嗪、特拉唑嗪等）、多突触抑制剂（巴氯芬、地西泮等）。

（4）激素

如雌激素可增强α受体的密度和敏感性，营养尿道黏膜、黏膜下组织以及盆底和尿道周围的胶原组织以增加尿道阻力，对女性尿失禁患者具有治疗作用。

以上药物治疗，对于老年患者需要注意的是α受体兴奋剂、激素等可引起血压升高；α受体拮抗剂、β受体拮抗剂可降压，且β受体拮抗剂同时具有减慢心率的作用，因此对于低血压、缓慢性心律失常的老年患者应慎用或忌用。

2. 盆底锻炼和生物反馈技术

有意识地做盆底肌肉收缩和放松，具体动作包括提肛、中断排尿等。在盆底锻炼中可辅以生物反馈技术，通过正反馈以增加治疗效果。

3. 膀胱训练（行为矫正）

膀胱训练（行为矫正）主要用于尿频、尿急和急迫性尿失禁的患者。其方法是让患者仔细记录排尿日记，并学会盆底锻炼，根据上周的日记固定排尿间期，在排尿间期内通过收缩括约肌延迟排尿，排尿间期每周增加 15min，直至达 3～4h 为止。

4. 电刺激

电刺激用于治疗压力性尿失禁和急迫性或反射性尿失禁患者。

5. 阴道托及尿道夹

阴道托用于有盆底器官脱垂伴有尿失禁的患者，可以暂时地缓解症状。尿道夹主要用于男性括约肌功能不全的尿失禁患者，易引起尿道憩室等。

6. 保留导尿或间歇自身导尿

保留导尿或间歇自身导尿主要用于充盈性尿失禁的患者。

7. 尿道填充剂治疗

尿道填充剂主要用于治疗女性压力性尿失禁。

8. 膀胱内灌注和逼尿肌注射治疗

膀胱内灌注辣椒辣素和辣椒辣素类似物，用于治疗逼尿肌亢进引起的尿失禁。经尿道内镜引导下逼尿肌注射肉毒杆菌毒素，治疗逼尿肌亢进引起的尿失禁。

（二）手术疗法

1. 抑制逼尿肌反射亢进或过度活跃

①神经阻滞或切断术。②膀胱周围神经剥脱术。③严重患者考虑尿流改道。④膀胱扩大术治疗膀胱顺应性低及小容量的患者。

2. 增加或降低尿道阻力

①增加尿道阻力的手术，包括尿道延长或折叠术、人工尿道括约肌置入术。②降低尿道阻力的手术，包括膀胱颈部切开术、前列腺手术、尿道狭窄行尿道内切开术等。

3. 加强盆底支撑

包括针悬挂术、悬吊手术、开放手术或阴道悬吊术、经腹腔镜手术。

4. 无张力中段尿道悬吊术

尿道中段悬吊技术简单、快速、微创。现已近乎取代传统的开放悬吊术，已经成为治疗的金标准。

五、中医辨证论治

（一）辨证要点

小便不禁，多见于老人、病后体虚、产后损伤和虚劳病患者，多发生在白昼，且多见于女性。成年患病，脾肺气虚，必须调理后可愈；壮年患病，阳气渐衰，病较重；老年患病，元气亏衰，阳气虚极，病则更重。

1. 辨别轻重

夜尿少者，病较轻；夜尿多者，则病重。咳嗽或谈笑而小便不禁者较轻，无故而小便不禁者较重。

2. 分清寒热

寒证多畏寒神怯，背脊冷凉，平日小便清长，舌质淡，苔白，脉沉缓。热证常夹阴虚，多手足心热、面颊潮红、口干咽燥、平日小便短黄、舌质红、苔少、脉细数，如兼湿热，则舌苔黄腻。

（二）证治分型

1. 肺脾气虚

症状：尿意频急，面色㿠白，气短，咳嗽、谈笑均可出现尿不禁，小腹时有坠胀。舌质淡红，脉虚软无力。

治法：补肺健脾。

代表方：补中益气汤加减。人参、黄芪、升麻、柴胡、白术、陈皮、牡蛎、五味子、甘草。

加减：若肺脾肾三脏气虚者，可用黄芪束气汤加山药、白术。

2. 下焦虚冷

症状：神疲怯寒，腰膝酸软，两足无力，小便清长，畏寒背冷，尿不禁。舌质淡，苔薄，脉沉细无力，或脉沉缓。

治法：温肾固涩。

代表方：菟丝子丸加减。菟丝子、肉苁蓉、附子、鹿茸、牡蛎、五味子、桑螵蛸、益智仁、山药。

加减：若下焦虚冷好转，可在缩泉丸的基础上加用菟丝子、补骨脂、肉苁蓉；若老人虚寒太盛，可选用大菟丝子丸。

3. 肾阴不足

症状：小便频数不能自禁，或余沥不尽，尿少色深而热，口燥咽干，潮热盗汗，虚烦不眠，颧红唇赤，大便燥结。舌红苔少，脉细数，两尺尤甚。

治法：滋阴降火，兼以固涩。

代表方：知柏地黄丸加减。知母、黄柏、熟地黄、山药、山茱萸、茯苓、牡丹皮、泽泻。

加减：可加龙骨、牡蛎、桑螵蛸等以涩尿止遗。

4. 心肾亏损

症状：尿不禁，精神不振，形体消瘦，夜寐不佳，五心烦热，面部潮红，盗汗，溲频淋沥。舌尖有红刺，苔薄，脉细沉而数。

治法：调补心肾。

代表方：桑螵蛸散加减。桑螵蛸、龟板、龙骨、人参、茯神、远志、石菖蒲。

加减：若心阴不足而心火偏亢者，可配合应用导赤散；若肾阳虚者，加巴戟天、补骨脂、菟丝子；若心肾不交而夜寐不安者，可配合应用交泰丸；若肾阴不足而相火偏亢者，宜用益智仁、山药、五味子。

5. 肾督不足

症状：尿不禁，头晕眼花，腰膝酸痛，脊背酸楚，或阳痿遗精。舌质淡，苔白，脉弦细无力。

治法：补益肾督。

代表方：沈氏菟丝子丸加减。菟丝子、鹿茸、肉苁蓉、五味子、桑螵蛸、煅牡蛎、鸡内金、女贞子、旱莲草、续断、狗脊。

加减：若兼有阴虚者，可配合服用杞菊地黄丸。

6. 湿热下注

症状：小便频数，尿热，时有尿自遗，溲赤而臭，或有腰酸低热，或尿滴涩淋沥。舌质偏红，苔薄腻，脉细滑而数。

治法：清利湿热。

代表方：八正散加减。滑石、木通、萹蓄、瞿麦、车前子、山栀子、大黄、甘草、灯心草。

加减：湿热下注多属肾虚脬热，故在清利湿热时，可适当加用补肾之品。

7. 下焦蓄血

症状：小便滴沥不畅，小腹胀满隐痛，可触及块物，时有尿自遗。舌质暗或有紫斑，苔薄，脉涩或细数。

治法：活血化瘀。

代表方：少腹逐瘀汤加减。小茴香、肉桂、干姜、当归、赤芍、蒲黄、五灵脂、川芎、延胡索、没药。

加减：下焦蓄血的治疗宜通因通用。夹瘀热者，加栀子、黄连；如因难产致伤膀胱而下焦蓄血者，可用补中益气汤加入桃仁、红花。

六、康复治疗

（一）生活管理

患者居住环境应保持清洁与安静，做好定时通风、定时更换被褥、保持清洁。控制液体摄入量，过多可导致尿量增加，排尿频繁，增加尿失禁风险。每日液体控制在2000ml左右，三餐饮水控制在每餐500ml，上下午分次饮水总量为400ml，晚间饮水200ml，睡前2～3h减少水果、液体的摄入，以避免夜尿增加的可能。同时减肥，戒烟，限制茶、咖啡、酒等饮料摄入。保持大便通畅。女性应注意外阴清洁，勤换内裤，出现尿路感染症状及时治疗。

（二）心理调护

老年性尿失禁不仅会对患者的正常生活造成一定影响，而且会对患者的心理产生严重影响，大多数患者会表现出不同程度的负面情绪。有研究表明，患者的一般社会人口学状况可显著影响其心理问题的发生风险，其中较高的文化程度、低收入水平、缺少配偶或子女的陪伴等是尿失禁患者发生心理问题的危险因素。耐心地向患者讲解尿失禁的发生机制、治疗方法以及预后情况，纠正患者对于疾病的错误认识，从而消除顾虑心理。在疾病治疗过程中，尿失禁患者难免会有尴尬、焦虑不安等情绪出现，要积极给予心理安抚，帮助患者重拾信心，消除不良的心理，从而提高依从性。患者家属与亲朋要给予患者充分支持与肯定，使患者充分感受到社会的支持，提高自我认识，增强信心。

（三）外治疗法

1. 针灸、电针治疗

取穴：中极、关元、三阴交、阴陵泉、肾俞、气海俞、大肠俞、膀胱俞、上髎、中髎、下髎、长强、会阴、足三里、关元俞、大敦、命门，每次取1~2穴，每1~2天治疗一次。常用配穴：三阴交配中极、阴陵泉配关元、肾俞配命门等。

2. 灸法

灸大敦七壮、行间七壮。

3. 走罐

患者取卧位，充分暴露腰骶部，按摩乳涂抹后，闪火法拔罐于肾俞穴，再沿足太阳膀胱经至八髎穴自上而下推拉，再自下而上反复7~10次后留罐于肾俞穴，10min后起罐。再用闪火法拔罐于任脉关元俞，留罐10 min起罐，隔日1次，5次为1个疗程。

（四）膀胱训练

开展该项训练的作用为提升患者的膀胱逼尿肌对尿液刺激的反应，引导其在有尿意时，尽量推迟排尿时间，逐渐拉大排尿间隔，增加膀胱容量，有效提升膀胱的顺应性以及逼尿肌的稳定性。有计划地延长排尿间隔，如患者以往是每小时排尿1次，通过坐下、交叉双腿、提肛运动或转移注意力方法来延长排尿间隔，坚持到65~70min排尿1次，能间隔70min后，再逐渐延长至90min，最终目标是每3~4h排尿1次。控制尿急时停止任何活动，保持静止，深呼吸放松膀胱，或者暗示自己"再等一等"，待尿急消失后再如厕，也可快速收缩盆底肌数次，每次收缩间歇期不完全放松盆底肌肉，直到尿急感消退，以正常步速走到卫生间，边走边继续快速收缩。

（五）盆底肌训练

指导患者进行盆底肌训练。收缩阴道或肛门，有收紧感，不要用腹压帮助缩肛运动，放松臀部和大腿肌肉，避免屏住呼吸，每次收缩后完全放松盆底肌肉。训练分为1类肌纤维和2类肌纤维的训练，2类肌纤维收缩1s，放松2s，约每日200次，1类肌纤维收缩5s，放松5s，约每日50~60次。

（六）行为疗法

行为疗法的重要基础即健康教育，通过健康宣教使患者对膀胱生理功能有正确了解，能够认识到自身排尿习惯上的错误地方，自觉转变不良生活方式。医护人员指导患者写排尿日记，通过记录日记帮助判断患者是确实需要排尿还是因为害怕尿失禁而故意频繁排尿。另外，指导患者形成定时排尿习惯，按照排尿日记中记录的间隔时间为准，在时间未到前有尿意，指导患者通过尿急控制的方法给予抑制。

（李晨晔　黄丽丽　刘瑞丰）

参 考 文 献

曹家芬，张春梅，1999. 循经走罐治疗老年性尿失禁 [J]. 中医外治杂志，8（4）：51.

陈灏珠，林果为，王吉耀，2013. 实用内科学 [M]. 14 版. 北京:人民卫生出版社.

陈江萍，2015. 老年性尿失禁临床护理与健康教育 [J]. 中国继续医学教育，7（17）：229-230.

刘君英，陈丹，2020. 中西医结合护理干预在尿失禁患者中的应用效果 [J]. 当代护士，27（15）：69-71.

刘玲，金宗兰，张贤生，2019. 行为疗法在膀胱过度活动症患者中应用的研究进展 [J]. 现代临床护理，18（6）：81-84.

庞小清，2019. 心理护理对成年女性压力性尿失禁的干预效果观察 [J]. 黑龙江医药科学，42（5）：217-218.

王永炎，严世芸，2009. 实用中医内科学 [M]. 2 版. 上海:上海科学技术出版社.

吴肇汉，秦新裕，丁强，2017. 实用外科学 [M]. 4 版. 北京:人民卫生出版社.

第四节　慢性肾脏病

　　慢性肾脏病（chronic kidney disease，CKD）是指：①肾脏损伤（肾脏结构或功能异常）≥3 个月，可以有或无肾小球滤过率下降，临床上表现为病理学检查异常或肾损伤（包括血、尿成分异常或影像学检查异常）；②肾小球滤过率<60ml/（min·1.73m²）≥3 个月，有或无肾脏损伤证据。

　　根据肾小球滤过率水平将慢性肾脏病分为 5 期：1 期为肾功能正常,肾小球滤过率≥90ml/（min·1.73m²）；2 期为肾功能轻度下降，肾小球滤过率为 60～89ml/（min·1.73m²）；3 期为肾功能中度下降，肾小球滤过率为 30～59ml/（min·1.73m²）；4 期为肾功能重度下降，肾小球滤过率为 15～29ml/（min·1.73m²）；5 期为肾衰竭，肾小球滤过率<15ml/（min·1.73m²）。慢性肾脏病同期患者之间的预后差别很大，因此，将尿蛋白量也作为判断预后的指标，同时将慢性肾脏病 3 期分为 3a[肾小球滤过率 45～59ml/（min·1.73m²）] 和 3b[肾小球滤过率 30～44ml/（min·1.73m²）]。慢性肾脏病是绝大多数的原发性肾脏疾病或继发性肾脏疾病的临床统称，其临床表现多种多样，可从无症状实验室检查异常到尿毒症。

　　中医中药对肾脏病的治疗已积累了丰富的经验。因慢性肾脏病症状繁多复杂，在中医学中属多种病证，本章节根据慢性肾脏病的临床表现，尤其肾脏病中后期肾功能中重度下降时的表现，将其归属于中医"关格"范畴。小便不通名曰关，呕吐不止名曰格，两者并见名曰关格。

一、临 床 表 现

　　慢性肾脏病主要表现为肾功能进行性下降，早期由于肾脏具有强大的代偿功能，故常常无明显的临床症状。当肾小球滤过率进行性下降，发展到残余肾单位不能适应机体最低要求时，才会出现明显的临床症状。尿毒症时由于机体多个系统的功能均出现失调而表现为多脏器功能受损的症状。

（一）水、电解质、酸碱平衡紊乱

慢性肾脏病在其漫长的病程中由于机体各种代偿机制，水、电解质、酸碱平衡紊乱开始并不明显，当正常肾功能丧失约 70%时，一般只会出现部分水、电解质、酸碱平衡紊乱，只有当肾功能进一步下降，才会出现明显的临床表现。

1. 水代谢

可表现为水潴留，也可出现脱水。临床表现为多尿、夜尿增多。

2. 钠代谢

肾衰竭时，钠滤过下降，出现钠潴留，从而引起神经肌肉功能失调，如肌痉挛和肌无力。各种利钠物质增多亦会引起细胞功能失调，如循环中毒毛花苷样物质还会引起细胞钙增多，产生高血压。

3. 钾平衡

严重肾功能不全或突然少尿情况下，会出现钾潴留。

4. 磷代谢

磷代谢紊乱所引起的一系列表现主要由高磷血症和继发性甲状旁腺功能亢进引起，高磷可诱发转移性钙化和组织损害。

5. 钙代谢

低钙血症会引起神经肌肉应激性增加，是患者手足搐搦等的常见原因。少数慢性肾脏病患者也可发生高钙血症，原因如骨髓瘤、原发性甲状旁腺功能亢进、维生素 D 中毒等。

6. 镁代谢

主要是高镁血症，由肾小球滤过减少引起。随镁浓度渐升，可引起嗜睡、言语障碍、食欲缺乏；明显抑制神经肌肉功能，出现昏睡、血压下降、腱反射减弱和肌无力；随着血清镁浓度进一步升高，可出现心动过缓、房室传导阻滞或心室传导阻滞，严重者可致心搏骤停。

7. 代谢性酸中毒

慢性肾脏病早期机体酸中毒并不明显。急性酸中毒最主要的危害是心血管系统和中枢神经系统功能障碍。

（二）糖、脂肪、蛋白质和氨基酸代谢障碍

1. 糖代谢障碍

慢性肾脏病糖代谢紊乱机制包括胰岛素抵抗、肝脏葡萄糖输出增加、胰岛素分泌异常、肾脏对胰岛素清除率下降。

2. 脂肪代谢障碍

患者常有高甘油三酯血症、高胆固醇血症，应用他汀类药物控制高脂血症可能延缓肾衰竭的进展。

3. 蛋白质和氨基酸代谢障碍

慢性肾脏病患者常表现蛋白质、氨基酸合成下降、分解代谢增加及负氮平衡，是慢性肾脏病患者蛋白营养不良和死亡率增加的重要因素。

（三）各系统功能障碍

1. 消化系统

消化系统症状是慢性肾脏病最早和最突出的表现。可出现食欲缺乏、恶心、呕吐、腹泻，严重者可致水、电解质和酸碱平衡紊乱。上消化道出血在尿毒症人群中十分常见，严重者可致大出血约占尿毒症死亡总数的 5%。

2. 心血管系统

心血管系统疾病是慢性肾脏病患者最常见的并发症和死亡原因。心血管合并症与并发症包括高血压、动脉粥样硬化、心肌病、心包炎和心功能不全。

3. 呼吸系统

慢性肾脏病早期常可出现肺活量减低，限制性通气障碍和氧弥散能力下降，当伴有代谢性酸中毒时可出现气促，其至发生 Kussmaul 呼吸。

4. 神经系统

神经系统异常可分为中枢神经系统病变和周围神经系统病变。中枢神经系统早期常表现为功能抑制，之后会出现行为异常、抑郁、记忆力减退，判断力、定向力和计算力障碍，同时可伴发神经肌肉兴奋症状，晚期则表现为抑郁或躁狂、精神错乱、幻觉等，可出现肌阵挛、震颤和舞蹈病，其至昏迷。周围神经病变常见下肢疼痛、灼痛和痛觉过敏，运动后消失，故患者常活动腿，现称之为下肢不宁综合征，进一步发展则有肢体无力、步态不稳、腱反射减弱、最后则出现运动障碍。

5. 血液系统

血液系统异常可表现为贫血、出血倾向及血栓倾向。

6. 运动系统

尿毒症晚期常有肌病，表现为严重肌无力，以近心端肌肉受累为主。患者可有骨痛、自发性骨折、关节炎和关节周围炎以及肌腱断裂等改变。

7. 皮肤变化

皮肤瘙痒是最常见的并发症。此外，尿毒症患者可因贫血出现面色苍白或呈黄褐色。

8. 免疫系统

慢性肾脏病患者常伴有感染，其原因除了白细胞特别是多形核白细胞功能障碍外，还存在淋巴细胞和单核细胞功能缺陷。

9. 内分泌系统

除肾脏产生的内分泌激素发生障碍外，性激素也时常紊乱，性功能常有障碍。

二、相 关 检 查

（一）肾小球滤过率、血清肌酐

评估肾脏功能损伤所必需。由于肾脏强大的代偿功能，只有当超 50%肾功能丢失才出现血清肌酐水平的升高，此外，受自身可变因素的影响，单纯的血清肌酐难以作为肾小球滤过率的评估手段，然而，通过动态监测肌酐水平可反映肾小球滤过率的变化情况。

（二）尿液显微镜检查

详细的尿液显微镜检查很重要，尿沉渣红细胞及红细胞管型往往提示肾小球肾炎，细颗粒管型及蛋白尿多提示糖尿病肾病，尿白细胞及细颗粒或粗颗粒管型多提示间质性肾炎，尿嗜酸性粒细胞阳性多提示药物反应导致的肾脏间质损伤。微量白蛋白尿定义为 24h 尿中白蛋白排出在 30～300mg，或晨尿中白蛋白/肌酐为 30～300mg/g。尿白蛋白排泄率超过微量白蛋白尿水平称为白蛋白尿，应准确收集 24h 尿液进行检测，此外选取 3 次非连续的晨尿标本进行白蛋白与肌酐浓度的比值检测具有同样的准确性。

（三）其他实验室检查

血液生化检查包括钠、钾、氯、碳酸盐、钙、磷及尿酸的水平，可用于评估慢性肾脏病的并发症情况；糖尿病患者需监测血糖及糖化血红蛋白水平；肾脏炎性疾病者还需监测补体水平。贫血往往在轻度肾功能受损时即出现。且随着病情进展加重，因此需注意评估及监测血细胞比容和（或）血红蛋白水平。当血清铁水平偏低，血清铁蛋白浓度低于 200ng/ml 及转铁蛋白饱和度低于 20%时提示铁缺乏。甲状旁腺激素、碱性磷酸酶及钙磷的检测用于发现慢性肾脏病相关的骨病。

（四）影像学检查

早期影像学评估应包括肾脏及膀胱的超声检查以排除尿路梗阻。肾脏体积增大提示糖尿病、HIV 相关肾病或浸润性疾病（如淀粉样变性）可能；肾脏体积缩小，尤其是肾皮质萎缩，提示慢性肾小球肾炎或间质性肾炎；若双侧肾脏大小不一，尤其是高血压患者，应考虑肾动脉硬化可能。

三、诊 断

当疑诊为慢性肾脏病时，应注意询问有无高血压的病史、尿检异常史，以及可能影响肾脏功能的药物应用史，此外还应询问有无肾脏疾病、肾结石、尿道手术以及糖尿病、高血压等家族史。体格检查包括卧立位双上肢血压的测定，寻找可能提示慢性肾脏病相关的表现。

肾小球滤过率与白蛋白尿为评估肾脏功能损伤所必需。其他评估肾脏功能的方法往往缺乏准确性。详细的尿液显微镜检查可以提示病因。诊断时应结合其他辅助检查手段评估肾功能损伤程度及明确病因诊断。

慢性肾脏病的诊断应注意下面几个问题。

1. 确定原发病

基础疾病的诊断可通过病史询问、体检及实验室检查而确定，某些特殊检查如 B 超、X 线、MRI 及 CT 等对确定原发病甚有帮助。基础疾病的诊断在肾衰竭的早期相对容易，必要时可行肾穿刺活检以明确，但如果发展到晚期，明确原发病相对很困难。

2. 查找诱因

尽可能寻找引起肾功能恶化的可逆因素，目的是纠正可逆因素以利于肾脏功能的恢复。肾功能不全加重的常见诱发因素有：①血容量不足；②肾毒性药物的使用；③肾内梗阻和肾外梗阻；④感染，包括全身感染和尿路感染；⑤严重高血压；⑥水、电解质、酸碱平衡失调；⑦过度蛋白饮食和大量蛋白尿；⑧充血性心力衰竭或心脏压塞；⑨严重的甲状旁腺功能亢进；⑩高分解代谢状态，如手术、消化道出血、大剂量激素冲击治疗、发热等。

3. 明确分期

明确慢性肾脏病的分期，给予不同的治疗计划，目前主张使用 K/DOQI 推荐的慢性肾脏病分期标准（见本章前述内容）。

四、西 医 治 疗

慢性肾脏病的治疗应注意两个方面。首先要重视对原发疾病和加重因素的治疗。其次要给予慢性肾脏病患者一体化治疗，延缓肾功能的进展，减少并发症，提高患者生活质量。慢性肾脏病的治疗原则就是不同阶段选择不同的防治策略。

（一）原发病和诱因的治疗

对于初次诊断的慢性肾脏病患者，必须积极重视原发病的诊断及肾功能不全加重的各种诱发因素，合理治疗原发病及诱因有可能会使病变减轻或趋于稳定。

（二）一体化治疗

一体化治疗包括饮食治疗、并发症的治疗（控制高血压、纠正贫血、纠正水电解质和酸碱平衡紊乱、控制感染、防治心血管并发症等）和肾脏替代治疗。

1. 慢性肾脏病 1～2 期

患者尿毒症症状往往不常见，治疗应积极控制血压、治疗原发病、降低蛋白尿、延缓肾功能进展，注意饮食限盐。对于单用 ACEI 或 ARB 难以控制的高血压，多数患者需要联用钙拮抗剂或利尿剂。

2. 慢性肾脏病 3～4 期

慢性肾脏病 3 期患者应积极寻找可治疗的病因，并加强防护性措施。当达到慢性肾脏病 4 期时，应做好肾脏替代治疗准备。积极治疗慢性肾脏病并发症，包括高血压、继发性甲状旁腺功能亢进、酸中毒、肾性贫血、尿毒症症状等，并尽量避免应用肾毒性造影剂的影像学检查。

（三）饮食疗法

慢性肾脏病的饮食疗法是基本的治疗措施。严重营养不良是慢性肾脏病独立的危险因素，直接与患病率和死亡率呈正相关，因此，需要给患者制定更合理的营养治疗方案。

慢性肾脏病患者的营养治疗方案，需根据患者肾功能水平、病因、营养状况、摄食及消化能力、饮食习惯等来进行制定，尽量做到个体化。原则上应有利于患者保持良好营养状况，或使营养不良得到改善；对透析前患者来说，还应考虑到有利于控制肾脏基础疾病、保护肾功能。制定营养治疗方案时，应首先保证患者蛋白质-氨基酸的充分摄入，并兼顾维生素、矿物质等营养素的摄入。对于透析前慢性肾脏病患者应控制饮食蛋白摄入量，并根据肾功能损害程度调整摄入量，同时应注意摄入的蛋白质的质量，应给予生物利用度高的食物，而作为热量主要来源的主食，则选用蛋白质含量尽可能低的食物。

补充必需氨基酸或α-酮酸对慢性肾脏病患者有一定疗效，同时有利于改善蛋白质合成，使氮代谢产物的生成减少。

（四）控制高血压

严格控制血压是干预慢性肾脏病进展的最重要措施，正确地选择降压药、严格控制高血压是治疗的关键。ACEI、ARB、利尿药、钙拮抗剂、β受体拮抗剂、α受体拮抗剂、血管扩张药及中枢降压药等均可以作为降血压药物使用，在单用上述药物仍不能有效控制高血压时，可多种降压药物联合使用。对老年患者降压不应过低，否则容易出现脑供血不足等现象。

（五）纠正水、电解质紊乱和酸碱平衡失调

对有明显失水的患者，若无严重高血压和心力衰竭，可视病情需要补液，补液不宜过多过快。以口服补液为最佳选择，不能口服的患者，静脉输液时一定要严密观察其血压、心功能状态。当严重肾功能障碍时应严格限制入水量，以每日排水量加非显性失水量之和为度，并应限制钠摄入量，同时可给予利尿剂。

（六）改善脂质代谢

慢性肾脏病时高脂血症治疗的靶目标是将血浆低密度脂蛋白胆固醇（LDL-C）水平控制在低于 2.6mmol/L（100mg/dl），可给予饮食治疗，补充必需多价不饱和脂肪酸（PUFA）或鱼油，必要时给予药物治疗。

（七）控制感染

慢性肾衰竭患者极易并发感染，特别是肺部和尿路感染，应及时使用适合的抗生素，必要时按药敏试验选用药物，禁用或慎用肾毒性药物。注意抗生素中含钠和含钾量，以避免加重电解质代谢紊乱。

（八）清除肠道毒物

由于慢性肾衰竭患者肾脏对多种物质清除率显著下降,因此需要肾外途径来增加这些物质的清除,以缓解尿毒症症状。通过肠道吸附剂或肠道透析清除肠道毒物可以缓解尿毒症症状,同时还可能具有延缓肾脏病进展的作用。

（九）其他对症处理

1. 恶心呕吐

除限制蛋白质摄入和纠正酸中毒外,可应用甲氧氯普胺肌内注射或口服,每日 2～3 次；或用氯丙嗪 12.5～25mg 肌内注射或口服。

2. 贫血和出血

红细胞生成素是目前慢性肾脏病贫血治疗的常规药物。在起始和维持红细胞生成素治疗时,应在减少输血所致潜在获益与贫血相关症状所致可能风险（如卒中、高血压等）间进行平衡。根据患者血红蛋白浓度、体重和临床情况决定红细胞生成素初始治疗剂量。慢性肾衰竭患者常有明显出血倾向。对严重出血患者可使用冷沉淀制剂及 1-去氨-8-D-精氨酸加压素。

3. 心力衰竭、心律失常及心包炎

心力衰竭处理原则与非尿毒症引起的心力衰竭相似。心律失常多为电解质代谢和酸碱平衡紊乱所诱发或加剧,故应在纠正的基础上使用抗心律失常药物或起搏除颤治疗。心包炎的治疗应限制水钠摄入,强调早期透析治疗。

4. 动脉粥样硬化

心血管并发症的风险与循环中同型半胱氨酸及低密度脂蛋白胆固醇（LDL-C）水平密切相关,然而,降低同型半胱氨酸措施并未降低慢性肾脏病患者心血管并发症的风险。他汀类药物对慢性肾脏病 2 期、3 期早期或肾病综合征患者有效,但对透析患者获益作用不明显。

5. 神经精神症状

纠正水盐代谢和酸碱平衡紊乱,可使大部分患者症状减轻。抽搐时可使用地西泮 10mg 静脉或肌内注射,或用苯妥英钠或苯巴比妥等。严重烦躁不安可静脉滴注冬眠合剂。及时选择适合的血液净化治疗可使大部分患者症状改善。

6. 肾性骨病

肾性骨病的治疗以降低过高血磷,维持正常血钙为目标。对于慢性肾脏病 3～5 期患者,建议将血清磷及血清钙水平维持在正常范围；对于慢性肾脏病 5 期透析的患者,严格控制血磷水平较难,应尽量将升高的血磷水平降低,使之接近正常范围,建议使用钙离子浓度为 1.25～1.50mmol/L 的透析液,并增加透析对磷的清除。

（十）透析治疗

肾脏替代治疗的目的是延长寿命,提高尿毒症患者的生活质量,并促进康复与回归社会。

当慢性肾脏病患者肾小球滤过率在 20ml/（min·1.73m²）时即可开始透析前准备。当肾小球滤过率在 15～20ml/（min·1.73m²）时如果出现难以纠正的容量负荷过多或肺水肿、加速性或顽固性高血压、心包炎、持续而明显的恶心与呕吐、持续进展的尿毒症性脑病或神经病变症状时可开始肾脏替代治疗。当肾小球滤过率＜5ml/（min·1.73m²）时，可给予肾脏替代治疗。

五、中医辨证论治

（一）辨证要点

1. 判断临床分期

关格的早期表现以虚证为主，脾肾气虚、脾肾阳虚或气阴两虚表现较为突出，部分患者可见阴虚证。关格后期阶段虚实兼夹，病变脏腑已由脾肾而波及心、肺、肝，浊邪潴留，壅滞三焦，病趋恶化，以致出现厥脱等阴精耗竭、孤阳离别之危象。

2. 详审原发病证

脏腑虚损程度与原发疾病密切相关。原发病为本，继发病为标，不同病因对脏腑阴阳气血构成不同程度的损伤。一般而言，渐进起病的虚性癃闭而致关格者，多以气虚、阳虚见证为先，其余者往往阴阳俱虚、寒热错杂。

3. 区别在气在血

关格早期阶段病在气分，后期阶段病入血分。分辨在气在血须脉症互参，其中最重要的有两点：一是兼夹风寒、风热、寒湿、湿热等各种诱发因素。病在上焦肺卫和中焦脾胃者，多在气分；若病及心肝，则多属血分。二是不论有否外邪，凡见各种出血症状，表明病在血分，可使气血更虚，脾肾耗竭。

4. 明辨三焦病位

病在上焦心肺，临床表现为气急，倚息不能平卧，呼吸低微，心悸胸痛，甚则神昏谵语。浊邪侵犯中焦为关格必见之证，症状又有浊邪犯胃、浊邪困脾之别。浊邪侵犯下焦肝、肾，临床以形寒肢冷，四肢厥逆，烦躁不安，抽搐瘛疭为特点。在关格的后期阶段，根据三焦病位可预察转归。偏于阳损者，多属命门火衰，不能温运脾土，故先见脾败，后见肝竭；偏于阴损者，多属肾阴枯竭，肝风内动，故先见肝竭，而后见脾败。至于心绝和肺绝等多数见于脾败或肝竭之后。浊邪侵犯上焦下焦，则关格进入危重阶段，时时均可产生阴阳离决之象。

（二）证治分型

1. 脾阳亏虚

症状：纳呆恶心，干呕或呕吐清水，少气乏力，面色无华，唇甲苍白，晨起颜面虚浮，午后下肢水肿，尿量减少，形寒腹胀，大便溏薄，便次增多。舌质胖淡，苔薄白，脉濡细或沉细。

治法：温中健脾，化湿降浊。

代表方：温脾汤合吴茱萸汤加减。附子、干姜、人参、甘草、大枣、大黄、吴茱萸、生姜。

加减：阳虚水泛而为水肿者，治宜化裁黄芪补中汤或防己黄芪汤；脾虚湿困而泛恶者，可用理中丸加姜半夏、茯苓；若湿抑中阳较著，可加用桂枝。

2. 肾阳虚衰

症状：腰酸膝软，面色晦滞，神疲肢冷，下肢或全身水肿，少尿或无尿，纳呆泛恶或呕吐清冷。舌质淡如玉石，苔薄白，脉沉细。

治法：温补肾阳，健脾化浊。

代表方：济生肾气丸加减。肉桂、附子、地黄、山药、山茱萸、茯苓、牡丹皮、泽泻、车前子、牛膝。

加减：肾阳亏损而水肿较重者，选用真武汤；兼有中焦虚寒者，配伍干姜、肉豆蔻、吴茱萸温运中阳；呕吐明显者，加用生姜、半夏；若原发疾病有湿热伤阴基础乃至阴损及阳，选用淫羊藿、仙茅、巴戟天等温柔之品，或选用右归饮，寓温肾于滋肾之中；若肾脏畸形，命火衰微，水湿潴留于肾，以致肾脏肿大，腹部癥积者，治宜温补肾阳，同时配伍三棱、莪术、生牡蛎、象贝母等活血祛瘀软坚之品。

3. 湿热内蕴

症状：恶心厌食，呕吐黏涎，口苦黏腻，口中气味臭秽，脘腹痞满，便结不通。舌苔厚腻，脉沉细或濡细。

治法：清化湿热，降逆止呕。

代表方：黄连温胆汤加减。陈皮、半夏、竹茹、枳实、茯苓、黄连、生姜。

加减：浊邪犯胃，和胃降逆化浊法的常用方剂尚有小半夏汤、旋覆代赭汤等，亦可加大黄通导腑气，使浊邪从大便而出。

4. 肝肾阴虚

症状：眩晕目涩，腰酸膝软，呕吐口干，五心烦热，纳差少寐，尿少色黄，大便干结。舌淡红少苔，脉弦细或沉细。

治法：滋养肝肾，益阴涵阳。

代表方：杞菊地黄丸加减。熟地黄、山茱萸、山药、茯苓、泽泻、牡丹皮、枸杞子、菊花。

加减：肝肾阴虚，肝阳偏亢，易引动肝风，可配伍钩藤、夏枯草、牛膝、石决明。

5. 肝风内动

症状：头痛眩晕，手足搐搦或肢体抽搐，纳差泛恶，尿量减少，皮肤瘙痒，烦躁不安，甚则神昏痉厥癫痫，尿闭，舌抖或卷缩，舌干光红，或黄燥无津，脉细弦数。

治法：平肝潜阳，息风降逆。

代表方：镇肝熄风汤加减。龙骨、牡蛎、代赭石、龟板、芍药、玄参、天门冬、牛膝、茵陈、麦芽。

加减：若出现舌干光红，抽搐不止者，宜用大定风珠。

6. 痰瘀蒙窍

症状：小便短少，甚则无尿，胸闷心悸，面白唇暗，恶心呕吐，痰涎壅盛或喉中痰鸣，甚则神志昏蒙，气息深缓。舌淡苔腻，脉沉缓。

治法：豁痰化瘀，开窍醒神。

代表方：偏于痰湿者，用涤痰汤加减。半夏、陈皮、茯苓、胆南星、竹茹、石菖蒲。偏于痰热者，用羚羊角汤。羚羊角、珍珠母、竹茹、天竺黄、石菖蒲、远志、夏枯草、牡丹皮。

加减：用以上二方化瘀力稍嫌不足，宜酌情配伍丹参、赤芍、蒲黄、桃仁、三七等化瘀之品。痰瘀浊毒内盛，上蒙清窍而致神昏者，可用醒脑静或清开灵静脉滴注，或鼻饲苏合香丸；关格进入神昏危笃阶段，小便不通，治以开窍急救时，尤应注意禁用含毒药物，以免危害肾脏。

7. 浊毒入血

症状：烦躁或神昏谵语，尿少或尿闭，呕吐臭秽，或见牙宣、鼻衄、咯血、呕血、便血、皮肤瘀斑，或有发热，大便秘结。舌干少津，脉细弦数。

治法：解毒化浊，宁络止血。

代表方：犀角地黄汤合清宫汤加减。水牛角、生地黄、玄参、连翘、莲子心、麦冬、赤芍、牡丹皮。

加减：若见蓄血，喜忘如狂者，邪热与血瘀互结，加大黄、黄芩；出血明显，加白茅根、侧柏炭、小蓟。

8. 阳微阴竭

症状：周身湿冷，面色惨白，胸闷心悸，气急倚息不能平卧，或呼吸浅短难续，神昏尿闭。舌淡如玉，苔黑或灰，脉细数，或结或代，或脉微细欲绝或沉伏。

治法：温扶元阳，补益真阴。

代表方：地黄饮子加减。附子、肉桂、巴戟肉、肉苁蓉、地黄、山茱萸、麦门冬、石斛、五味子、石菖蒲、远志、茯苓。

加减：若出现呼吸缓慢而深，肢冷形寒，汗出不止，命门耗竭者，急宜温命门之阳，参附注射液静脉滴注；若正不胜邪，心阳欲脱，急用参麦注射液静脉滴注；凡浊邪侵犯上焦心肺，或下焦肝肾，为关格进入末期危重阶段，口服药物无法受纳者，应采用中西医结合的方法进行抢救。

六、康 复 治 疗

（一）生活管理

1. 蛋白质

我国在2005年发布的《慢性肾脏病蛋白营养治疗共识》及2018年《慢性肾脏病患者膳食指导》行业标准中详细指出，不同慢性肾脏病阶段的患者有着不同的蛋白质摄入目标，以达整体最佳效益：慢性肾脏病1～2期患者摄入量为0.8～1.0g/（kg·d）；慢性肾脏病3～5期非透析患者出于对肾功能的保护，进一步限制为0.6～0.8g/（kg·d），一旦启动规律透析，蛋白质推荐摄入量上调至1.0～1.2g/（kg·d）；当合并高分解代谢急性疾病时，增加至1.2～1.3g/（kg·d）；同时强调蛋白质饮食中需满足其中至少50%来自优质蛋白质，有条件应补充0.075～0.12g/（kg·d）的复方α-酮酸制剂。

2. 钠、磷

对慢性肾脏病患者常建议限制饮食中的钠,以减少水钠潴留、降低心血管风险。教育慢性肾脏病患者识别饮食中磷成分含量、避免选用含添加剂的食品。对于中度晚期慢性肾脏病患者,建议将每日膳食磷摄入量限制在 800mg 以下,可选择鸡蛋白、麦淀粉等含磷/蛋白质比例较低的食物,以及采用提前冷水浸泡、切片、水煮等烹饪方式降低食物中的磷。

3. 钙

中晚期患者每天摄入钙的量为 800~1000mg。

4. 膳食纤维

植物性饮食常被推荐给慢性肾脏病患者,膳食纤维可调节慢性肾脏病患者肠道菌群微生物群的组成和代谢、促进排便、修复胃肠道功能正常化。

5. 糖类、脂肪和总能量

慢性肾脏病 1~3 期患者:能量摄入以达到和维持目标体重为准;当体重下降或出现营养不良时,适量增加能量供给。慢性肾脏病 4~5 期患者,能量摄入需维持在 35kcal/（kg·d）（年龄≤60 岁）或 30~35kcal/（kg·d）（年龄>60 岁）。

（二）心理调护

慢性肾脏病存在治疗周期长、易反复发作等特点,造成绝大多数患者不同程度睡眠障碍、不良心理甚至影响临床治疗、生活质量。慢性肾脏疾病患者心理健康水平直接关系预后,心理健康水平过低的患者免疫力更低,依从性更差,心脑血管并发症发生率更高,所以改善患者心理健康水平非常重要。积极向老年患者普及疾病相关知识,开展运动康复,使患者心理健康状态得到提升,放松心理负担,转移心理障碍,促进康复。

（三）外治疗法

1. 中药灌肠

中药保留灌肠治疗慢性肾衰竭,将传统中医药与现代科学技术相结合,相互增益,更加有效排除体内蓄积水分和代谢毒素,能够明显缓解临床症状。

2. 中药结肠透析

有研究表明,在常规对症治疗基础上联合结肠透析可延缓肾衰竭进展。

3. 中药离子导入

中药离子导入能够改善肾功能,对慢性肾衰竭有较好的治疗作用。

4. 中药敷贴

将黄芪、杜仲、益母草、车前子、续断、生大黄、当归、牡蛎、附子、枳壳等研磨做丸贴敷神阙穴治疗早中期慢性肾衰竭,有一定的治疗效果。

5. 脐部灸疗

将生大黄、六月雪、黄芪、莪术、附子按 1 : 2 : 2 : 1 : 1 的比例磨粉加入食醋适量调和成糊状，压成圆形药饼（直径约 3cm，厚约 0.8cm）。用面圈围绕药饼（面圈：以温开水调面粉成软面团，取面团适量制成周长约 12cm，高度约 2cm 的面圈）。操作方法：患者取仰卧位，充分暴露脐部，用 75%酒精消毒脐部，将面圈围绕的药饼敷于患者脐部，将艾炷置于药饼上，点燃艾炷，连续施灸 4 壮，约 2h。灸后用敷贴固定药饼，保留 24h，隔日 1 次。

（李晨晔　范文君　李佳鑫）

参 考 文 献

陈灏珠，林果为，王吉耀，2013. 实用内科学[M].14 版. 北京：人民卫生出版社.

刘海洋，刘虹，2020. 慢性肾脏病营养治疗的研究进展[J]. 中国血液净化，19（4）：259-262.

米杰修，方睿，苏珊珊，等，2019. 脐疗改善慢性肾衰竭湿浊（热）中阻兼脾肾亏虚型胃肠功能紊乱临床研究[J].
山东中医杂志，38（4）：320-324.

王永炎，严世芸，2009. 实用中医内科学 [M].2 版.上海：上海科学技术出版社.

吴肇汉，秦新浴，丁强，2017. 实用外科学[M].4 版. 北京：人民卫生出版社.

于清志，胡艳鑫，张媛媛，2019. 中医药治疗慢性肾衰竭概况[J]. 内蒙古中医药，3（12）：150-152.

第七章

常见老年内分泌与代谢系统疾病

第一节　糖　尿　病

糖尿病（DM）是一种由机体胰岛素分泌不足所引起的血糖升高为主要临床表现的慢性进展性疾病。长期的蛋白质、脂肪代谢紊乱可引起多种并发症的发生。糖尿病与肿瘤、心血管疾病并列为发病率和死亡率最高的三大非传染性疾病。近年来，糖尿病在全世界的患病率和死亡率皆呈上升趋势，对人类的生命健康构成极大威胁。

糖尿病根据临床症状，可归属于中医"消渴"的范畴。

一、临　床　表　现

（一）基本临床表现

1. 代谢紊乱症状群

临床中常出现"三多一少"的典型症状，即多饮、多食、多尿、体重减轻。有时也可表现为皮肤瘙痒、视物模糊、伤口不易愈合等。在临床中也存在许多无症状患者。

2. 急性并发症

糖尿病酮症酸中毒（DKA）和高渗高血糖综合征（HHS）是糖尿病的严重急性并发症。DKA 最常见于 1 型糖尿病（T1DM）患者，典型症状为高血糖、高血清酮体和代谢性酸中毒，多由感染所引起。HHS 起病隐匿，部分患者既往可无糖尿病病史，主要特点为血糖极度升高，多高于 33.3mmol/L，但无明显酮症酸中毒，以及血浆渗透压显著升高、脱水和意识障碍等症状。常见致病因素包括急性胃肠炎、感染、胰腺炎、脑血管意外等。

3. 感染性疾病

糖尿病患者全身免疫功能减退，易引发多种感染，其中细菌感染最为常见。

4. 慢性并发症

（1）糖尿病肾病

糖尿病肾病（DN）是微血管病变的并发症之一，是由糖尿病所致的慢性肾脏病（CKD），最终可发展为肾功能衰竭，也是 T1DM 的主要死因。研究表明，血压、胆固醇以及低密度脂蛋白的升高是糖尿病肾病的主要危险因素。

（2）糖尿病视网膜病变

糖尿病视网膜病变（DR）是糖尿病特有的微血管并发症，同时也是严重的不可逆性致盲性眼病，常与糖尿病肾病同时出现。初期可表现为微血管瘤和视网膜小静脉扩张，随后出现视网膜水肿、微血栓、出血、渗出，后期可发生视网膜增殖性病变，严重者甚至可能致盲。临床上不少患者还会出现白内障、青光眼等眼部病变。主要危险因素包括高血压、高血糖、血脂紊乱。

（3）糖尿病心血管疾病

心血管疾病是 2 型糖尿病（T2DM）的主要致死因素。心脏微血管病变可引起广泛性心肌坏死，最终发展成糖尿病性心肌病，诱发心力衰竭、心律失常甚至猝死。糖尿病患者患动脉粥样硬化的概率明显增高，从而引起冠心病、脑血管意外、肾动脉硬化、下肢动脉闭塞等疾病。动脉粥样硬化性冠心病（ASCHD）是糖尿病的大血管并发症，有研究表明糖尿病并发冠心病的患者多预后不佳，死亡风险显著升高。

（4）糖尿病神经病变

糖尿病神经病变主要累及中枢神经、周围神经和自主神经。中枢神经病变常见严重的急性并发症所致的神志改变、缺血性脑卒中以及老年痴呆。周围神经病变主要包括远端对称性多发性神经病变、局灶性单神经病变、多发神经根病变（糖尿病肌萎缩）。自主神经病变多预后不佳，临床多表现为胃排空延迟、腹泻、便秘等胃肠道症状，直立性低血压、心动过速、心搏间距延长等心血管症状，尿失禁、尿潴留、残尿量增加、阳痿等泌尿生殖症状，以及瞳孔改变、泌汗异常等症状。

（5）糖尿病足

糖尿病足是指由于缺血、神经病变以及感染三种因素相互作用所致的足部疼痛、溃疡以及坏疽等病变，是导致糖尿病患者截肢和死亡的重要原因。

（二）各种类型糖尿病的临床特点

1. T1DM

（1）免疫介导性 T1DM（1A 型）

免疫介导性 T1DM（1A 型）好发于儿童及青少年中，起病迅速，有典型的三多一少症状。在起病初期使用胰岛素治疗，能够使胰岛 β 细胞分泌胰岛素的功能部分恢复，代谢恢复正常，即使在一段时间内注射的胰岛素剂量减少，血糖也能维持在较好的水平，称之为"蜜月期"。有些患者初期无明显临床症状，病程进程缓慢，早期临床症状与 T2DM 相似，称为"成人隐匿性自身免疫性糖尿病（LADA）"。

（2）特发型 T1DM（1B 型）

特发型 T1DM（1B 型）有明显的遗传倾向，在临床上可表现为 β 细胞受到破坏导致胰岛素分泌明显缺乏并出现酮症酸中毒现象。不存在 β 细胞抗体，停止使用胰岛素治疗后，可再有间断性酮症酸中毒发作。

2. T2DM

T2DM 是一种进展性疾病，起病多隐匿，症状较轻，是糖尿病患者中最常见的类型，约占 90% 以上。主要特征为胰岛素调节葡萄糖代谢的能力减退以及胰岛 β 细胞功能衰退共同作用下导致胰岛素分泌减少（或相对减少）。患者体型多肥胖，成人多见，常有家族史。起病诱因常为肥胖、营养过剩、感染、手术、外伤等。在临床中多伴随着心脑血管等慢性并发症的发生以及常合并代谢综合征。

3. 某些特殊类型糖尿病

（1）线粒体 DNA 突变糖尿病

线粒体 DNA 突变糖尿病是目前最常见的单基因突变糖尿病。典型临床表现有母系遗传、发病年龄小、身体消瘦、多伴神经性耳聋。

（2）青少年的成年发病型糖尿病

青少年的成年发病型糖尿病（MODY）是一种单基因突变的胰岛 β 细胞功能遗传缺陷所致的特殊类型糖尿病。临床表现为发病年龄在 25 岁以前；直系亲属三代以内有糖尿病病史、呈常染色体显性遗传；确诊后一般 5 年内可不使用胰岛素治疗。

4. 妊娠糖尿病

妊娠糖尿病既往无糖尿病病史，于妊娠中首次测出糖耐量异常，通常无明显症状，一般在妊娠中、末期出现。妊娠糖尿病（GDM）患者产后发生 T2DM 的风险明显上升，可达 40%，因此在妊娠期间应重视 GDM 的检测并在产后密切随访，以预防 T2DM 的发生。

二、相 关 检 查

（一）糖代谢异常严重程度或控制程度的检查

1. 尿糖测定

尿糖受肾阈干扰，当血糖超过肾糖阈时提示尿糖阳性，所以尿糖阴性时不代表可以排除糖尿病的可能。同时肾性尿糖、妊娠尿糖都可以表现为尿糖阳性，因此当尿糖阳性时不能确诊为糖尿病。

2. 血糖测定

血糖监测是管理糖尿病的有效手段，是诊断糖尿病的唯一标准。血糖反映的是当时的血糖情况，测定血糖数值有利于调整药物的剂量。糖尿病的诊断必须采用静脉血浆血糖，但是在日常监测中可以使用便携式血糖仪监测血糖。

3. 口服葡萄糖耐量试验（OGTT）

一般用于可疑糖尿病患者，是诊断糖尿病的金标准。患者空腹 10～14h 后，于清晨服用 75g 无水葡萄糖，儿童按 1.75g/kg 计算，总量不超过 75g，溶于 250～300ml 水中，5min 内喝完，各测空腹、服糖后的 0.5h、1h、2h 的静脉血糖浓度。OGTT 2h 血糖＜7.8mmol/L 为正常，≥7.8mmol/L 但＜11.1mmol/L 为糖耐量异常，≥11.1mmol/L 为糖尿病。本试验能够反映胰岛 B 细胞功能。

4. 糖化血红蛋白及糖化血浆白蛋白测定

糖化血红蛋白（GHb）能够有效反映糖尿病患者近 2～3 个月内血糖的控制情况。GHb 分为 HbA1a、HbA1b、HbA1c 三种，其中 HbA1c 占 70%。HbA1c 是评估血糖长期控制情况的金标准，但是贫血和血浆蛋白异常疾病会影响 HbA1c 的检测结果。糖化血浆白蛋白与 GHb 意义相似，反映糖尿病患者近 2～3 周的血糖控制情况。

（二）胰岛 B 细胞功能检查

1. 胰岛素释放试验

正常人空腹基础值为 35～145pmol/L（5～20mU/L），口服 75g 无水葡萄糖（或 100g 标准面粉制作的馒头）后，血浆胰岛素在 30～60min 后上升至高峰，为基础值的 5～10 倍，3～4h 恢复到基础水平。本试验有助于糖尿病的早期诊断，对评估胰岛功能有重要意义。

2. C 肽释放试验

方法同上。正常人空腹基础值≥400pmol/L，高峰时间同上，为基础值的 5～6 倍，临床中常用于确定糖尿病分型，已使用胰岛素患者尤为适用。C 肽能真实反映胰岛素水平。T1DM 患者一般胰岛素、C 肽均低于正常值；T2DM 患者胰岛素、C 肽早时相分泌缺陷、二时相分泌延迟。

（三）其他相关检查

酮体阳性时则为糖尿病酮症；尿微量白蛋白异常可有助于早期糖尿病肾病的诊断；血脂异常时，血脂测定可见甘油三酯升高，高密度脂蛋白降低；肝功能、肾功能的检查也是必要的。

三、诊　　断

（一）诊断标准

空腹血糖、随机血糖、OGTT 2h 血糖值是诊断糖尿病的三大标准。糖尿病的典型症状为烦渴多饮、多尿、多食、不明原因的消瘦。糖尿病症状加随机血糖≥11.1mmol/L 或空腹血糖≥7.0mmol/L 或 OGTT 2h 血糖≥11.1mmol/L，满足上述任何一个条件即可诊断为糖尿病。当空腹血糖值为 6.1～6.9mmol/L 时提示空腹血糖受损，OGTT 2h 血糖值为 7.8～11.0mmol/L 时则为糖耐量异常。

（二）分型

糖尿病在临床中分为 4 类，即 T1DM、T2DM、GDM 及特殊类型糖尿病。其中 T1DM 和 T2DM 最难鉴别。对于在疾病初期很难区分进行分类诊断时，可以先做临时分类指导用于治疗，然后再依据治疗反应重新评估及分型。

四、西 医 治 疗

（一）健康教育

健康教育是重要的基础管理措施，健康的心态在糖尿病治疗过程中起着决定性的作用。健康教育能够帮助患者调整情绪，保持良好心态，减少由压力、焦虑等引起的胰高血糖素分泌，稳定地控制血糖。每位患者都应接受健康教育，充分掌握自我管理的能力。

（二）药物治疗

当通过改善生活方式不能使血糖控制在合理范围内时应及时进入药物治疗。降糖药物主要分为口服类和注射制剂类。

1. 口服降糖药物

（1）双胍类药物

双胍类药物主要是盐酸二甲双胍，是 T2DM 患者治疗的一线用药，尤其适用于肥胖患者。如二甲双胍 500～1500mg/d，每日 2 次或 3 次口服。常见的不良反应为胃肠道反应，建议餐中或饭后服用。肾功能不全、肝功能不全以及严重缺氧患者禁用。

（2）磺脲类药物

磺脲类药物属于胰岛素促泌剂，对非肥胖的新诊断的 T2DM 患者有良好疗效。如格列本脲 2.5～15mg/d，每日 1 次或 2 次口服；格列吡嗪 2.5～30mg/d，每日 1 次或 2 次口服；格列齐特 80～320mg/d，每日 1 次或 2 次口服；格列喹酮 30～180mg/d，每日 1 次或 2 次口服；格列美脲 1～8mg/d，每日 1 次口服。儿童糖尿病、妊娠禁用。

（3）格列奈类药物

格列奈类药物是非磺胺类胰岛素促泌剂，需在餐前服用，一般用于降低餐后血糖。对于新诊断的非肥胖患者可作为首选药物。如瑞格列奈 0.5～4mg/d，每日 3 次口服；那格列奈 60～120mg/d，每日 3 次口服；米格列奈 10～20mg/d，每日 3 次口服。

（4）噻唑烷二酮类药物

噻唑烷二酮类药物适用于肥胖或者胰岛素抵抗明显的 T2DM 患者。如罗格列酮 4～8mg/d，每日 1 次或 2 次口服；吡格列酮 15～30mg/d，每日 1 次口服。此药物不受进餐影响，且起效时间较慢，一般数周后才可明显见效。常见不良反应为体重增加和水肿。肝病、转氨酶升高超过正常上限 2.5 倍以及心力衰竭患者禁用。

（5）α-葡萄糖苷酶抑制剂

如阿卡波糖 50～100mg/d，每日 3 次口服；伏格列波糖 0.2mg/d，每日 3 次口服；米格列醇 50～100mg/d，每日 3 次口服。多用于主要食物成分为糖类或餐后血糖升高的患者。T2DM 患者的餐后高血糖需与胰岛素配合使用，该类药物在进食第一口食物后应立即服用。胃肠功能紊乱者不适宜用。此外阿卡波糖易引起肝损伤，因此要注意肝功能的监测，服药后的第 1 年每 3 个月都需检查血清转氨酶。

（6）DPP-Ⅳ抑制剂

DPP-Ⅳ抑制剂属于基于肠促胰岛素的降糖药物，如沙格列汀 5mg/d，每日 1 次口服；西格列汀 100mg/d，每日 1 次口服；维格列汀 50mg/d，每日 1 次或 2 次口服；利格列汀 5mg/d，每日 1 次口服；阿格列汀 25mg/d，每日 1 次口服。西格列汀能减少低血糖事件的发生，早期可与二甲双胍联合使用，在降低糖化血红蛋白数值方面有显著疗效。此类药 T1DM 和糖尿病酮症酸中毒患者不适合使用。

（7）钠-葡萄糖共转运蛋白抑制剂

钠-葡萄糖共转运蛋白抑制剂降糖疗效等同于二甲双胍，如达格列净 5～10mg/d，每日 1 次口服；坎格列净 100～300mg/d，每日 1 次口服；恩格列净 10～25mg/d，每日 1 次口服。其中达格列净安全性良好，不仅能降压和减轻体重，还能帮助单独使用二甲双胍治疗血糖控制不佳的患者改善血糖水平；恩格列净能显著降低 T2DM 患者心血管不良事件发生的风险。

2. 胰岛素

（1）适应证

胰岛素是控制病程较长的高血糖的重要手段。适用于：T1DM 患者维持生命和减少并发症发生的风险；口服药物后血糖控制不佳时的 T2DM 患者；妊娠分娩；伴发急性或慢性并发症。

（2）分类

根据来源和化学结构的不同，胰岛素可分为动物胰岛素、人胰岛素和胰岛素类似物；根据作用时间的不同，动物胰岛素和人胰岛素又可分为短效、中效、长效、预混胰岛素；胰岛素类似物分为速效、长效、预混胰岛素类似物。短效胰岛素和速效胰岛素类似物主要降低一餐饭后的血糖升高，中效胰岛素可降低两餐饭后的血糖升高。使用时要注意低血糖反应，时刻调整剂量。

（3）治疗

T1DM 一经确诊就应立即使用胰岛素治疗并终身使用；初始剂量为 0.5～1.0U/（kg·d），每 2～4 天逐渐调整至 2～4U/（kg·d），直到血糖控制满意为止。T2DM 口服药物血糖控制不佳时，应考虑与胰岛素联合使用；初始剂量为 0.1～0.2U/（kg·d），每 3～5 天调整 1 次，若连续 3 次＞8mmol/L，上调 2～4U；若连续 3 次在 7～8mmol/L，上调 2U。

（4）副作用

胰岛素的副作用包括低血糖、过敏反应（瘙痒或荨麻疹皮疹）、胰岛素性水肿、晶体屈光不正。

3. GLP-1 受体激动剂

需要皮下注射，能显著降低体重，并且在改善血脂、血糖方面有良好疗效，对心脏有保护作用。如艾塞那肽初始量为 5μg，每日 2 次，于早晚餐前 60min 内给药，治疗 1 个月后，可逐渐调整至 10μg，每日 2 次；利拉鲁肽初始量为 0.6mg/d，1 周后，才可调整至 1.2mg/d，一些患者可能调整至 1.8mg/d，此药任意时间均可注射，但最好每天在同一时间段使用；贝那鲁肽初始量为 0.1mg/d（5μl），每日 3 次，于餐前 5min 给药。T1DM 和糖尿病酮症酸中毒患者不适合使用，胰腺炎患者禁用。

（三）病情监测

监测指标包括空腹血糖、餐后血糖及糖化血红蛋白（HbA1c）。糖尿病患者可以使用便携式血糖仪自我监测。HbA1c 可反映患者血糖长期的控制情况，在初诊时应予以检测，在启动治疗后每 3 个月复查 1 次，血糖控制达标后可每年至少检测 2 次。

五、中医辨证论治

（一）辨证要点

本病病因多与先天禀赋不足、后天饮食失节、情志失调有关。基本病机为阴津亏耗、燥热偏盛，以阴虚为本，燥热为标。基本病理为肺燥、胃热、肾虚。在治疗上以养阴生津、清热润燥为主，本病影响广泛，易涉及多个脏腑，常可发生其他病变，因此在治疗上要辨证论治，灵活加减药物。

（二）证治分型

1. 肺热津伤证

症状：烦躁，口渴多饮，多食，小便频数量多。舌红，苔薄黄，脉数。

治法：清热润肺，生津止渴。

代表方：消渴方加减。桑白皮、地骨皮、天花粉、葛根、麦冬、生地黄、藕汁、黄连、黄芩、知母。

加减：烦渴不止、小便频数，加麦冬、葛根；口渴喜饮者，加生石膏、知母；多食易饥，大便干结，舌苔黄燥，用白虎加人参汤；热盛伤阴，脉细苔少者，用玉泉丸。

2. 胃热炽盛证

症状：多食易饥，口干而苦，形体消瘦，尿量增多，尿黄，大便干结。舌质红，苔黄，脉实有力。

治法：清泻胃火，养阴增液。

代表方：玉女煎加减。生石膏、知母、黄连、栀子、玄参、玉竹、石斛、生地黄、麦冬。

加减：火旺伤阴，舌红而干，脉细数，用竹叶石膏汤；大热烦躁、热毒热盛，口舌生疮，用黄连解毒汤；口渴难耐，舌苔少津，加乌梅生津止渴；多食易饥，口渴引饮，大便秘结，或大便不通，用增液承气汤。

3. 气阴两虚证

症状：咽干口燥，倦怠乏力，气短懒言，心悸失眠，饮食减少。舌质淡，苔少而干，脉细弱。

治法：健脾益气，生津养胃。

方药：生脉散合七味白术散加减。太子参、黄芪、白术、怀山药、麦冬、五味子、玉竹、石斛、葛根。

加减：食少腹胀，加砂仁、佛手；倦怠乏力甚，重用黄芪固气；气短易出汗，加五味子、山茱萸；肺中燥热者，加地骨皮、知母、黄芩。

4. 肾阴亏虚证

症状：尿频量多，浑浊如脂膏，尿甜，口干，头晕耳鸣，腰腿酸软，乏力，皮肤干燥，瘙痒。舌质红，苔少津，脉细数。

治法：滋阴固肾。

方药：六味地黄丸加减。熟地黄、山茱萸、枸杞子、五味子、怀山药、茯苓、泽泻、牡丹皮。

加减：气阴两虚伴气短乏力、困倦，舌淡红者，加党参、黄芪、黄精；神昏、脉微细等阴竭阳亡危象，合用参附龙骨牡蛎汤益气敛阴、回阳固脱；尿量多而浑浊，加益智仁、桑螵蛸。

5. 阴阳两虚

症状：神疲乏力，五心烦热，小便频数，或浑浊，或清长，夜尿频多，面容憔悴，腰膝酸软，手足畏寒，男子阳痿，女子月经不调。舌苔淡白而干，脉沉细无力。

治法：补肾养阴，益阳固肾。

方药：金匮肾气丸加减。熟地黄、山茱萸、枸杞子、五味子、怀山药、茯苓、附子、肉桂。

加减：肾阴虚较重，加左归饮；肾阳虚较重，加右归饮；尿多浑浊，加桑螵蛸、覆盆子、金樱子；气短乏力，加党参、黄芪、黄精；阳痿甚者，加巴戟天、淫羊藿、肉苁蓉。

六、康复治疗

随着生活水平的提升以及不健康的生活习惯，我国糖尿病患者数量逐年升高，目前的医疗水平只能用药物维持，无法完全根治，严重地影响着人们的生活质量，因此康复治疗在一定程度上能够稳住患者病情。

（一）目标

提高患者的生活幸福感，降低心脑血管并发症发生风险，教育患者养成正确的生活习惯，使血糖水平长期维持在理性状态下。

（二）治疗的措施

1. 医学营养治疗

医学营养治疗是治疗糖尿病的基础手段，能大大降低糖耐量异常患者发展为糖尿病的风险，减少糖尿病患者并发症的发生。营养治疗应在专业人员的指导下，实行个体化，对每位患者进行营养评估、营养诊断，制订合适的饮食计划。主要目标为通过合理的摄入热量，均衡的饮食搭配来帮助患者控制好血糖、预防营养不良以及维持体重。饮食的原则是保证每一天的摄入总热量稳定均衡，营养全面。各种营养素占总能量的比例为糖类 50%～60%、脂肪 25%～30%、蛋白质 10%～15%，每日膳食纤维摄入量为 14g/kcal，盐摄入量限制在 6g/d 内，保证维生素 B 类和钙的充足摄入；按照个人的情况进行换算，以合理地分配三餐。

2. 运动治疗

有规律的运动能有效控制血糖，加速脂肪分解，改善心肺功能，降低心血管危险事件发生的风险，帮助患者保持精力充沛，提升幸福感。有研究表明，运动治疗能增强胰岛素受体的亲和力，提高胰岛素受体敏感性。有效的运动量应达到中等强度，即 60%最大摄氧量，运动强度可以用运动后的心率计算，运动后的心率＝170-年龄（岁），每次运动时间以 20～60min 适宜。中等强度的运动包括快走、骑车、打太极、羽毛球、乒乓球等。有报道认为最佳的运动时机为餐后 90min，同时在运动前后要注意监测血糖，以免发生低血糖。

3.针灸治疗

（1）体针

以清热润燥、养阴生津为主。主穴为肺俞、胰俞、脾俞、肾俞、太溪、三阴交。本病根据病位分为上消（肺热津伤）、中消（胃热炽盛）、下消（肾阴亏虚），上消加太渊、少府，中消加内庭、地机，下消加复溜、太冲。

（2）耳针

取穴胰、内分泌、肾上腺、三焦、肾、神门、心、肝、肺、胃等。每次选 3～4 穴，用毫针轻刺激。若偏上消者加肺、渴点；偏中消者加脾、胃；偏下消者加膀胱。也可用耳穴贴压法以内分泌、肾上腺穴位为主。

（徐京育 徐 睿）

参 考 文 献

中华医学会糖尿病学分会，2018. 中国 2 型糖尿病防治指南（2017 版）[J]. 中国实用内科杂志，38（4）：292-234.
中华中医药学会，2011. 糖尿病中医防治指南[J]. 中国中医药现代远程教育，9（4）：148-151.

第二节 痛 风

痛风（gout）是以高尿酸血症为主要发病原因及生化标志的常见代谢性疾病。数据显示，大约有 5%～19% 的高尿酸血症患者会发展成痛风。本病好发于中老年男性人群，也可见于少数绝经期妇女，多有家族遗传性，大部分患者常伴随高血压、高血脂、肥胖、动脉硬化等症状。痛风常侵及肾脏部位，易形成肾脏尿酸结石，可造成肾功能损伤，最终引起肾结石、肾功能衰竭等疾病。

痛风患者分布于世界各地，随着生活水平的提高，饮食结构的改变，每餐高糖、高嘌呤、高脂肪摄入量日益增加，痛风的患病率和发病率在全球范围内也呈现逐年增高趋势。痛风作为无法根除的疾病，严重影响着人们的健康和生活质量。

根据痛风的临床表现，其可归属于中医"痹证""历节病"的范畴。

一、临 床 表 现

（一）无症状期

仅有间断性或持续性的高尿酸血症而无痛风性关节炎、痛风石等症状的表现。

（二）急性关节炎期及间歇期

急性关节炎是痛风最常见的首发症状。起病急骤，多于午夜或清晨突然发病，常见于下肢关节，其中第一跖趾关节最为常见，其次为足背、踝、膝、腕、手。受累的关节可出现明显的红、肿、热、痛和活动受限，并伴有头痛、发热等全身症状。好发于春、秋季节，常见诱因包括高嘌呤饮食、受凉、饮酒和感染等。数天至数周后本病可自行缓解。两次痛风发作之间的无症状期称为间歇期。

（三）痛风石及慢性关节炎期

痛风石是痛风的特征性临床表现，表现为大小不一的黄白色隆起赘生物，可小如芝麻，大如鸡蛋，好发于耳轮、关节周围、跖趾、髌骨滑囊、鹰嘴、肘部等处。病程越长，痛风石发生的概率越高。慢性关节炎多是由急性关节炎长时间反复发作发展而来，受累关节可表现为僵硬、肿大、畸形。

（四）肾脏

1. 痛风性肾病

发病隐匿，表现为肾区轻度酸痛，初期仅可见蛋白尿和镜下血尿。随着病情的发展，肾浓缩功能受损，开始出现夜尿增多、低分子蛋白尿、尿比重偏低、轻度血尿等症状。病情进一步进展，可出现肾功能不全、高血压、水肿等。

2. 尿酸性肾石病

发病率为 10%～25%。细小者可随尿液排出，症状减轻。较大者可引起肾绞痛、血尿、排尿困难等症状。

3. 急性肾衰竭

大量尿酸结晶阻塞肾小管，使尿流排出不畅，导致患者突然出现少尿甚至无尿而产生急性肾衰竭。

二、相 关 检 查

（一）血尿酸测定

成年男性血尿酸值为 208～416μmol/L（3.5～7.0mg/dl），女性为 149～358μmol/L（2.5～6.0mg/dl），血尿酸本身波动性较大，须反复检查以免漏诊。

（二）尿尿酸测定

摄取低嘌呤饮食 5 天后，若 24h 尿酸排泄超过 3.57mmol（600mg）为尿酸生成过多。

（三）关节液或痛风石内容物检查

在偏振光显微镜下可见双折光现象的针形尿酸盐结晶，对痛风急性发作患者有辅助诊断作用。

（四）超声检查

超声检查对临床症状不典型的患者有较好的诊断作用。双轨征是痛风的超声征象之一，由尿酸盐结晶沉积在关节软骨表面所致，超声对尿酸盐沉积征象敏感性较高，因此，在超声检查中出现双轨征征象对痛风的诊断有很高的特异性。

（五）X线检查

X线检查可见关节软骨缘破坏，关节面不规则，关节间隙狭窄，软骨下骨质可呈半圆形或连续弧形的凿孔样缺损。

（六）双源CT

CT在病变部位可见不均匀斑点状高密度痛风石影像。双源CT出现尿酸盐结晶时，有助于辅助诊断痛风，但也应注意其可能出现的假阳性。考虑到双源CT的价格高昂，一般仅在临床症状及其他影像学检查无法确诊时使用。

三、诊　　　断

采用2015年美国风湿病学会（ACR）和欧洲抗风湿病联盟（EULAR）共同提出的痛风分类标准（表7-1）。该标准有着较高的敏感性和特异性。

表 7-1　痛风分类标准

	类别	评分
第一步：纳入标准（只有在符合此标准时才可用于此标准）	至少1次外周关节或滑囊发作性肿胀、疼痛或压痛	
第二步：充分标准（直接诊断痛风）	在（曾）有症状关节或滑囊或痛风石中发现尿酸盐晶体	
第三步：评分标准（不符合充分标准时）		
受累的症状发作时关节类型	踝关节或足中段（没有累及距趾关节）	1
	累及第一跖趾关节	2
症状发作时的特点 ①受累关节皮肤发红；②受累关节无法忍受触摸或按压； ③受累关节行动障碍	符合1个特征	1
	符合2个特征	2
	符合3个特征	3
症状发作的时间特征（无论是否给予抗炎治疗，出现至少 2个以上特征即为符合） ①疼痛高峰时间在24h以内；②症状在14天以内缓解； ③症状在发作间期完全消失	一次典型发作	1
	反复典型发作	2
痛风石的临床证据 透明皮肤下的皮下结节有干的或白垩状物质，通常表面有 血管覆盖，典型部位有关节、耳朵、鹰嘴滑囊、指腹、肌 腱（如跟腱）	存在	4

续表

	类别	评分
实验室检查		
（1）血尿酸（使用尿酸酶方法） 理想状况下应在患者还未接受治疗并且出现症状 4 周后（如发作间期）进行检测，若可能，应进行重复检测，取最高值为准	＜4mg/dl（＜0.24mmol/L）	-4
	4～5.9mg/dl（0.24～0.36mmol/L）	
	6～7.9mg/dl（0.36～0.48mmol/L）	2
（2）对曾有症状的关节或滑囊进行滑液分析（由专业人士进行检测）	8～9.9mg/dl（0.48～0.60mmol/L）	3
	≥10mg/dl（≥0.60mmol/L）	4
	尿酸盐阴性	-2
影像学检查		
（1）发现尿酸盐沉积在曾有症状的关节或滑囊中的影像学证据：超声显示"双轨征"或双源 CT 显示有尿酸盐沉积	存在（任何一项）	4
（2）痛风相关关节损害的影像学证据：X 线显示手和（或）足至少 1 处关节侵蚀	存在	4

注：若血尿酸水平为≥4mg/dl 且＜6mg/dl（≥0.24mmol/L 且＜0.36 mmol/L），记为 0 分；总分≥8 分即可诊断为痛风。

四、西 医 治 疗

痛风治疗的主要目的是终止急性关节炎的发作，预防尿酸结石的形成，纠正高尿酸血症，将血尿酸水平降到理想值。

（一）非药物治疗

非药物治疗主要包括调整饮食习惯和改善生活方式。科学合理的调整饮食是痛风治疗的基本措施。高嘌呤饮食是痛风发作的主要诱因，不进食动物内脏、海鲜、浓肉汤等高嘌呤食物；少食或不食肉类、禽类、豆类以及大部分鱼类等较高嘌呤的食物；提倡食用奶类、绿叶蔬菜、蛋类、面粉、瓜果等食物。控制含嘌呤食物的摄入量能使血尿酸水平明显下降，能显著控制痛风的发作。饮酒是导致痛风发病的危险因素，每日大量饮酒人群发生痛风的风险极高，因此必须要严格限制饮酒，特别是啤酒。B 族维生素能溶解沉积的尿酸盐，应增加摄入量。其他治疗方案还包括禁烟，控制体重，每日保证有规律的锻炼，多饮水，每日尿量应不少于 2000ml，有利于体内的尿酸排出。防止过度劳累、受凉、精神紧张等诱发因素。

（二）药物治疗

1. 急性发作期的治疗

《2016 中国痛风诊疗指南》指出急性痛风性关节炎应在起病 24h 内进行抗炎止痛治疗，越早治疗越好。

（1）非甾体抗炎药

起效快且安全性较好，能有效化解痛风急性发作期症状，为首选用药。主要包括环氧合酶-1（COX-1）抑制剂和 COX-2 抑制剂。常用药物有吲哚美辛、双氯芬酸、依托考昔等。在治疗初期应以最大剂量，2～3 天后，若症状缓解即可减少至常规剂量，大部分患者经过 5～8 天的治疗后即可恢复。此药对胃肠和肾脏皆有损伤，使用时要警惕心血管不良反应的发生，活动性消化溃疡者禁用。

（2）秋水仙碱

高剂量秋水仙碱胃肠道不良反应发生率较高，因此在临床中推荐使用低剂量秋水仙碱（1.5～1.8mg/d），48h内使用效果更好。

（3）糖皮质激素

糖皮质激素主要用于非甾体抗炎药、秋水仙碱治疗无效或有禁忌证时。短期口服或肌内注射同样有良好的镇痛作用，不宜长期使用。

2. 慢性期及间歇期治疗

对急性痛风关节炎频繁发作（>2年），有慢性痛风关节炎或痛风石的患者，都应尽早使用降尿酸治疗。血尿酸水平应始终维持在低于360μmol/L，对于痛风石、慢性关节病变、痛风频繁发作等严重痛风患者，血尿酸应控制在300μmol/L以下、180μmol/L以上。在降尿酸初始治疗时，应使用秋水仙碱作为预防性治疗，可避免血尿酸极速下降导致的急性痛风性关节炎的再次发作，若无法耐受，可小剂量使用非甾体抗炎药。

降尿酸药物主要包括：

1）抑制尿酸形成药物：①别嘌呤；②非布司他。

2）促进尿酸排泄药物：①苯溴马隆；②丙磺舒。

3. 无症状高尿酸血症治疗

无症状期高尿酸血症是指血尿酸值高于正常值，而无痛风性关节炎、痛风石等临床表现。高尿酸血症是心血管疾病发生的重要危险因素。无症状期高尿酸血症不能诊断为痛风，建议以改善生活方式为核心，避免摄入高嘌呤食物，注意保暖，防止突然受凉，避免使用一切升高血尿酸的药物。当无症状高尿酸血症合并肾脏损害、肾结石、心血管危险因素（如高血压、高脂血症、糖尿病）以及心血管疾病（如冠心病、心力衰竭），血尿酸值在480～540μmol/L（8～9mg/dl）时，应给予降尿酸治疗；当血尿酸值超过540μmol/L（9mg/dl）时，尽管无合并症也应给予降尿酸治疗。

4. 伴发疾病的治疗

痛风患者常伴随着高血压、高脂血症、肥胖症、动脉粥样硬化、糖尿病等疾病的发生。应积极治疗，减少并发症，提高患者生活质量。高血压患者应考虑选择氯沙坦或钙通道阻滞剂；高脂血症患者应考虑选择他汀类药物或非诺贝特类；使用袢利尿剂或噻嗪类利尿剂患者可能会出现痛风现象，应酌情更换利尿剂；对于肾脏功能不好的痛风患者，建议在用药前先评估肾功能。

5. 痛风石的治疗

（1）药物治疗

血尿酸长期维持在300μmol/L（5mg/dl）以下时可以减少痛风石，常见的降尿酸药物有非布他司、别嘌呤、苯溴马隆、丙磺舒。

（2）手术治疗

手术治疗虽不能根除痛风石，但可以解除痛风石对关节功能及神经的压迫，矫正残毁关节。

另外对影响外观、积极要求手术的患者同样适用。手术最好在尿酸正常的前提下进行，且手术前后 1 周内服用非甾体抗炎药以免急性痛风性关节炎的发生。手术后仍要继续遵守低嘌呤饮食、多饮水、多运动、注意保暖以及降血尿酸等治疗。

五、中医辨证论治

（一）辨证要点

本病的基本病机为本虚标实、虚实夹杂，以脾肾亏虚、肝肾不足为本，风寒湿热痹阻经脉为标。关键病理为湿热痰浊痹阻经脉。本病日久迁延不愈，可逐渐累及肾脏发展为关格。在治疗上急性期要以清热利湿、祛瘀通络止痛为主，慢性期应重视扶正，健脾胃，补肝肾强身健骨。

（二）证治分型

1. 风寒湿证

（1）行痹

症状：肢体肌肉关节酸痛，屈伸不利，疼痛游走不定，不局限于一处，多见于腕、肘、膝等大关节处，初起多兼有恶风、发热、头痛等表证。舌质淡红，舌苔薄白，脉浮缓。

治法：祛风通络，散寒除湿。

代表方：防风汤加减。防风、秦艽、麻黄、杏仁、当归、葛根、薏苡仁、赤茯苓、生姜、大枣、甘草。

加减：上肢关节疼痛者，加羌活、桂枝、白芷、威灵仙、川芎；下肢关节疼痛者，加独活、川牛膝、萆薢、防己；腰背疼痛者，加杜仲、狗脊、淫羊藿、巴戟天；关节肿大且有化热之象者，用桂枝芍药知母汤。

（2）痛痹

症状：肢体肌肉关节疼痛剧烈，痛有定处，关节不可屈伸，遇寒则痛剧，得热可缓，局部皮肤或有冷感。舌质淡，苔薄白，脉弦紧。

治法：散寒通络，祛风除湿。

代表方：乌头汤加减。制川乌、麻黄、芍药、甘草、蜂蜜、黄芪。

加减：寒邪甚，疼痛剧烈，加附子、细辛、桂枝、干姜；寒阻痰凝，麻木较甚，加茯苓、桂枝、半夏。

（3）着痹

症状：肢体肌肉关节酸痛、重着、肿胀，痛有定处，活动不便，肌肤麻木不仁。舌质淡，苔白腻，脉濡缓。

治法：除湿通络，祛风散寒。

代表方：薏苡仁汤加减。黄芪、薏苡仁、苍术、羌活、独活、防风、麻黄、桂枝、制川乌、当归、川芎、生姜、甘草。

加减：身重足软无力，加秦艽、防己；肌肤麻木不仁，加路路通、豨莶草；小便不利，加泽泻、车前子。

2. 风湿热证

症状：肢体肌肉关节疼痛，局部红肿灼热，疼痛剧烈，痛不可触，遇凉则舒，筋脉拘急，兼有发热、恶风、口渴、心烦等全身症状。舌红，苔黄，脉滑数。

治法：清热通络，祛风除湿。

代表方：白虎加桂枝汤合宣痹汤加减。生石膏、知母、黄柏、连翘、桂枝、防己、杏仁、薏苡仁、滑石、赤小豆、蚕沙、威灵仙。

加减：咽喉肿痛，加连翘、牛蒡子、薄荷；湿重于热，加薏苡仁、赤小豆、茯苓；热重于湿，加知母、黄柏、萆薢；热度炽盛，化火伤津，用五味消毒饮合犀黄丸；大便秘结，加大黄、芒硝、紫雪丹。

3. 痰瘀痹阻证

症状：痹证病程较长，反复发作，肌肉关节肿胀刺痛，固定不移，夜间尤其，或关节肌肤紫暗、肿胀，甚或关节僵硬畸形，不可屈伸，有硬结、瘀斑，面色暗黑，眼睑浮肿。舌上常见紫色瘀斑，苔白腻，脉弦涩。

治法：化痰行瘀，蠲痹通络。

代表方：双合汤加减。桃仁、红花、当归、川芎、白芍、茯苓、法半夏、陈皮、白芥子、竹沥、姜汁。

加减：痰浊偏盛，加半夏、胆南星；瘀血较重，加全蝎、穿山甲；痰瘀化热，加黄芩、黄柏、牡丹皮；痰瘀交结，加白花蛇、全蝎、蜈蚣、地龙。

4. 肝肾阴虚证

症状：痹证日久不愈，肢体关节疼痛，筋脉拘急，关节肿胀、变形，肌肉瘦削，腰膝酸软，骨蒸潮热，自汗，盗汗，烦躁，头晕耳鸣，失眠。舌质淡红，舌苔薄白或少津，脉沉细弱或细数。

治法：培补肝肾，舒筋止痛。

代表方：补血荣筋丸加减。熟地黄、肉苁蓉、五味子、鹿茸、菟丝子、牛膝、杜仲、桑寄生、天麻、木瓜。

加减：脾虚湿盛，加白术、茯苓、薏苡仁；肾阴虚，加女贞子、熟地黄、龟甲；阴虚阳亢，肝风内动，加牡蛎、石决明、菊花、钩藤、天麻。

5. 气血亏虚证

症状：痹证日久不愈，骨节酸痛，时轻时重，以屈伸为甚，累及筋肉时有挛缩，兼有面黄少华，神疲乏力，形体消瘦，气短，自汗，食少，便溏，头晕。舌淡苔薄，脉细无力。

治法：调补气血，活血通络。

代表方：黄芪桂枝五物汤加减。人参、黄芪、麦冬、五味子、当归、芍药、桂枝、生姜、大枣。

加减：气虚，重用黄芪、人参；血虚，加熟地黄、川芎。

六、康复治疗

痛风是临床常见的代谢类疾病，病情迁延难愈，反复发作，各种并发症的发生也影响着患者的生活质量，因此改善患者预后是治疗中需要重视的部分。痛风的发生与饮食、生活习惯有着密切的联系，单纯依赖药物仅能缓解当下的病情，很难达到长期控制治疗的目的，目前医学上尚无根除痛风的治疗方法，因此寻求多种途径的康复治疗在防治痛风方面有显著疗效。

（一）目标

系统化的康复治疗能有效控制急性痛风性关节炎的发作，使血尿酸值维持在理想目标值以内，防治疾病的复发和控制病情进展，能够帮助患者建立良好的饮食习惯、减少或消除并发症及后遗症的发生，提高生活质量。

（二）治疗措施

1. 康复教育

康复教育能帮助患者和家属了解痛风的相关知识，正确看待自身的病情，进行自我监测，积极进行治疗，树立自信心，有利于疾病的康复。主要内容为：康复治疗的方法；痛风的基本知识；指导用药，向患者介绍常用药物的用法、注意事项及副作用；制定正确的饮食计划表和健康的生活习惯。

2. 心理治疗

精神高度紧张、心理压力过大、焦虑、抑郁等情绪都是引发急性痛风性关节炎的诱因。在治疗中，医务人员除了要缓解患者症状上的不适感，也要重视患者的心理健康。针对可能出现的心理问题，及时进行调节，消除心理压力和缓解不良情绪。不断鼓励患者，增强患者战胜疾病的信心，保持积极向上的乐观心态，提高治疗的积极性，配合完成各项治疗活动。

3. 运动治疗

肥胖人群患痛风比例较高，适量的运动能够控制体重，预防急性痛风性关节炎的发作，降低血尿酸水平，同时还能降低血糖、血脂，对合并高血糖、高脂血症的患者有益。但是要注意运动方式，避免剧烈运动。推荐运动有步行、快走、慢跑、骑车、羽毛球、游泳等运动方式，每天持续运动 30min，心率控制在 100～110 次/分。

4. 针灸治疗

（1）刺络放血

刺络放血具有清热解毒，疏通经络的功效。不仅能够改善局部血液循环，减轻疼痛，还能提高机体免疫力，减少体内尿酸的沉积。治疗方法：选取阿是穴，用手轻轻拍打，使局部充血，消毒后，用注射针头快速刺入穴位，结束后不需按压止血，自行凝固即可。每隔 3 天治疗 1次，共治疗 3 次。

（2）针刺治疗

治疗上以整体和局部穴位相配合，并结合辨证及循经选穴。常用穴位有阿是穴、三阴交、足三里、太冲、阴陵泉。

（3）电针

用于辅助针刺治疗，能更好地刺激穴位，提高镇痛作用。取上述穴位，针刺得气后，连接电针仪，每次 30min，每天 1 次，10 天为 1 个疗程。

（4）火针

火针具有温经散寒、调和阳气、活血通络祛瘀的功效，尤适用于风寒湿痹型痛风患者的治疗。穴位选取同上。

（5）耳穴贴压

操作方便，治疗范围广。耳与经络、脏腑之间有着密切的联系。有研究证明，耳穴贴压对治疗早期痛风性肾病效果显著。

（6）穴位注射

用含有当归、威灵仙等的注射液，在疼痛部位选穴予以注射，每穴注入 0.5～1ml，注意不要注射到关节腔内，每隔 1～3 天注射 1 次。

5. 中药外治法

中药外治法主要包括中药外敷、中药熏洗、中药灌肠。不需要经过肝代谢，避免了胃肠道反应，毒副作用小，极大地减少了不良反应事件的发生，与内服法的联用，能从内而外更好地达到治疗痛风的目的。

6. 推拿治疗

推拿治疗是中医治疗痛风的一大特色，不需要借助其他仪器，仅通过推拿就可以调和气血，使人体气血经络运行通常，调节脏腑，有效地解决了不通则痛的问题。常用手法包括揉、拿、按、点。

7. 物理疗法

照射紫外灯、红外线，能改善局部血液循环，提高新陈代谢并且有消炎止痛作用；锂离子导入能加快尿酸盐溶解，有效解决尿酸盐在体内的沉积；其他治疗方法还包括蜡疗、全身温水浴、蒸气浴等，能促进血液循环，还可使肌肉、韧带等组织松弛，有效缓解肌肉萎缩和僵硬，减轻疼痛。

（徐京育　孙欢欢　刘瑞丰）

参 考 文 献

安玉，刘志红，2016. 痛风诊断标准的演变及新标准解读[J]. 肾脏病与透析肾移植杂志，25（2）：165-169.

郭韵，王晓非，2018. 痛风的诊治现状及展望[J]. 中国实用内科杂志，38（12）：1127-1130.

李君霞，王茂杰，黄闰月，等，2018. 痛风中医证型的研究进展[J]. 中华中医药学刊，36（12）：2956-2958.

中华医学会风湿病学分会，2017. 2016 中国痛风诊疗指南[J]. 浙江医学，39（21）：1823-1832.

第三节　骨质疏松症

骨质疏松症（osteoporosis，OP）是一种以低骨量，骨折风险增加为特征，并且随着年龄增长，患病率升高的常见骨骼疾病。一般分为原发性和继发性两类。继发性 OP 是指由内分泌代谢疾病等任何可能影响代谢的疾病以及药物所导致的骨质疏松，通常病因明确。原发性 OP 包括 I 型 OP 即绝经后 OP、II 型 OP 即老年性 OP 和特发性 OP。特发性 OP 主要发生在青少年群体中。绝经后女性和老年人是 OP 的高风险发生人群。本章主要介绍原发性 OP。

骨质疏松性骨折是 OP 最严重的后果之一，多见于绝经后女性，我国 50 岁以上女性患病率可达 28.5%。OP 所导致的致残患者病程漫长，住院时间也相对较长，且再复发的风险较高，治疗的相关费用以及消耗的大量医疗资源给患者和社会都带来严重的经济负担。

根据 OP 的临床表现，其可归属于中医的"骨痿""骨痹"的范畴。

一、临 床 表 现

轻症早期多无明显症状，仅在 X 线或骨密度检查时发现。

1.疼痛和肌无力

患者可见腰背疼痛、乏力、全身骨骼疼痛。疼痛常无固定部位，呈弥漫性。多出现在翻身、起坐以及长时间行走后。劳累或负荷活动时可使疼痛加重，甚或活动受限。

2.脊柱变形

脊柱压缩性骨折可出现身高缩短、驼背等脊柱畸形，多见于绝经后 OP；由胸椎压缩性骨折导致的胸廓畸形，可能会影响心肺功能，出现胸闷、气短、呼吸困难，严重者甚至出现发绀等症状；腰椎压缩性骨折可能会导致胃肠功能的异常，引起便秘、腹疝、腹痛、腹胀、食欲减低和过早饱胀感等。

3.骨折

通常指因轻微活动、跌倒后而发生的非暴力骨折，属于脆性骨折，是 OP 的最终结果及合并症。常见部位为胸、脊柱、髋部、前臂远端和尺骨近端。其他部位如肋骨、盆骨、腓骨等亦可发生骨折。髋部骨折常发生在股骨颈部，多于摔倒后或受到挤压后发生，预后较差，常合并心血管疾病以及全身器官的慢性衰竭。

二、相 关 检 查

（一）实验室检查

骨代谢生化指标分为骨形成指标和骨吸收指标。骨代谢生化指标能够反映全身骨骼代谢的动态状况，判断骨转换情况，是有效鉴别原发性和继发性 OP、评估骨折风险以及了解药物疗效、病情进展的观察指标。

1.骨形成指标

（1）血清骨源性碱性磷酸酶测定

血清骨源性碱性磷酸酶测定可反映成骨细胞活性或功能状况。

（2）骨钙素

骨钙素能反映成骨细胞活性，并反映骨转换水平。

（3）Ⅰ型前胶原前肽

成骨细胞合成并分泌前胶原后，两端的短肽在蛋白分解酶的作用下被切断，被切除的短肽称为Ⅰ型前胶原氨基端前肽（P1NP）和Ⅰ型前胶原羧基端前肽（P1CP）。

2. 骨吸收指标

（1）空腹尿钙/肌酐比值

数值增高说明骨吸收增加，但是补钙过多也会造成尿钙数值的增加，要注意鉴别。

（2）血抗酒石酸酸性磷酸酶

血抗酒石酸酸性磷酸酶（TRAP）能反映骨吸收程度。

（3）血清Ⅰ型胶原交联羧基末端肽和Ⅰ型胶原交联氨基末端肽

血清Ⅰ型胶原交联羧基末端肽（CTX）和Ⅰ型胶原交联氨基末端肽（NTX）是具有较高的敏感性和特异性的骨吸收指标，CTX特异性更高，常用于临床中。

（二）影像学检查

1. X线检查

当X片出现影像学改变时，说明骨矿物质已减少了30%～50%。常见的影像学改变可见椎体呈双凹变形，以脊椎和骨盆较为明显，多出现在胸腰段负重阶段。胸腰椎X线侧位影像检查是判定椎体压缩性骨折及其程度的首选方法，根据严重程度可分为Ⅰ、Ⅱ、Ⅲ度或轻、中、重度。X线检查一般不用于OP的早期诊断，但可根据临床症状对特定部位进行X线检查，为病情的进展以及疾病鉴别提供依据。

2. 骨密度测定

骨密度是指单位体积（体积密度）或者单位面积（面积密度）所含的骨量。目前临床上常用的有双能X线吸收测定法（DXA）、定量计算机断层照相技术（QCT）、外周QCT（pQCT）和定量超声（QUS）。

（1）DXA

DXA是临床上最常用的骨密度测量方法，是国际学术界公认的诊断OP的金标准。其主要测量部位是中轴骨。

（2）QCT

QCT能较早地反映骨质疏松早期松质骨的丢失状况，通常测量部位是腰椎和（或）股骨近端。

（3）pQCT

pQCT能反映皮质骨骨密度的情况，通常测量部位是桡骨远端和胫骨，目前尚无诊断标准，因此不能作为OP的诊断依据，但可用于评估绝经后妇女患髋部骨折的风险。

（4）QUS

QUS具有价格低廉、易于携带、无辐射等优点，适用于基层骨质疏松风险人群的筛查。

三、诊　　断

（一）诊断标准

详细的病史采集、体格检查、骨密度测定、X线检查以及实验室检查是诊断OP的重要依据。

1. 骨密度测定

骨密度测定是诊断 OP、监测病情进展、预测骨折风险性的最佳标准。基于 DXA 测量结果的 OP 诊断标准（表 7-2）建议参照 WHO 推荐的诊断标准：骨密度低于同性别、同种族健康成人骨峰值 1 个标准差及以内属于正常；降低程度在 1～2.5 个标准差之间为骨量低下（骨量减少）；降低程度≥2.5 个标准差为骨质疏松；骨密度降低程度符合 OP 诊断标准同时伴有一处或多处脆性骨折时为严重骨质疏松。骨密度通常用 T 值表示，绝经后女性和 50 岁及以上的男性的骨密度水平可用 T 值表示，T 值＝（测定值－骨峰值）/健康成人骨密度标准差。

表 7-2　基于 DXA 测量结果的 OP 诊断标准

分类	T 值
正常	T 值≥-1.0
骨量低下	-2.5＜T 值＜-1.0
骨质疏松	T 值≤-2.5
严重骨质疏松	T 值≤-2.5 合并脆性骨折

2. 脆性骨折

脆性骨折是骨强度下降的表现。若髋部或椎体发生脆性骨折，不需要依靠骨密度测定，出现临床症状即可确诊；若肱骨近端、骨盆或前臂远端发生脆性骨折，骨密度测定在骨量低下，即-2.5＜T 值＜-1.0 时也可确诊。

（二）OP 风险评估

1. OP 危险因素

（1）不健康的生活方式与饮食习惯

包括大量饮酒，高钠饮食，缺乏维生素 D 和（或）钙的摄入，吸烟，运动量少，体重过低等。

（2）疾病

糖尿病、性腺功能减退症等内分泌疾病；吸收不良、炎症性肠炎等胃肠道疾病；类风湿性关节炎、系统性红斑狼疮等风湿免疫性疾病；多发性骨髓瘤、白血病等血液系统疾病；癫痫、阿尔茨海默病等神经肌肉疾病；以及慢性肾脏疾病、慢性代谢性酸中毒、慢性阻塞性肺疾病、充血性心力衰竭等。

（3）药物

长期服用抗抑郁药物、糖皮质激素、促性腺激素受体激动剂、抗癫痫药、噻唑烷二酮类增敏剂、质子泵抑制剂等。

2. 风险评估工具

（1）亚洲骨质疏松症简易自测工具（OSTA）

OSTA＝［体重（kg）-年龄］×0.2，评价标准为：指数＞-1 为低度风险；指数在-4～-1 间为中度风险；指数＜-4 为高度风险。OSTA 纳入参数较少，特异性不高，需结合其他因素综合评估，并且只适用于绝经后妇女。

（2）骨质疏松性骨折风险预测建议工具（FRAX）

FRAX 是根据股骨颈密度和危险因素的计算数据建立的骨折风险评估软件，能够计算出近 10 年髋部及重要部位发生骨折的概率，适用于尚未发生过骨折或骨量低下的患者。

（3）国际骨质疏松症基金会（IOF）

根据 IOF OP 一分钟测试题内容向患者询问有关骨质疏松的问题，由患者回答是与否，从而初步筛查有可能发生骨质疏松风险的患者。

四、西 医 治 疗

（一）基础措施

1. 干预生活方式

（1）均衡饮食

建议充足钙、减少盐的摄入、适量蛋白质以及富含维生素的均衡膳食。

（2）适当的体力活动和日照

运动有助于增强肌肉力量，改善关节灵活性，降低摔倒的风险。运动还可以增加骨密度，减少骨折发生的风险。运动方式包括负重运动、抗阻运动、低强度的有氧运动以及慢跑、瑜伽、舞蹈等。充足的日照可以促进体内合成维生素 D，但是要避免强烈阳光的照射，小心皮肤晒伤。

（3）预防跌倒

跌倒好发于老年人群中，应采取措施干预可能引起跌倒的因素。

（4）健康的生活习惯

避免吸烟、酗酒，减少咖啡和碳酸饮料的摄入，慎用影响骨代谢的药物，以及过度肥胖和过度减重。

2. 骨健康基本补充剂

（1）钙剂

适量的摄入钙剂能够减缓骨丢失、改善骨矿化。我国营养学会对成人钙摄入的推荐量为 800～1000mg/d，绝经后妇女及老人推荐钙摄入量为 1000～1200mg/d。膳食营养调查显示，每日除饮食所摄入的元素钙外，还需补充钙元素 500～600mg，若饮食中钙的摄入量不足，可以用钙补充剂，常用钙剂有碳酸钙、枸橼酸钙、氨基酸螯合钙及葡萄糖酸钙。钙剂分次服用吸收率更高，治疗 OP 时，应与其他药物联合使用。

（2）维生素 D

维生素 D 可以促进胃肠道的吸收，促进骨骼钙化。维生素 D 很少通过食物获取，主要来自接受日照后在人体内的合成。我国成年人推荐剂量为 400IU（10μg）/d，65 岁及以上老年人推荐剂量为 600IU（15μg）/d，用于治疗 OP 时，推荐剂量为 800～1200IU/d。

（二）药物干预

1. 骨吸收抑制剂

（1）双膦酸盐类

双膦酸盐类是临床上治疗 OP 应用最广泛的药物。能抑制骨吸收，有效地防止骨丢失，增加骨量，显著降低椎体或非椎体骨折发生的风险。目前常用的双膦酸盐类药物有阿仑膦酸钠 70mg，每周 1 次；利塞膦酸钠 35mg，每周 1 次；唑来膦酸钠 5mg，静脉滴注，每年 1 次；伊班膦酸钠 2mg，静脉滴注，每 3 个月 1 次；依替膦酸二钠 0.2g，每日 2 次；氯磷酸二钠 400mg～800mg，每日 1～2 次。

（2）降钙素类

降钙素类是一种钙调节激素，能有效抑制骨吸收，增加骨密度。此外还有明显缓解骨痛作用，尤其适用于有疼痛症状的 OP 患者。目前常用的临床药物有鲑降钙素 50～100IU，皮下或肌内注射，每日 1 次，鼻喷制剂为 200IU，每日或隔日 1 次；鳗鱼降钙素 10～20U，肌内注射，每周 1～2 次。

（3）绝经激素类

绝经激素治疗（MHT）包括雌激素补充疗法和雌、孕激素补充疗法，能有效降低骨质疏松性椎体及非椎体骨折的风险，主要用于绝经后 OP 的预防。

（4）选择性雌激素受体调节剂（SERM）

如雷洛昔芬能增加骨密度，降低椎体骨折风险，还可以有效降低雌激素受体阳性浸润性乳癌的发生率。只适用于女性患者。

2. 骨形成刺激剂

（1）甲状旁腺素类似物

我国已上市的特立帕肽是重组人甲状旁腺素氨基端 1-34 活性片段（rhPTH1-34），可治疗严重的绝经后 OP，国外已批准可用于男性和糖皮质激素性 OP。

（2）维生素 K_2

维生素 K_2（四烯甲萘醌）是γ-羧化酶的辅酶，在γ-羧基谷氨酸形成中起着重要作用，可以促进骨形成。

3. 多重作用机制的药物

（1）活性维生素 D 及其类似物

包括 1,25-二羟维生素 D_3（骨化三醇）和 1α-羟基维生素 D_3（α-骨化醇）。活性维生素 D 及其类似物尤其适用于老年人、肾功能减退及 1α-羟化酶缺乏者。两种药均适用于绝经后及老年性 OP，高钙血症禁用。

（2）雷奈酸锶

同时作用于成骨细胞和破骨细胞，具有抑制骨吸收和促进骨形成的双重作用，雷奈酸锶干混悬剂 2g，睡前服用。

五、中医辨证论治

（一）辨证要点

本病基本病机为肾精不足，病变脏器涉及肝、脾两脏。本病的发生主要与肾虚、脾虚、气血亏虚、肝血亏虚、血瘀有关。在治疗上应以辨证论治为原则，采用补益肝肾、健脾益气、活血化瘀等方法。

（二）证治分型

1. 肾阳虚证

症状：腰背冷痛，酸软乏力，甚至弯腰驼背，活动受限，畏寒喜暖，遇冷加重，以下肢为甚，小便频多。舌淡苔白，脉弱。

治法：补肾壮阳，强壮筋骨。

代表方：右归丸加减。熟地黄、山药、山茱萸、枸杞子、肉桂、鹿角、当归、杜仲、菟丝子、巴戟天、骨碎补、三棱。

加减：虚寒明显，重用仙茅、肉苁蓉、淫羊藿、骨碎补；筋脉拘急，加木瓜、防己、络石藤、生甘草。

2. 肝肾阴虚证

症状：腰膝酸痛，下肢痿软无力，手足心热，下肢抽筋，驼背弯腰，形体消瘦，五心烦热，潮热盗汗，舌咽干燥，眩晕耳鸣，失眠多梦，遗精。舌红少苔，脉细数。

治法：滋补肝肾，填精益骨。

代表方：六味地黄汤加减。熟地黄、山药、山茱萸、茯苓、牡丹皮、泽泻、骨碎补、续断、淫羊藿。

加减：阴虚火旺严重，加黄柏、知母；阳虚畏寒，合用右归饮；气血亏虚，加黄芪、党参、首乌；酸痛明显，加桑寄生、牛膝。

3. 脾肾阳虚证

症状：腰膝冷痛酸软，弯腰驼背，双膝行走无力，畏寒喜暖，纳少腹胀，面色萎黄。舌淡胖，苔白滑，脉沉迟无力。

治法：补益脾肾，强筋壮骨。

代表方：补中益气汤合金匮肾气丸加减。黄芪、人参、当归、熟地黄、山药、茯苓、白术、甘草、附子、山茱萸、牛膝、淫羊藿、骨碎补、菟丝子、杜仲。

加减：腰膝酸软重，加续断、补骨脂。

4. 肾虚血瘀证

症状：腰脊刺痛，腰膝酸软，下肢软弱无力，行动不便，耳鸣。舌淡紫，脉细涩。

治法：补肾活血化瘀。

代表方：补肾活血汤加减。熟地黄、当归、菟丝子、杜仲、肉苁蓉、山茱萸、没药、独活、红花。

加减：下肢软弱无力严重，加桑寄生、杜仲、锁阳。

5. 脾胃虚弱证

症状：身体瘦弱，肢体软弱无力，神疲肢倦，纳呆便溏，少气懒言，面色萎黄无华。舌质淡，苔薄白，脉细弱。

治法：益气健脾，补益脾胃。

代表方：参苓白术散加减。人参、白术、扁豆、山药、莲肉、甘草、大枣、茯苓、陈皮、薏苡仁、厚朴。

加减：脾胃虚，加山楂、神曲、麦芽；气血虚，加黄芪、当归、党参、阿胶。

6. 气滞血瘀证

症状：骨节疼痛，痛有定处，痛处拒按，筋肉挛缩，多有外伤史。舌质紫暗，有瘀点或瘀斑，脉弦或涩。

治法：理气活血，化瘀止痛。

代表方：身痛逐瘀汤加减。秦艽、羌活、地龙、桃仁、红花、川芎、当归、没药、牛膝、五灵脂、香附。

加减：骨痛以上肢为甚，加桑枝、地黄；下肢为甚，加独活、防己；关节变形，痛剧，加全蝎、蜈蚣。

六、康复治疗

OP 是老年人致残、病死的主要原因之一。病情周期长、治疗费用昂贵、巨大的医疗资源消耗，给患者及社会都带来极大的经济负担。OP 治疗是多方面的，仅靠药物治疗远远不够，且药物治疗副作用大，价格昂贵，因此康复治疗有着不可替代的作用。

（一）康复目标

帮助患者缓解疼痛，提高生活质量，减轻或消除并发症的发生，降低再次发生的风险性。

（二）治疗的措施

1. 运动训练

操作起来简单方便，适宜的运动能够改善身体机能，加快血液循环，预防骨质的流失，增加骨量和骨密度，有效的预防和治疗 OP。使患者更好地恢复日常活动以及运动能力。

（1）有氧运动

如行走、慢跑、骑自行车、健身操、广场舞、游泳等，每次训练时间应超过 30min，心率保持在 30%以内。应以个体化、有计划、循序渐进为原则，根据自身情况选择运动，OP 患者在开始运动前需咨询专业医生，根据病情进行评估，选择合适的运动方式。不常运动的人，应从低强度的有氧运动开始。

（2）传统运动

如太极拳、八段锦、五禽戏等，具有趣味性强、依从性高、改善心肺功能等优点。适合于老年人以及基本情况较差、无法耐受高强度运动、骨质疏松性骨折发生风险较高的患者，有助于疏通经络、调节气血、缓解疼痛、改善临床指标、提高骨密度以及增强平衡能力。

（3）抗阻训练

能增加肌肉力量以及肌肉的牵拉力，有助于促进骨形成，对增加骨密度、减轻疼痛，改善身体机能有显著作用。常见的抗阻训练有负重练习、对抗性运动、克服弹性物体运动、使用力量训练器械等。

（4）振动运动

如全身振动训练，能减轻患者疼痛感，降低发生跌倒的风险。进行全身振动训练时应选择的参数为频率 12～30Hz，振幅 2～8mm。

（5）平衡和灵活性训练

跌倒通常是骨质疏松性骨折发生的原因，平衡和灵活性的训练能有效降低发生跌倒的危险性，有效预防骨质疏松性骨折的发生。有报道指出平衡功能障碍是髋部骨折的危险因素，因此要及时纠正平衡能力不足，起到预防作用。常见的平衡训练包括静态平衡训练、动态平衡训练和体位进行性平衡训练。平衡运动如体操、舞蹈等对降低跌倒风险也有较好的疗效。

2. 物理因子治疗

物理因子治疗，相比于药物治疗，不良反应较小，能促进新骨形成，改善骨代谢，增加骨强度，尽快帮助患者恢复健康。低频脉冲电磁场疗法、体外脉冲疗法、紫外线等可以增加骨强度和骨量；超短波疗法、微波疗法、中频脉冲疗法等可减轻疼痛。

3. 饮食营养治疗

不良的饮食习惯与 OP 的发生有着密切的联系。随着生活水平的提高，营养过剩、偏食等现象随处可见。有研究证明，饮食中所含的维生素、钙、蛋白质等能增加骨密度，对骨骼健康有明显益处。科学合理的饮食结构有助于减轻 OP 患者的疼痛感，改善抑郁情绪，有利于疾病的康复。在日常生活中，要高钙饮食，保证充足的优质蛋白摄入量以及补充维生素及微量元素，多食用乳制品、鱼类、青菜等，尽量不进食高脂肪食物，避免咖啡、浓茶、酒精、碳酸饮料的摄入以及可能影响骨代谢的药物。若饮食中钙含量不足，可以使用钙剂补充。

4. 针灸治疗

温针灸、刺络拔罐、电针、腹针等针灸治疗具有副作用小，能够控制病情进展、明显减轻 OP 患者疼痛的作用。有研究证明针灸和药物的联合使用，能明显改善临床指标，减轻症状。

取穴原则为主穴与疼痛所属穴位相结合。常用穴位有足三里、肾俞、脾俞、关元、太溪、三阴交、大椎、太白。每天 1 次，每次留针 20 min，10 天为 1 个疗程。

5. 推拿治疗

操作方便简单，无任何毒副作用，是 OP 治疗中常见的补充疗法。能有效缓解肌肉痉挛，帮助血液流通，纠正关节错位。起到疏通经络，运行气血的作用。

（徐京育 苏也韬 李佳鑫）

参 考 文 献

谢雁鸣，宇文亚，董福慧，等，2012. 原发性骨质疏松症中医临床实践指南（摘录）[J]. 中华中医药杂志，27（7）：1886-1890.

中国康复医学会，2019. 骨质疏松康复指南（上）[J]. 中国康复医学杂志，34（11）：1265-1272.

中国康复医学会，2019. 骨质疏松康复指南（下）[J]. 中国康复医学杂志，34（12）：1511-1519.

中国老年学学会骨质疏松委员会中医药与骨病学科组. 中医药防治原发性骨质疏松症专家共识（2015）[J]. 中国骨质疏松杂志，21（9）：1023-1028.

中华医学会骨质疏松和骨矿盐疾病分会，2019. 原发性骨质疏松症诊疗指南（2017）[J].中国骨质疏松杂志，25（3）：281-309.

第四节 甲状腺功能减退症

甲状腺功能减退症（hypothyroidism）又称甲减，是由甲状腺激素合成和分泌不足或生物效应不足所致的全身性低代谢综合征。按发生部位可分为原发性甲减、中枢性甲减或继发性甲减、甲状腺激素抵抗综合征，其中以原发性甲减最为常见，占全部甲减的 99%，常见病因有自身免疫、甲状腺手术和甲状腺功能亢进症（简称甲亢）[131]I 治疗；按病变发生原因可分为药物性甲减、手术后甲减、[131]I 治疗后甲减、垂体或下丘脑肿瘤术后甲减；按甲状腺功能减退程度可分为临床甲减和亚临床甲减；按甲减发病时年龄可分为呆小病（克汀病）、幼年甲状腺功能减退症、成人甲状腺功能减退症（严重者称黏液性水肿）。

年龄、性别、地区以及种族的差异都影响着甲减发病率。我国每年甲减的发病率为 2.9%，女性甲减的患病率一般高于男性，并且随着年龄增长，患病率也随之上升。

根据甲减的临床表现，其可归属为中医的"瘿病""虚劳""水肿"的范畴。

一、临 床 表 现

（一）病史采集

详细询问病史有助于帮助本病的诊断。初次就诊时应详细询问既往是否有过甲状腺疾病治疗史，如甲状腺手术史、甲亢 [131]I 治疗史、自身免疫疾病史、垂体疾病史等；是否使用过抗甲状腺药物以及碘含量较高的药物；是否长期过量食用加碘盐、菠菜、卷心菜等食物以及是否有自身免疫性甲状腺疾病家族史。

（二）症状

代谢率减低及交感神经兴奋性下降是本病的主要表现。本病起病隐匿，病情初期且病情较轻的患者可无特异症状，病程长，不少患者缺乏特异性症状和体征。典型症状可见畏寒、乏力、疲劳、手足肿胀感、嗜睡、注意力和记忆力减退、少汗、关节疼痛、体重增加、腹胀、便秘、女性月经紊乱或月经过多、不孕、女性溢乳等。

（三）体征

1.甲减面容

甲减面容称为"面具面容"。表情呆滞，反应迟钝，声音嘶哑。面色苍白，面颊和眼睑水肿，唇厚舌大、常有齿痕。睫毛和眉梢脱落、男性胡须生长缓慢。

2.皮肤

皮肤干燥粗糙，脱皮屑，皮肤温度低，由于轻度贫血及甲状腺激素缺乏所致的高胡萝卜血症，手脚掌皮肤呈姜黄色，毛发稀疏干燥，少数患者可出现双下肢胫骨前方非凹陷性黏液性水肿。指甲生长缓慢，表面常有裂纹。

3.神经系统

跟腱反射时间延长，膝反射多正常。

4.心血管系统

心动过缓，心音低弱，心输出量减低，脉率缓慢，严重者全心扩大，可伴有心包积液。本病日久累及心脏可出现冠心病、心律不齐等。

5.消化系统

肠鸣音减弱，厌食，腹胀，便秘，部分患者可出现巨结肠症及麻痹性肠梗阻。

6.昏迷

重症患者可出现黏液性水肿昏迷。昏迷前常有嗜睡症状，昏迷时可见反射消失，体温极低，心动过缓，血压降低，休克，常并发心力衰竭、肾衰竭。

二、相 关 检 查

（一）甲状腺功能评估指标

包括促甲状腺激素（TSH）、总甲状腺素（TT_4）、游离甲状腺素（FT_4）、总三碘甲状腺原氨酸（TT_3）、游离三碘甲状腺原氨酸（FT_3）。TSH 检测灵敏度较高，在甲减早期时即可发生改变，现在我国常用的第二代和第三代 TSH 测定方法具有极高的敏感性和特异性，可以同时诊断甲亢和甲减；TSH 水平数值波动范围在正常范围的 40%～50% 内都是正常的。TSH 及 FT_4 是诊断原发性甲减的首选指标。TT_3、FT_3 早期正常，晚期降低，一般不作为诊断原发性甲减的必备指标。

（二）反 T_3

反 T_3（rT_3）是 T_4 降解产生的无生物活性产物。可以用来鉴别甲状腺功能正常的病态综合征（ESS）和甲减。ESS 可见 FT_3 和 TT_3 降低、TT_4 正常或轻度增高，rT_3 增高，TSH 正常或轻度增高，病情严重者，可出现 TT_4 和 FT_4 减低；ESS 不建议使用甲状腺激素替代治疗。甲减可见 T_3、T_4、rT_3 降低，TSH 增高。

（三）甲状腺自身抗体测定

甲状腺过氧化物酶（TPOAb）和甲状腺球蛋白抗体（TgAb）是确定甲减是由自身免疫性甲状腺炎（包括桥本甲状腺炎、萎缩性甲状腺炎等）引起的主要指标。其中 TPOAb 的敏感性和特异性较高，在诊断上意义较为肯定。TPOAb 阳性与甲减关系密切，TPOAb 阳性伴 TSH 水平增高，即可说明甲状腺细胞已发生损伤。亚临床甲减伴 TPOAb 阳性患者每年发展为临床甲减的概率相较于伴 TPOAb 阴性的患者要高，因此 TPOAb 测定可以有效预测亚临床患者发展为临床甲减的进展。

（四）TSH 兴奋试验

若用 TSH 后摄碘率不升高，说明病变原发于甲状腺。

（五）促甲状腺激素释放激素兴奋试验（TRH 兴奋试验）

有助于定位病变所在。若 TSH 为正常值或偏低，在 TRH 刺激后，TSH 呈延迟升高，则病变在下丘脑；若 TSH 为正常低值至降低，正常或略高，在 TRH 刺激后，TSH 反应迟钝或无反应，则病变在垂体；若 TSH 偏高，在 TRH 刺激后，TSH 更高，则病变在甲状腺。

（六）其他检查

1. 血常规

轻、中度贫血，多为正细胞正色素性贫血。

2. 血脂

血总胆固醇、低密度脂蛋白胆固醇、甘油三酯升高。

3. 其他生化检查

血清肌酸酶、天冬氨酸氨基转移酶、乳酸脱氢酶及血同型半胱氨酸升高，肌红蛋白及肌钙蛋白无明显变化。

4. 催乳素

严重者血清催乳素水平升高，可出现高催乳素血症，伴溢乳及蝶鞍增大。

三、诊　　断

诊断要点如下：

1）甲减的症状和体征。

2）原发性甲减可见血清 TSH 增高，TT_4 和 FT_4 降低。

3）亚临床甲减可见血清 TSH 增高，TT_4、FT_4 和 TT_3、FT_3 正常。

4）中枢性甲减可见血清 TSH 降低或正常，TT_4 和 FT_4 降低，需进一步寻找垂体和下丘脑的病变。

5）若 TPOAb 和（或）TgAb 阳性，可考虑自身免疫甲状腺炎为甲减的病因。

四、西　医　治　疗

（一）治疗目标

原发性临床甲减的治疗目标是症状和体征消失，血清 TSH、TT_4、FT_4 恢复到正常范围，需终身用药。

（二）一般治疗

一般治疗即对症治疗，有贫血者，可补充铁剂、维生素 B_{12}、叶酸等。

（三）药物治疗

1. 左甲状腺素

左甲状腺素（$L\text{-}T_4$）是治疗甲减的主要替代药物，具有不良反应小、疗效确切、价格适宜、胃肠道吸收率高等优点。

（1）$L\text{-}T_4$ 治疗剂量

$L\text{-}T_4$ 替代治疗的起始剂量取决于甲减的程度、病因、年龄、体重和个体差异。成年患者 $L\text{-}T_4$ 替代剂量为 50～200μg/d，平均 125μg/d，按照体重计算的剂量为 1.6～1.8μg/（kg·d）；老年患者所需的剂量较低，大约 1.0μg/（kg·d）；甲状腺术后的患者所需的剂量较高，大约 2.2μg/（kg·d），以抑制 TSH 到防止肿瘤复发需要的水平。起始药物剂量和达到完全替代剂量所需时间应根据患者的年龄、心脏状态和体重确定。50 岁以上患者，服用 $L\text{-}T_4$ 前应常规检查心脏功能状态，一般从 25～50μg/d 开始，每天 1 次口服，每 3～7 天增加 25μg，直至达到治疗目标；老年人、有心脏病者起始剂量宜小，如 12.5μg/d，调整剂量宜缓慢，每 1～2 周增加 12.5μg，防止诱发和加重心脏病。

（2）$L\text{-}T_4$ 服用方法

服药时间在早餐前 30～60min 或睡前服用 1 次，如出现不良反应，可分多次服用。若以 TSH 的控制水平为标准，早饭前 1h 是首选服药时间。若睡前服用，应保证服药前 2～4h 不进食以助于药物的吸收。与一些特殊药物和食物的服用时间应间隔 4h 以上。

（3）监测指标

补充甲状腺激素，重新建立下丘脑-垂体-甲状腺轴的平衡一般需要 4～6 周，因此在 $L\text{-}T_4$ 替代治疗后应每隔 4～6 周监测血清 TSH 及 FT_4，然后根据检查结果，调整 $L\text{-}T_4$ 剂量，治疗达标后，需每 6～12 个月复查 1 次激素指标，或根据临床需要决定监测频率。原发性甲减的治疗应根据 TSH 水平调整治疗剂量；中枢性甲减的治疗应根据 FT_4、TT_4 水平调整治疗剂量。

2. 干甲状腺片

干甲状腺片是动物甲状腺的干制剂，因为其甲状腺激素含量不稳定和 T_3 含量过高，临床上较少使用，不推荐作为甲减的首选替代治疗药物。

3. 左三碘甲状腺原氨酸

左三碘甲状腺原氨酸（L-T$_3$）治疗可直接使用活性的激素发挥其作用，因此起效作用较 L-T$_4$ 和干甲状腺制剂快而强，但是作用时间较短，且用药剂量要求严格，较难掌握，易增加心脏和骨骼不良反应的发生风险，需要频繁监测。所以临床上不推荐单独使用 L-T$_3$ 治疗甲减。

（四）亚临床甲减的治疗

1. 分型

亚临床甲减通常无明显临床症状和体征，主要依靠实验室检查指标进行确诊，2～3 个月重复测定血清 TSH、FT$_4$、TT$_4$ 水平，若都符合诊断指标即可确诊。根据 TSH 水平，可分为轻度亚临床甲减（TSH＜10mIU/L）和重度亚临床甲减（TSH≥10mIU/L），其中以轻度亚临床甲减最为常见，占 90%。

2. 治疗

轻度亚临床甲减患者，若伴有甲减症状、TPOAb 阳性、血脂异常或动脉粥样硬化疾病，应给予 L-T$_4$ 替代治疗；若不存在上述情况，只需定期监测 TSH 即可；重度亚临床甲减患者给予 L-T$_4$ 替代治疗。治疗目标和方案与临床甲减一致。治疗过程中应监测 TSH，以避免过度治疗导致心律失常和骨质疏松。

（五）妊娠期甲减的治疗

1. 诊断标准

妊娠期甲状腺疾病有单独特殊的一项血清甲状腺指标参考范围，称为妊娠期参考值。妊娠期临床甲减的诊断标准为 TSH＞妊娠特异参考值上限，FT$_4$＜妊娠特异参考值下限；妊娠期亚临床甲减的诊断标准为 TSH＞妊娠特异参考值上限，FT$_4$ 在正常范围内。

2. 治疗

L-T$_4$ 是治疗妊娠期甲减和亚临床甲减的首选药物。

1）对既往患有甲减或亚临床甲减且正在应用 L-T$_4$ 治疗的患者，在计划妊娠时，应调整 L-T$_4$ 剂量，使 TSH 在正常范围内，且最好 TSH＜2.5mIU/L 后再妊娠。

2）对有甲减既往病史的妇女一旦怀孕，应立即检查甲状腺功能和自身抗体，根据检查结果调整 L-T$_4$ 剂量，保证妊娠早期 TSH 在 0.1～2.5mIU/L、妊娠中期 TSH 在 0.2～3.0mIU/L、妊娠晚期 TSH0.3～3.0mIU/L。妊娠期初诊的临床甲减患者，应立即给予足量 L-T$_4$ 治疗，L-T$_4$ 替代剂量为 2.0～2.4μg/（kg·d）。

3）妊娠期初诊的亚临床甲减患者，TSH＞正常参考范围上限，不论 TPOAb 是否阳性，都应给予 L-T$_4$ 治疗。需根据 TSH 升高的程度决定治疗剂量，TSH＞妊娠特异参考值上限，L-T$_4$ 的起始剂量为 50μg/d；TSH＞8.0mIU/L，L-T$_4$ 的起始剂量 75μg/d；TSH＞10.0mIU/L，L-T$_4$ 的起始剂量为 100μg/d。

（六）黏液性水肿昏迷的治疗

1. 补充甲状腺激素

L-T_4首次静脉注射 200～400μg，以后每日注射 1.6μg/kg，直至患者临床症状改善改为口服或其他肠道给药。若无注射剂可给予片剂磨碎后胃管鼻饲。有条件者同时再给予 L-T_3 静脉注射治疗，疗效更为显著。L-T_3首次静脉注射 5～20μg，随后每 8h 静脉注射 2.5～10μg，可持续到患者清醒。

2. 其他措施

保温、供氧、补充糖皮质激素、补液、积极控制感染，治疗原发疾病。

（七）甲状腺激素抵抗综合征（RTH）

1. 分型

甲状腺激素抵抗综合征（RTH）分为全身性甲状腺激素抵抗综合征（GRTH）、垂体选择性甲状腺激素抵抗综合征（PRTH）、外周选择性甲状腺激素抵抗综合征（perRTH）。

2. 表现

（1）GRTH

一般缺乏甲减表现，临床常见甲状腺肿、发育迟缓、注意力不集中以及静息时心动过速。大多数患者有家族遗传史。可见血清 TT_4、TT_3、FT_4 增高（由轻度增高升到 2～3 倍），TSH 增高或正常。

（2）PRTH

临床可见轻度甲亢症状。可见血清 T_3、T_4 增高，TSH 增高或者正常。

（3）perRTH

临床可见甲减症状。GRTH 和 PRTH 的实验室检查结果均可出现在 perRTH 中。

3. 治疗

无甲状腺功能异常的患者一般不需要治疗。对伴有甲减的患者，可用甲状腺激素治疗；对伴有甲亢的患者，可用三碘甲腺乙酸治疗。

五、中医辨证论治

（一）辨证要点

本病为本虚标实证，以阳虚为本，气郁痰浊血瘀为标。基本病机为阳虚、气虚、气郁，主要病因为先天禀赋不足、情志失调、饮食及水土失宜、劳逸过度等。病位在肾，与心、肝、脾脏腑有关。在治疗上应注意辨明病情的轻重以及处理好本虚与标实的关系，治疗原则以温肾补阳、温肾健脾、温阳化气利水为主。

（二）证治分型

1. 肾阳虚衰证

症状：畏寒肢冷，面色苍白，腰膝酸痛，表情淡漠，毛发稀疏，性欲减退，月经不调，小便清长或遗尿。舌淡苔白，尺脉沉细或沉迟。

治法：温补肾阳，兼养精血。

代表方：右归丸加减。肉桂、附子、鹿角胶、山茱萸、菟丝子、杜仲、山药、熟地黄、枸杞、当归。

加减：肾阳虚甚，加仙茅、淫羊藿、鹿茸；遗精，加金樱子、芡实、莲须；五更泄泻，合用四神丸；阳虚水泛以致浮肿尿少，加茯苓、泽泻、车前子或合用五苓散；脾虚，加黄芪、党参、白术；肾不纳气，喘促，短气，动则更甚，加补骨脂、五味子、蛤蚧；血瘀，加桃仁、丹参。

2. 脾肾阳虚证

症状：畏寒，四肢不温，神疲乏力，手足麻木，少气懒言，记忆力减退，头晕目眩，耳鸣耳聋，毛发干燥易落，面浮无华，腹满厌食，纳少腹胀，畏寒便溏，口淡乏味，男子遗精阳痿，女子月经量少或见崩漏。舌淡胖有齿痕，苔白，脉弱沉迟。

治法：温肾健脾，益气温阳。

代表方：附子理中丸合右归丸加减。附子、干姜、人参、白术、甘草、鹿角胶、山茱萸、熟地黄、枸杞子、狗脊、菟丝子、牛膝、茯苓。

加减：腹中冷痛较甚，加高良姜、香附、吴茱萸；食后腹胀及呕吐，加半夏、陈皮、砂仁；腹痛便泻不止，加肉豆蔻、补骨脂。

3. 心肾阳虚证

症状：神疲乏力，神倦嗜卧，畏寒肢冷，面浮肢肿，头晕目眩，耳鸣重听，心悸心慌，心胸憋闷，气促，腰膝酸软。舌质淡，舌体胖大，苔黄腻，脉迟缓。

治法：温补心肾，利水消肿。

代表方：保元汤合真武汤加减。人参、黄芪、肉桂、生姜、甘草、附子、生姜、白术、茯苓、白芍。

加减：心脉瘀阻所致心胸疼痛，加郁金、川芎、丹参；全身浮肿严重，加车前子、葶苈子、泽泻；阳虚较甚，形寒肢冷，脉沉迟，加附子、巴戟天、仙茅、淫羊藿、鹿茸；心率慢，脉沉迟，用麻黄细辛附子汤；脉迟不复，用生脉散、参附汤；面部浮肿为主，形寒肢冷严重，用右归丸。

4. 阴阳两虚证

症状：畏寒蜷卧，腰膝酸冷，小便清长或遗尿，大便秘结，咽干口燥，但喜热饮，眩晕耳鸣，视物模糊，皮肤粗糙，男子阳痿、遗精滑精，女子不孕，带下量多。舌质淡红，舌体胖大，舌苔薄白，尺脉弱。

治法：温润滋阴，调补阴阳。

代表方：六味地黄丸合左归丸加减。熟地黄、何首乌、女贞子、肉苁蓉、淫羊藿、山茱萸、菟丝子、枸杞子、茯苓、泽泻。

加减：阳虚明显，加附子、肉桂；阴虚明显，合用生脉散；咽干口燥严重，加石斛、天花粉；大便干结甚，加火麻仁、郁李仁。

5. 阳虚水泛证

症状：双下肢凹陷性水肿，畏寒，四肢不温，面浮无华，神疲肢软，手足麻木，少气懒言，记忆力减退，头晕目眩，耳鸣耳聋，毛发干燥易落，腹满厌食，纳少腹胀，畏寒便溏，口淡乏味，男子遗精阳痿，女子月经量少或见崩漏。舌淡胖有齿痕，苔白，脉弱沉迟。

治法：温阳化气利水。

代表方：真武汤合五苓散加减。茯苓、白术、泽泻、车前子、桂枝、附子。

加减：病情缠绵，反复不愈，正气日衰，加党参、菟丝子；阳虚甚，加仙茅、巴戟天、鹿茸。

6. 肝郁脾虚证

症状：情志抑郁，善太息，胸胁或少腹胀满、疼痛，面色无华或虚浮、眼睑浮肿，肢体倦怠，女性月经量少、痛经，常伴轻度体重增加，大便秘结。舌淡，苔白，脉弦细或缓。

治法：疏肝解郁，理气健脾。

代表方：逍遥散合参苓白术散加减。合欢皮、郁金、夏枯草、陈皮、人参、茯苓、白术、苍术、泽泻、薏苡仁。

加减：胸闷，胸痛，加柴胡、香附；咽部不适，加桔梗、牛蒡子、木蝴蝶、射干。

7. 痰凝血瘀证

症状：颈前肿块质地坚韧，表面光滑，胸闷，倦怠乏力，表情淡漠，头晕耳鸣，嗜睡健忘，腹胀纳呆，女子可出现闭经。舌质暗红，边有齿痕，苔薄白或白腻，脉弦滑。

治法：理气化痰，活血消瘿。

代表方：海藻玉壶汤加减。海藻、昆布、海带、青皮、陈皮、半夏、贝母、连翘、甘草、当归、川芎。

加减：颈前肿块质地坚硬及有结节，加莪术、三棱、黄药子、丹参。

六、康复治疗

甲减发病隐匿，病程长，一般不能治愈，需终身服药，正日益成为影响人们健康的隐形杀手。本病病情复杂，并发症较多，多伴发心血管、脑血管、呼吸系统等疾病。后期易出现黏液性水肿，不寐、便秘等症状。长期服用药物治疗不良反应较多，部分患者耐受性较差，常见的毒副作用可见骨质疏松、心房纤颤、心绞痛，甚至心衰、心梗等。因此在治疗中不仅要改善患者的临床症状，还要全方面地关心患者的身心健康，提高生活质量，改善远期预后。

（一）目标

减轻不良反应，改善甲状腺功能及各项抗体指标，从医学及心理方面给予患者指导。

（二）治疗的措施

1. 心理治疗

心理因素与病情的进展有着密切的联系，因此心理健康问题越来越受到人们的关注。有研究表明甲状腺激素的减少，可能会影响脑神经功能。甲减患者常出现抑郁、强迫症、焦虑、与人沟通困难等心理障碍，长期治疗的费用所带来的经济负担也给甲减患者带来困扰，加重了心理负担。医生在药物治疗的同时，还应关注患者的心理健康。注意精神上的调节，给予健康教育和心理关怀，注意和患者的沟通，帮助患者调节心理障碍，建立良好的医患关系，鼓励其坚持长期治疗，树立治疗的信心。最大程度地缓解患者心理压力以及抑郁情绪，使身体、心理都能得到全面康复。

2. 针灸治疗

（1）体针治疗

取内关、合谷、足三里、关元、三阴交为主穴，肾俞、脾俞、胃俞、命门、阳陵泉、风池为配穴；每次留针时间为 15～20min，每日 1 次，10 天为 1 个疗程。

（2）耳针治疗

取神门、交感、肾上腺、皮质下、内分泌、肾，每次留针时间为 30min。

（3）艾灸治疗

取大椎穴。艾灸具有温经散寒、消瘀散结、防病保健等优点，大椎为三阳与督脉之会，用艾条温灸大椎可以起到温煦全身、调和气血、增强机体抗病能力的作用。方法为将艾条的一端点燃，对准大椎穴进行熏烤，距离 2～3cm 左右，以感到温热但无灼痛感为宜，每次 10～15min。

（徐京育　焦梓桐）

<h3 align="center">参 考 文 献</h3>

李全生，高天舒，2012. 原发性甲状腺功能减退症的中医治疗[J]. 辽宁中医药大学学报，14（8）：162-164.

中华医学会，2019. 甲状腺功能减退症基层诊疗指南（实践版·2019）[J]. 中华全科医师杂志，18（11）：1029-1033.

中华医学会内分泌学分会，2017. 成人甲状腺功能减退症诊治指南[J]. 中华内分泌代谢杂志，33（2）：167-180.

<h2 align="center">第五节　高脂血症</h2>

高脂血症（hyperlipidemia）是指血清总胆固醇（TC）、甘油三酯（TG）、低密度脂蛋白胆固醇（LDL-C）水平升高，高密度脂蛋白胆固醇（HDL-C）水平降低的脂质代谢紊乱性疾病。动脉粥样硬化性心血管疾病（ASCVD）已经成为我国居民的首位死亡原因，以 LDL-C 或 TC 水平升高为特点的高脂血症是诱发 ASCVD 的最主要危险因素之一，因此有效控制血脂水平可以显著降低 ASCVD 发生的风险，对防治 ASCVD 有着重要意义。除此之外，高脂血症还可引起急性胰腺炎、脂肪肝等疾病，严重威胁着人们的生命健康。

近年来，我国居民的血脂水平逐年增高，高脂血症的发病率明显增加，且随着年龄增长而升高，50～60 岁时可达高峰。目前中国成人高脂血症总体患病率为 40.4%，其中以低 LDL-C 血症患病率最高，可达 33.9%。目前，我国高脂血症面临着"三低一高"的严峻形势，即高患病率、低知晓率、低治疗率以及低控制率。因此高脂血症的防治工作仍任重而道远。

根据高脂血症的临床特点和症状，其可归属于中医的"膏浊""血瘀""痰浊"的范畴。

一、临 床 表 现

（一）黄色素瘤

黄色素瘤是由脂质局部沉积所引起的一种异常的局限性皮肤隆起，多呈结节、斑块或丘疹状，颜色可见黄色、橘黄色或棕红色，质地柔软。多好发于眼睑周围，也可见于身体的伸侧、肌腱部位、手掌等。

（二）角膜弓

角膜弓好发于 40 岁以上人群，以家族性高胆固醇血症（FH）患者多见，但特异性不高，多由角膜脂质沉积所致。颜色可见灰白色或白色，位于角膜外缘。

（三）脂血症眼底改变

脂血症眼底改变多出现在严重的高甘油三酯血症伴乳糜微粒血症患者。主要由富含 TG 的大颗粒脂蛋白积聚在眼底小动脉上从而引起光散射所致。

（四）动脉粥样硬化

动脉粥样硬化多由脂质在血管内皮沉积所致，可引起心脑血管病变，发生冠心病、心肌梗死等疾病。

（五）急性胰腺炎

急性胰腺炎可出现在严重的高甘油三酯血症（＞10mmol/L），如家族性脂蛋白脂酶（LPL）缺陷症和家族性 apoCⅡ缺陷症患者。

（六）游走性多关节炎

游走性多关节炎多出现在纯合子型家族性高胆固醇血症（HoFH）人群。临床上较罕见，多为自限性。

二、相 关 检 查

高脂血症的诊断主要以实验室检查结果为主。检测前 1 天避免剧烈运动，禁食 12～14h。若结果显示血脂异常，应在间隔 1 周后，2 个月内再次进行检测。

（一）TC

受遗传因素影响较大，对预测动脉粥样硬化性疾病的发生以及评估危险性的意义不如

LDL-C。

（二）TG

受遗传因素和环境因素影响。个体内变化较大，同一个个体饮食与测量时间的不同，检测出的 TG 水平也有较大差异。

（三）LDL-C

LDL-C 是预测 ASCVD 的发生以及评估危险性最有价值的参考指标。

（四）HDL-C

HDL-C 与 ASCVD 的发生率呈负相关。

（五）载脂蛋白 A1

载脂蛋白 A1（Apo A1）正常人多在 1.2～1.6g/L 范围内，通常女性稍高，临床意义与 HDL-C 相似。

（六）载脂蛋白 B

载脂蛋白 B（Apo B）正常人多在 0.8～1.1 g/L 范围内。临床意义与 LDL-C 相似，两者同时测定有助于疾病的判断。

（七）脂蛋白（a）

脂蛋白（a）[Lp（a）]不受年龄、性别以及药物的影响，主要与遗传因素有关。当检测数值大于 300mg/L 时，提示患冠心病的风险明显升高。

三、诊　　断

（一）诊断标准

详细询问患者的既往史、个人史、饮食及药物史、家族遗传史等。体格检查时应注意观察有无黄色素瘤、角膜弓、眼底改变等高脂血症常见临床表现。血脂合适水平和异常切点主要适用于 ASCVD 一级预防目标人群，分层标准见表 7-3。

表 7-3　中国 ASCVD 一级预防人群血脂合适水平和异常分层标准[mmol/L（mg/dl）]

分层	TC	LDL-C	HDL-C	非 HDL-C	TG
理想水平		<6.2（100）		<3.4（130）	
合适水平	<5.2（200）	<3.4（130）		<4.1（160）	<1.7（150）
边缘升高	≥5.2（200）<6.2（240）	≥3.4（130）且<4.1（160）		≥4.1（160）<4.9（190）	≥1.7（150）<2.3（200）
升高	≥6.2（240）	≥4.1（160）		≥4.9（190）	≥2.3（200）
降低			<1.0（40）		

（二）血脂异常分类

1. 病因分类

分为继发性高脂血症和原发性高脂血症。继发性高脂血症多指由于其他疾病以及药物所引起的血脂异常，常见疾病有糖尿病、肾病综合征、甲状腺功能减退症、肝脏疾病、肾功能衰竭、骨髓瘤、多囊卵巢综合征等。某些药物如利尿剂、糖皮质激素等也可引起血脂的异常。原发性高脂血症多与遗传因素有关，有家族聚集性，排除了继发性因素外即可诊断为原发性高脂血症。

2. 临床分类

（1）高胆固醇血症

仅见 TC 增高，相当于 WHO 表型的 IIa 型。

（2）高甘油三酯血症

仅见 TG 增高，相当于 WHO 表型的 IV、I 型。

（3）混合型高脂血症

可见 TC、TG 均增高，相当于 WHO 表型的 IIb、III、IV、V 型。

（4）低 HDL-C 血症

仅见 HDL-C 降低。

（三）血脂异常的筛查

1. 早期检测

1）20～40 岁成年人建议至少每 5 年测量 1 次血脂，包括 TC、LDL-C、HDL-C 及 TG。

2）40 岁以上男性和绝经期后女性建议每年检测血脂。

3）ASCVD 患者及其高危人群，需每 3～6 个月检测 1 次血脂。

4）因 ASCVD 住院的患者，应在入院时或入院后 24h 内检测血脂。

2. 血脂检测的重点人群

1）有 ASCVD 病史者。

2）存在多项 ASCVD 危险因素的人群，如高血压、糖尿病、肥胖、吸烟等。

3）有早发性心血管病家族史者，指男性一级直系亲属在 55 岁前或女性一级直系亲属在 65 岁前患缺血性心血管病；或有家族性高脂血症患者。

4）皮肤或肌腱黄色瘤及跟腱增厚者。

（四）心血管危险因素的评估

对心血管危险因素进行评估是高脂血症治疗过程中的基本治疗措施，有助于高脂血症患者制定调脂药物的治疗方案。

1. 危险分层

（1）极高危人群

极高危人群为已诊断为 ASCVD 的患者，包括急性冠脉综合征、稳定型冠心病、血运重建术后、缺血性心肌病、缺血性脑卒中、短暂性脑缺血发作、外周动脉粥样硬化性心脏病等。

（2）高危人群

LDL-C≥4.9mmol/L 或 TC≥7.2mmol/L；糖尿病患者 1.8mmol/L≤LDL-C≤4.9mmol/L 或 3.1mmol/L≤TC≤7.2mmol/L 且年龄≥40 岁。若不具备上述情况者，可选用 10 年 ASCVD 发病风险评估方法进行评估（见表 7-4）。

表 7-4　10 年 ASCVD 发病风险评估方法

危险因素个数*		血清胆固醇水平分层（mmol/L）		
		3.1≤TC<4.1 或 1.8≤LDL-C<2.6	4.1≤TC<5.2 或 2.6≤LDL-C<3.4	5.2≤TC<7.2 或 3.4≤LDL-C<4.9
无高血压	0~1 个	低危（<5%）	低危（<5%）	低危（<5%）
	2 个	低危（<5%）	低危（<5%）	中危（5%~9%）
	3 个	低危（<5%）	中危（5%~9%）	中危（5%~9%）
有高血压	0 个	低危（<5%）	低危（<5%）	低危（<5%）
	1 个	低危（<5%）	中危（5%~9%）	中危（5%~9%）
	2 个	中危（5%~9%）	高危（≥10%）	高危（≥10%）
	3 个	高危（≥10%）	高危（≥10%）	高危（≥10%）

注：*包括吸烟、低 HDL-C 及男性≥45 岁或女性≥55 岁；慢性肾脏病患者的危险评估及治疗可参见特殊人群血脂异常的治疗。

2. 余生危险评估

10 年 ASCVD 发病危险为中危且年龄低于 55 岁的人群，符合以下任意 2 项以上的危险因素者，可评估余生危险为高危。

1）收缩压≥160mmHg（1mmHg＝0.133kPa）或舒张压≥100mmHg。

2）非 LDL-C≥5.2mmol/L（200mg/dl）。

3）HDL-C<1.0mmol/L（40mg/dl）。

4）BMI≥28kg/m^2。

5）吸烟。

四、西医治疗

（一）治疗原则

1. 以 LDL-C 为首要干预靶点

LDL-C 在 ASCVD 的发生、发展中起着关键作用，降低血清 TC 和 LDL-C 水平 20%以上，可显著降低冠心病的死亡率。

2. 调脂治疗目标值

（1）LDL-C 目标值

极高危者 LDL-C<1.8mmol/L（70mg/dl）；高危者 LDL-C<2.6mmol/L（100mg/dl）；中危

和低危者 LDL-C<3.4mmol/L（130mg/dl）。若 LDL-C 基线值较高不能降至基本目标值,LDL-C 应至少降低 50%以代替基本目标值;部分极高危患者 LDL-C 基线值已达到基本目标值,LDL-C 仍应降低 30%。

（2）非 LDL-C 目标值

极高危者非 LDL-C<2.6mmol/L（100mg/dl）;高危者非 LDL-C<3.4mmol/L（130mg/dl）;中危和低危者非 LDL-C<4.1mmol/L（160mg/dl）。

3. 首选他汀类调脂药物

他汀类药物是 ASCVD 一级和二级预防药物,能显著降低心血管事件发生的风险,因此临床上首选他汀类调脂药物用于调脂达标。对低、中危者首先进行生活方式干预,3~6 个月未达到目标值者,应使用低、中等强度他汀治疗。对高危患者应立即使用中等强度他汀治疗同时配合生活方式干预。若胆固醇水平不达标,可与其他调脂药物联合使用,如依折麦布,降脂效果安全有效。

4. 其他血脂异常的干预

1）经他汀治疗后,若非 HDL-C 仍不达标,可联合应用贝特类药物或高纯度鱼油制剂。

2）血清 TG 水平的正常值为 1.7mmol/L（150mg/dl）,血清 TG≥1.7mmol/L（150mg/dl）时,应首先选用非药物干预措施。若 TG 水平在 2.3~5.6mmol/L（200~500mg/dl）之间,仅为轻、中度升高,在治疗时 LDL-C 和非 HDL-C 均应降至基本目标值。

3）严重高甘油三酯血症患者,即空腹 TG≥5.7mmol/L（500mg/dl）,应首先选用降 TG 及 VLDL-C 药物,如贝特类、高纯度鱼油制剂、烟酸等。

4）血清 HDL-C<1.0mmol/L（40mg/dl）时,以控制饮食和改善生活方式为主。

（二）治疗性生活方式的改变

饮食及生活方式在防治心血管疾病以及血脂治疗中起着重要作用,控制饮食和改善生活方式是治疗高脂血症的基础措施,同时也是代谢综合征的一级预防治疗。

1. 饮食控制

以谷物为主,饮食多样是平衡膳食模式的重要特征。适量食用鱼类、禽类、蛋和瘦肉,以鱼类和禽类为主。多吃蔬菜水果、奶类以及大豆。

（1）限制使 LDL-C 升高的膳食成分

一般人群摄入饱和脂肪酸应<总能量的 10%;高胆固醇血症摄入饱和脂肪酸应<总能量的 7%,摄入反式脂肪酸应<总能量的 1%;膳食胆固醇的摄入量<300mg/d;ASCVD 等高危患者,摄入脂肪不应超过总能量的 20%~30%。

（2）增加降低 LDL-C 的膳食成分

植物固醇摄入量为 2~3g/d;水溶性膳食纤维摄入量为 10~25g/d。

（3）脂肪摄入

优先选择富含 n-3 多不饱和脂肪酸的食物,如深海鱼、鱼油、植物油。

（4）糖类

每日摄入糖类应占总能量的 50%~60%,以谷类、薯类及全谷物为主。可选用富含膳食纤维及低升糖指数的糖类代替饱和脂肪酸。

（5）反式脂肪酸

摄入量不超过 2g/d。

（6）减少食物总能量摄入

每日减少 300～500kcal。

2. 运动方式

保持规律运动，维持健康体重（BMI20.0～23.9kg/m^2）。坚持每周 5～7 天，每次 30min 的中等强度代谢运动。ASCVD 患者应先进行运动负荷试验，充分评估其安全性。每天至少消耗 200kcal 热量，以每天步行 6000 步为宜。减少久坐时间。

3. 其他

充足饮水、限制添加糖的摄入量、限制饮酒、禁烈性酒、限盐、戒烟。

（三）药物治疗

1. 他汀类

他汀类即 3-羟基-3-甲基戊二酰辅酶 A 还原酶抑制剂，是治疗高脂血症药物的基石，也是使用范围最广的调脂药物。可适用于高胆固醇血症、混合型高脂血症和 ASCVD 患者。临床上常用药物包括阿托伐他汀（10～20mg）、洛伐他汀（40mg）、辛伐他汀（20～40mg）、普伐他汀（40mg）、氟伐他汀（80mg）、瑞舒伐他汀（5～10mg）和匹伐他汀（2～4mg）。不同种类与剂量的他汀类药物降胆固醇效果区别较大。他汀类药物降低 ASCVD 发生的风险性与其降低 LDL-C 幅度呈正相关。建议可以在任何时间段每日服用 1 次，晚上服用时降低 LDL-C 幅度可稍微增加。取得效果后应坚持长期服用，不可突然停止使用。若出现不良反应，可更换药物种类、减少剂量、隔日服用等。大多数患者耐受性较好。

2. 肠道胆固醇吸收抑制剂

依折麦布适用于高胆固醇血症和以 TC 升高为主的混合型高脂血症，可单独使用，也可与他汀类药物联用，联用时可产生良好的协同作用，显著降低心血管事件发生的危险。推荐剂量为 10mg/d。

3. 普罗布考

普罗布考可明显降低 HDL-C，适用于高胆固醇血症，尤其是纯合子家庭性高胆固醇血症（HoFH）和黄色素瘤患者。推荐剂量为每次 0.5g，每日 2 次。

4. 胆酸螯合剂

胆酸螯合剂适用于高胆固醇血症和以 TC 升高为主的混合型高脂血症。常见药物包括考来烯胺每次 5g，每日 3 次；考来替泊每次 5g，每日 3 次；考来维仑每次 1.875g，每日 2 次。联合应用他汀类药物能显著提高调脂效果。

5. 贝特类

贝特类可以升高 HDL-C 水平，适用于高胆固醇血症和以 TG 升高为主的混合型高脂血症。

常见药物包括：非诺贝特，每次 0.1g，每日 3 次；微粒化非诺贝特，每次 0.2g，每日 1 次；吉非贝齐，每次 0.6g，每日 2 次；苯扎贝特，每次 0.2g，每日 3 次。主要作用以降低非致死性心肌梗死发生率和减少冠状动脉血运重建术为主，对心血管死亡、致死性心肌梗死或卒中无显著影响。

6. 烟酸类

烟酸类即维生素 B_3。大剂量使用时具有降低 TC、LDL-C、TG，升高 HDL-C 的作用。适用于高胆固醇血症和以 TG 升高为主的混合型高脂血症。包括普通剂型和缓释剂型，临床中常用缓释剂型。常用剂量为每次 1～2g，每日 1 次，睡前服用。建议从小剂量开始，即每日 0.375～0.5g，4 周后逐渐增加至推荐剂量。

7. 高纯度鱼油制剂

鱼油主要成分为 n-3 脂肪酸。能降低 TG 和轻度升高 HDL-C，但对 TC 和 LDL-C 无明显影响。适用于高甘油三酯血症和以 TG 升高为主的混合型高脂血症。常用剂量为每次 0.5～1g，每日 3 次。

8. 新型调脂药物

$ApoB1_{00}$ 合成抑制剂，如米泊美生；前蛋白转化酶枯草溶菌酶 9（PCSK9）抑制剂；微粒体 TG 转移蛋白抑制剂，如洛美他派。

9. 调脂药物的联合使用

（1）他汀类与依折麦布

二者联合使用可产生很好的协同作用，可以使 LDL-C 在他汀治疗的基础上进一步下降约 18%，且不增加他汀的不良反应。适用于中等强度他汀治疗高胆固醇血症时出现血脂不达标或不耐受者。

（2）他汀类与贝特类

二者联合使用时能显著降低 LDL-C 和 TG 水平，升高 HDL-C 水平。临床上常联合使用非诺贝特，适用于严重高甘油三酯血症伴或不伴低 HDL-C 水平的混合型高脂血症患者，尤其适合他汀治疗高危心血管病患者 TG 或 HDL-C 仍控制不佳者。合用时会增加不良反应发生的概率，因此使用时应从小剂量开始，早晨服用贝特类药物，晚上服用他汀类药物，同时密切监测肌酶和肝酶。

（3）他汀类与 n-3 脂肪酸

适用于混合型高脂血症，不增加不良反应。不建议长期使用大剂量的 n-3 脂肪酸，会导致出血的风险性提高。

（4）他汀类与 PCSK9 抑制剂

适用于 HoFH 患者，在联合使用他汀类药物和依折麦布治疗后，LDL-C 水平仍>2.6 mmol/L 的 ASCVD 患者，可再加用 PCSK9 抑制剂。

（四）其他治疗措施

脂蛋白血浆置换

脂蛋白血浆置换是重要的辅助治疗措施，用于家族性高胆固醇血症（FH），尤其是 HoFH

患者，可使 LDL-C 水平降低约 55%~70%。

（五）治疗过程的监测

1. 非药物治疗者

在开始的 3~6 个月应复查血脂水平，若血脂控制达标，则继续非药物治疗，每 6~12 个月复查 1 次。

2. 首次服用调脂药物者

在用药 6 周内应复查血脂、转氨酶和肌酸激酶。若血脂达到目标值且无特殊情况可每 6~12 个月复查 1 次；若血脂未达到目标值且无不良反应，每 3 个月复查 1 次。

3. 治疗 3~6 个月血脂仍未达到目标值者

应调整药物剂量或更换药物，或联合应用其他作用机制的调脂类药物，每次调整药物后都应在 6 周内复查血脂、转氨酶和肌酸激酶。

（六）特殊人群血脂异常的管理

1. 糖尿病

糖尿病合并高脂血症临床上多表现为 TG 升高、HDL-C 降低、LDL-C 升高或正常。应根据 ASCVD 危险评估流程进行危险分层干预管理。首选他汀类药物治疗，若合并高 TG 伴或不伴低 HDL-C，可联合应用他汀类与贝特类药物。

2. 高血压

收缩压＞143.5mmHg 人群，应联合使用他汀类与降压药物，以显著降低心血管事件发生的危险。中等危险的高血压患者应开始他汀治疗，并根据危险程度来确定调脂达标值。

3. 代谢综合征

代谢综合征是指以肥胖、高血糖、高血压以及高脂血症集结发病的临床综合征。主要防治目标是防止 ASCVD 患者再次发生心血管事件，降低 ASCVD 及 T2DM 发生的危险。在治疗上，应首先进行生活方式干预治疗，若不能达标，再进行药物治疗。

4. 慢性肾脏病

慢性肾脏病常伴随高脂血症，可增加 ASCVD 发生的危险。所有慢性肾脏病患者在耐受情况下，均应启动中等强度他汀治疗，必要时可联合使用依折麦布。

5. 高龄老年人

年龄≥80 岁的老年人常需要服用多种药物，且肝肾功能减退，治疗时应个体化，从小剂量开始，逐渐根据治疗效果调整剂量并密切监测肝肾功能和肌酸激酶。

6. FH

FH 以血清 LDL-C 水平明显升高和早发冠心病为主要临床特征。首先，所有 FH 患者均应采取治疗性生活方式改变，预防危险因素的发生，其次从 10 岁以上就应长期坚持他汀类药物治疗，常需要多种药物联合应用以达到目标值。

7. 卒中

非心源性缺血性卒中或短暂性脑缺血发作患者均应长期坚持他汀类药物治疗。

五、中医辨证论治

（一）辨证要点

本病为本虚标实病证，以脾肾虚为本，痰瘀为标。基本病机为脾失健运，发病原因多与禀赋不足、饮食失调、情志内伤有关。治疗上应标本兼顾、补虚泻实。

（二）证治分型

1. 痰浊内阻证

症状：形体肥胖，头重如裹，胸膈满闷，呕恶痰涎，肢体麻木，身重困倦，心悸，失眠，口淡不渴，食少。舌胖，苔滑腻，脉弦滑。

治法：化痰祛湿。

代表方：温胆汤加减。半夏、竹茹、陈皮、枳实、茯苓、甘草。

加减：痰湿盛，胀满严重，加紫苏梗、桔梗；脾胃虚弱，加党参、白术、砂仁。

2. 脾虚湿盛证

症状：神疲乏力，胸闷脘胀，头晕，纳呆，恶心，身体困重。舌淡胖，边有齿痕，苔白腻，脉细弱或濡缓。

治法：益气健脾化痰。

代表方：胃苓汤加减。苍术、厚朴、陈皮、猪苓、泽泻、白术、茯苓、甘草、桂枝。

加减：腹胀便溏，加厚朴、陈皮、木香；肢体肿胀明显，合用五皮饮。

3. 气滞血瘀证

症状：胸胁胀满疼痛，或头痛、腹痛，痛如针刺，部位固定不移，疼痛持续，或腹部有痞块，痛处拒按。舌暗红，有紫气或瘀斑，脉细涩。

治法：疏肝理气，活血通络。

代表方：血府逐瘀汤加减。当归、川芎、桃仁、红花、柴胡、枳壳、香附、川楝子、郁金、五灵脂、延胡索、三七。

加减：胁下积块，刺痛拒按，用膈下逐瘀汤。

4. 肝肾阴虚证

症状：头晕目眩，耳鸣，腰膝酸软，五心烦热，咽干口燥，健忘，失眠。舌红少苔，脉细数。

治法：补益肝肾。

代表方：一贯煎合杞菊地黄丸加减。生地黄、枸杞、黄精、沙参、麦冬、山茱萸、当归、白芍、炙甘草、茯苓、泽泻、牡丹皮、枸杞子、菊花。

加减：心烦不寐，加酸枣仁、合欢皮、炒栀子；阴虚火旺，加黄柏、知母、地骨皮。

六、康复治疗

高脂血症病程较长，长期服药给患者带来了较大的经济负担与心理压力，患者依从性差，不利于疾病的康复。医学发展到如今，在通过药物缓解患者临床症状的同时，更应注意患者的心理健康以及生活质量。

（一）康复目标

改善临床症状，调节血脂代谢紊乱状态，预防 ASCVD 发生、发展，帮助患者培养良好的生活习惯，防止病情的发展。

（二）治疗的措施

1. 针灸治疗

（1）体针治疗

取风池、曲池、内关、丰隆、三阴交、足三里等，每日 1 次，10 天为 1 个疗程。

（2）耳针治疗

取内分泌、脾、胃等。用耳贴王不留行籽压穴，每次 4～6 个穴，3 天换药 1 次，5 次为 1 个疗程，共 1～4 个疗程。

（3）埋线治疗

取丰隆、天枢、内关等，辨证选穴。根据穴位皮下脂肪厚度选择合适的可吸收的羊肠线穿入消毒后的埋线针，注入穴位，遮盖敷料。每周 1 次，4 次为 1 个疗程。

（4）艾灸治疗

取足三里、神阙。将艾条放置距皮肤 2cm 处，1min 后抬高到 2.5～3cm 处温和灸。每次 10min，隔日 1 次，6 周为 1 个疗程，共 2 个疗程。

2. 传统运动治疗

传统运动治疗是中医高脂血症康复治疗的主要方法。能够疏通经络，调节气血，增强血液循环，尤其适合于中老年人群。常见的传统运动有八段锦、五禽戏、易筋经等。可以减少体内脂肪的堆积，提高肺活量，有效降低 TC、TG 和 LDL-C 等指标。

（杜　琳）

参 考 文 献

中国成人血脂异常防治指南修订联合委员会，2016. 中国成人血脂异常防治指南（2016 年修订版）[J]. 中国循环杂志，31（10）：937-953.

中国中西医结合学会心血管病专业委员会动脉粥样硬化与血脂异常专业组，2017. 血脂异常中西医结合诊疗专家共识[J]. 中国全科医学，20（3）：262-269.

附　　表

附表 1　Barthel 指数表

项目	评分标准	得分		
		评定日期	评定日期	评定日期
穿衣	0=依赖			
	5=需一般帮助			
	10=自理（系、开纽扣，关、开拉锁和穿鞋）			
修饰	0=需帮助			
	5=独立梳头、刷牙、洗脸、剃须			
吃饭	0=依赖别人			
	5=需部分帮助（夹菜、盛饭、切面包、抹黄油）			
	10=全面自理			
如厕	0=依赖别人			
	5=需部分帮助			
	10=自理			
大便	0=失禁或昏迷			
	5=偶尔失禁（每周<1 次）			
	10=能控制			
小便	0=失禁或昏迷或需由他人导尿			
	5=偶尔失禁（每 24 小时<1 次，每周>1 次）			
	10=能控制			
洗澡	0=依赖			
	5=自理			
转移（床-椅）	0=完全依赖别人；不能做			
	5=需大量帮助（2 人）；能坐			
	10=需少量帮助（1 人）；能坐			
	15=自理			
活动（步行）（平地 45 米）	0=不能步行			
	5=在轮椅上独立行动，较大依赖			
	10=需一人帮助步行（体力或语言指导）			
	15=独立步行（可用辅助器）			
上楼梯（上下一段楼梯，用手杖也算独立）	0=不能			
	5=需帮助（体力或语言指导）			
	10=自理			
总分				

临床意义：评出分数后，可以按下列标准判断患者（日常生活活动，ADL）独立程度（5 级）。

0～20 分：极严重功能缺陷，ADL 完全依赖；25～45 分：严重功能缺陷，ADL 重度依赖；50～70 分：中度功能缺陷，ADL 中度依赖；75～95 分：轻度功能缺陷，ADL 轻度依赖；100 分：ADL 自理。60 分以上者为虽然有轻度残疾，但生活基本自理；60～40 分者为中度残疾，生活需要帮助；40～20 分者为重度残疾，生活需要很大帮助。

附表 2　工具性日常生活活动能力量表（Lawton IADLs）

内容	能力	评分
使用电话能力	能主动打电话，能查号，拨号	1
	能拨打几个熟悉的号码	1
	能接电话，但不能拨号码	1
	根本不能用电话	0
购物	能独立进行所有需要的购物活动	1
	仅能进行小规模的购物	0
	任何购物活动均需要陪同	0
	完全不能进行购物	0
备餐	独立计划，烹制和取食足量食物	1
	如果提供原谅，能烹制适当的食物	0
	能加热和取食预加工的食物，或能准备食物	0
	需要别人帮助做饭和用餐	0
整理家务	能单独持家，或偶尔需要帮助（如重体力家务需家政服务）	1
	能做一些轻的家务，如洗碗、整理床铺	1
	能做一些轻的家务，但不能做到保持干净	1
	所有家务活动均需要在帮忙的情况下完成	1
	不能做任何家务	0
洗衣	能洗自己所有的衣服	1
	洗小的衣物；漂洗短袜以及长筒袜等	1
	所有衣物必须由别人洗	0
使用交通工具	能独立乘坐公共交通工具或独自驾车	1
	能独立乘坐出租车并安排自己的行车路线，但不能坐公交车	1
	在他人帮助或陪伴下能乘坐公共交通工具	1
	仅能在他人陪伴下乘坐出租车或汽车	0
个人服药能力	能在正确的时间服用正确剂量的药物	1
	如果别人提前把药物按单次剂量分好后，自己可以正确服用	0
	不能自己服药	0
理财能力	能独立处理财务问题（做预算，写支票，付租金和账单，去银行）收集和适时管理收入情况	1
	能完成日常购物，但到银行办理业务和大家购物等需要帮助	1
	无管钱能力	0

附表3　汉密尔顿焦虑量表（HAMA）

	内容	0 无	1 轻	2 中	3 重	4 极重
1	焦虑心境：担心、担忧，感到有最坏的事要发生，容易激惹					
2	紧张：紧张感、易疲劳、不能放松、情绪反应，易哭、颤抖、感到不安					
3	害怕：害怕黑暗、陌生人、一人独处、动物、乘车或旅行及人多的场合					
4	失眠：难以入睡、易醒、睡得不深、多梦、夜惊、醒后疲劳感					
5	认知功能：或称记忆、注意障碍，注意力不能集中、记忆力差					
6	抑郁心境：丧失兴趣、对以往爱好缺乏快感，抑郁、早醒、昼重夜轻					
7	躯体性焦虑（肌肉系统）：肌肉酸痛、活动不灵活、肌肉抽动、牙齿打颤、声音发颤					
8	躯体性焦虑（感觉系统）：视物模糊、发冷发热、软弱无力感、浑身刺痛					
9	心血管系统症状：心动过速、心悸、胸痛、血管跳动感、昏倒感、心搏脱漏					
10	呼吸系统症状：胸闷、窒息感、叹息、呼吸困难					
11	胃肠道症状：吞咽困难、嗳气、消化不良（进食后腹痛、恶心、胃部饱感）、肠动感、肠鸣、腹泻、体重减轻、便秘					
12	生殖泌尿系统症状：尿意频数、尿急、停经、性冷淡、早泄、阳痿					
13	自主神经系统症状：口干、潮红、苍白、易出汗、起鸡皮疙瘩、紧张性头痛、毛发竖起					
14	会谈时行为表现： 1. 紧张、不能松弛、忐忑不安、咬手指、紧紧握拳、摸弄手帕、面肌抽动、不宁顿足、手发抖、皱眉、表情僵硬、肌张力高、叹气样呼吸、面色苍白 2. 生理表现：吞咽、打嗝、安静时心率快、呼吸急促、腱反射亢进、震颤、瞳孔放大、眼睑跳动、易出汗、眼球突出					
	总分					

注：严重焦虑≥29分；明显焦虑≥21分；肯定有焦虑≥14分；可能有焦虑>7分；没有焦虑症状<7分。

附表 4 焦虑自评量表（SAS）   （带*为反向评分题）

描述	A	B	C	D
1. 我觉得比平常容易紧张和着急（焦虑）				
2. 我无缘无故地感到害怕（害怕）				
3. 我容易心里烦乱或觉得惊恐（惊恐）				
4. 我觉得我可能将要发疯（发疯感）				
*5. 我觉得一切都很好，也不会发生什么不幸（不幸预感）				
6. 我手脚发抖打颤（手足颤抖）				
7. 我因为头痛、头颈痛和背痛而苦恼（头痛）				
8. 我感到容易衰弱和疲乏（乏力）				
*9. 我觉得心平气和，并且容易安静坐着（静坐不能）				
10. 我觉得心跳得很快（心悸）				
11. 我因为一阵阵头晕而苦恼（头晕）				
12. 我有晕倒发作或觉得要晕倒似的（晕厥感）				
*13. 我呼气、吸气都感到很容易（呼吸困难）				
14. 我手脚麻木和刺痛（手足刺痛）				
15. 我因为胃痛和消化不良而苦恼（胃痛和消化不良）				
16. 我常常要小便（尿意频数）				
*17. 我的手脚常常是干燥温暖的（多汗）				
18. 我脸红发热（面部潮红）				
*19. 我容易入睡，并且一夜睡得很好（睡眠障碍）				
20. 我做噩梦（噩梦）				

注：

A. 无或很少有；B.有时有；C.大部分时间有；D.绝大多数时间有。

计分：正向计分题A、B、C、D按1分、2分、3分、4分计分；反向计分题按4分、3分、2分、1分计分。

按照中国常模结果：

SAS标准差的分界值为50分，其中50～59分为轻度焦虑；60～69分为中度焦虑；69分以上为重度焦虑。

附表 5　Hamilton 抑郁量表（HAMD）

	内容	0=无	1=轻	2=中	3=重	4=极重	得分
1	忧郁情绪	无	问到才说	自发表达忧郁	表情音调中流露	言行极著	
2	有罪感	无	责备自己	反复思考自己过失	有罪恶妄想	威胁幻觉	
3	自杀	无	感觉生活没意义	常想与死相关的事	自杀念头	有严重自杀行为	
4	入睡困难	无	有时有	每晚有			
5	睡眠不深	无	睡眠浅，多噩梦	半夜易醒			
6	早醒	无	醒后能睡	醒后不能睡			
7	工作和兴趣	无	问到才说	自发表达兴趣减退	活动少，效率降	停止工作	
8	阻滞（思维和言语缓慢，注意力难以集中）	无	轻度缓慢	明显缓慢	交谈困难	木僵	
9	激越	无	有点心神不定	明显心神不定	不能静坐	小动作多	
10	精神性焦虑	无	问到才说	自发表达	表情音调中流露	明显惊恐	
11	躯体性焦虑（口干、腹胀、腹泻、打嗝、腹绞痛、心悸、头痛、过度换气和叹气，以及尿频和出汗）	无	轻度	中度	重度	影响生活	
12	胃肠道症状	无	食欲减退	需要用消化药			
13	全身症状	无	疼痛或疲倦	症状明显			
14	性症状	无	性欲减退	症状明显			
15	疑病	无	过分关注身体	反复考虑健康问题	有疑病妄想	同时有幻觉	
16	体重减轻	无	可能有	肯定有			
17	自知力	无	承认有病	否认有病			
	总分						

注：抑郁参考值：>30 分为严重抑郁，>20 分且≤30 分为中度抑郁，>17 分且≤20 分为轻度抑郁。

附表 6 抑郁自评量表（SDS） （带*为反向评分题）

1.我觉得闷闷不乐，情绪低沉 　A.没有或少时间 　B.少部分时间 　C.相当多时间 　D.绝大部分或全部时间	8.我有便秘的苦恼 　A.没有或很少时间 　B.少部分时间 　C.相当多时间 　D.绝大部分或全部时间	15.我比平时容易生气激动 　A.没有或很少时间 　B.少部分时间 　C.相当多时间 　D.绝大部分或全部时间
*2.我觉得一天之中早晨最好 　A.没有或很少时间 　B.少部分时间 　C.相当多时间 　D.绝大部分或全部时间	9.我心跳比平时快 　A.没有或很少时间 　B.少部分时间 　C.相当多时间 　D.绝大部分或全部时间	*16.我觉得做出决定是容易的 　A.没有或很少时间 　B.少部分时间 　C.相当多时间 　D.绝大部分或全部时间
3.我一阵阵哭出来或觉得想哭 　A.没有或很少时间 　B.少部分时间 　C.相当多时间 　D.绝大部分或全部时间	10.我无缘无故地感到疲乏 　A.没有或很少时间 　B.少部分时间 　C.相当多时间 　D.绝大部分或全部时间	*17.我觉得自己是个有用的人，有人需要我 　A.没有或很少时间 　B.少部分时间 　C.相当多时间 　D.绝大部分或全部时间
4.我晚上睡眠不好 　A.没有或很少时间 　B.少部分时间 　C.相当多时间 　D.绝大部分或全部时间	*11.我的头脑和平时一样清楚 　A.没有或很少时间 　B.少部分时间 　C.相当多时间 　D.绝大部分或全部时间	*18.我的生活过得很有意思 　A.没有或很少时间 　B.少部分时间 　C.相当多时间 　D.绝大部分或全部时间
*5.我吃的和平常一样多 　A.没有或很少时间 　B.少部分时间 　C.相当多时间 　D.绝大部分或全部时间	*12.我做事情像平时一样不感到困难 　A.没有或很少时间 　B.少部分时间 　C.相当多时间 　D.绝大部分或全部时间	19.我认为如果我死了别人会生活得好些 　A.没有或很少时间 　B.少部分时间 　C.相当多时间 　D.绝大部分或全部时间
*6.我与异性接触时和以往一样感到愉快 　A.没有或很少时间 　B.少部分时间 　C.相当多时间 　D.绝大部分或全部时间	13.我觉得不安而平静不下来 　A.没有或很少时间 　B.少部分时间 　C.相当多时间 　D.绝大部分或全部时间	*20.平常感兴趣的事我仍感到兴趣 　A.没有或很少时间 　B.少部分时间 　C.相当多时间 　D.绝大部分或全部时间
7.我发觉我的体重在下降 　A.没有或很少时间 　B.少部分时间 　C.相当多时间 　D.绝大部分或全部时间	*14.我对将来抱有希望 　A.没有或很少时间 　B.少部分时间 　C.相当多时间 　D.绝大部分或全部时间	

注:

若为正向评分题，依次评为 1 分、2 分、3 分、4 分；反向评分题则评为 4 分、3 分、2 分、1 分。

待评定结束后，把 20 个项目中的各项分数相加，即得总分（X），然后将总分乘以 1.25 以后取整数部分，就得标准分（Y）。

结果解释:

按照中国常模结果，SDS 标准分的分界值为 53 分，其中 53~62 分为轻度抑郁，63~72 分为中度抑郁，73 分以上为重度抑郁。

SDS 总粗分的正常上限为 41 分，分值越低状态越好。标准分为总粗分乘以 1.25 后所得的整数部分。我国以 SDS 标准分≥50 为有抑郁症状。

抑郁严重度=各条目累计分/80。结果:0.5 以下者为无抑郁；0.5~0.59 为轻微至轻度抑郁；0.6~0.69 为中至重度抑郁；0.7 以上为重度抑郁。

附表 7　老年抑郁量表 （GDS-15）

项目	是（1分）	否（0分）
1.您对生活基本上满意吗?		
2.您是否已放弃了许多活动与兴趣?		
3.您是否觉得生活空虚?		
4.您是否常感到厌烦?		
5.您是否大部分时间精力充沛?		
6.您是否害怕会有不幸的事落到您头上?		
7.您是否大部分时间感到幸福?		
8.您是否常感到孤立无援?		
9.您是否希望待在家里而不愿去做些新鲜事?		
10.您是否觉得记忆力比以前差?		
11.您是否觉得像现在这样活着毫无意义?		
12.您觉得生活充满活力吗?		
13.您是否觉得您的处境已毫无希望?		
14.您是否觉得大多数人比您强得多?		
15.您是否感到自己没什么价值?		

注：评分标准：<5 分为正常，5~9 分为有抑郁倾向，≥10 分为抑郁。

附表 8 抑郁症筛查量表（PHQ-9）

在过去的 2 周里，您是否有以下 9 种问题困扰，请选择并在相应的位置打上"√"。

	没有（0）	有几天（1）	一半以上时间（2）	几乎天天（3）
做事缺乏兴趣				
感到沮丧、失落、绝望				
入睡困难，总是醒着或睡得太多嗜睡				
感觉疲倦				
食欲不好或暴饮暴食				
感觉自己很失败或感觉给你自己或家庭带来失败				
无法集中精力，即便是阅读或看电视时				
他人可以察觉到你说话或者移动速度慢或者跟往常比因为烦躁不安而走动增多				
有自杀的念头或想用某种方式伤害自己				
总分				

注：轻度患者：5～9 分；中度患者：10～19 分；重度患者：大于 20 分。

附表 9　简易智能量表

日期							
时间							
文化程度：□ 文盲　　　□ 小学程度　　　□ 中学或以上程度							
评估项目（一）：有以下任何 1 项的为高危对象							
既往史（近 3 年）	曾经发生走失						
医学诊断	认知功能障碍（智障、老年痴呆、精神分裂）						
意识状态	有精神行为异常						
视力状态	失明						
评估项目（二）：简易精神状态评价量表（MMSE）							

定向力 (10 分)	1.现在是 （5 分）	星期几？	1 分					
		几号？	1 分					
		几月？	1 分					
		什么季节？	1 分					
		哪一年？	1 分					
	2.我们现在在哪里 （5 分）	省市？	1 分					
		区或县？	1 分					
		街道或乡？	1 分					
		什么地方？	1 分					
		第几层楼？	1 分					
即刻 记忆力 (3 分)	3.现在我要说 3 样东西，在我说完后，请你重复说一遍，请你记住这 3 样东西，因为几分钟后要再问你的（3 分）	皮球	1 分					
		国旗	1 分					
		树木	1 分					
注意力 和计算 力(5 分)	4.请你算一算 100-7=？连续减 5 次（若错了，但下一个答案正确，只记 1 次错误）（5 分）	93	1 分					
		86	1 分					
		79	1 分					
		72	1 分					
		65	1 分					
回忆能 力(3 分)	5.请你说出我刚才告诉你让你记住的那些东西（3 分）	皮球	1 分					
		国旗	1 分					
		树木	1 分					
语言 能力 (9 分)	6.命名能力（2 分）	出示手表，问这个是什么东西？	1 分					
		出示钢笔，问这个是什么东西	1 分					
	7.复述能力（1 分）	我现在说一句话，请跟我清楚的重复一遍（四十四只石狮子）	1 分					
	8.阅读能力（1 分）	（闭上你的眼睛）请你念念这句话，并按上面意思去做！	1 分					
	9.三步命令（3 分） 我给你一张纸请你按我说的去做，现在开始	用右手拿着这张纸	1 分					
		用两只手将它对折起来	1 分					
		放在你的左腿上	1 分					
	10.书写能力（1 分）	要求受试者自己写一句完整的句子（句子必须有主语、动词、有意义）	1 分					
	11.结构能力 （1 分）	（出示图案）请你照上面图案画下来！ （two overlapping pentagons figure）	1 分					
评估总分								

　　注：总分 30 分，分数值与受教育程度有关，文盲≤17 分，小学程度≤20 分，中学或以上程度≤24 分，为有认知功能缺陷，以上为正常。13~23 分为轻度痴呆，5~12 分为中度痴呆，<5 分为重度痴呆。

附表 10　简易智力状态评估量表（Mini-Cog）

1	请受试者仔细听和记住 3 个不相关的词，然后重复
2	请受试者在一张空白纸上画出钟的外形，标好时钟数，给受试者一个时间让其在钟上标出来（画钟试验正确，能正确表明始终数字位置顺序，正确显示所给定的时间）
3	请受试者说出先前所给的 3 个词

注：评估建议：

0 分：3 个词 1 个也记不住，定为痴呆。

1~2 分：能记住 3 个词中的 1~2 个，画钟试验正确，认知功能正常；画钟试验不正确，认知功能缺损。

3 分：能记住 3 个词，不定为痴呆。

附表 11 认知功能筛查量表（CASI）

编号	测试内容	评分	得分
1	今天是星期几？	1	
2	现在是哪个月？	1	
3	今天是几号？	1	
4	今天是哪一年？	1	
5	这是什么地方？	1	
6	请说出 872 这 3 个数字	1	
7	请倒过来说刚才这 3 个数字	1	
8	请说出 6371 这 4 个数字	1	
9	请听清 694 这 3 个数字，然后数 1~10，再重复说出 694	1	
10	请听清 8143 这 4 个数字，然后数 1~10，再重复说出 8143	1	
11	从星期日倒数到星期一	1	
12	9 加 3 等于几？	1	
13	再加 6 等于几（在 9 加 3 的基础上）？	1	
14	18 减 5 等于几？请记住这几个词，等一会我会问你：帽子、汽车、树、26	1	
15	快的反义词是慢，上的反义词是什么？	1	
16	大的反义词是什么？硬的反义词是什么？	1	
17	橘子和香蕉是水果类，红和蓝属于哪一类？	1	
18	这是多少钱？ 角　　分	1	
19	我刚才让你记住的第一个词是什么？（帽子）	1	
20	第二词呢？（汽车）	1	
21	第三个词呢？（树）	1	
22	第四个词呢？（26）	1	
23	110 减 7 等于几？（103）	1	
24	再减 7 等于几？（96）	1	
25	再减 7 等于几？（89）	1	
26	再减 7 等于几？（82）	1	
27	再减 7 等于几？（75）	1	
28	再减 7 等于几？（68）	1	
29	再减 7 等于几？（61）	1	
30	再减 7 等于几？（54）	1	

注：答对 1 题给 1 分，共 30 分，≤20 分为异常。

附表 12 临床痴呆评定量表（CDR）

项目	无痴呆（CDR=0）	可疑痴呆（CDR=0.5）	轻度痴呆（CDR=1）	中度痴呆（CDR=2）	重度痴呆（CDR=3）
记忆力	无记忆力缺损或只有轻度不恒定的健忘	轻度、持续的健忘；对事情能部分回忆，属"良性"健忘	中度记忆缺损；对近事遗忘突出，有碍日常活动的记忆缺损	严重记忆缺损；能记住过去非常熟悉的事情，新材料则很快遗忘	严重记忆丧失；仅存片断的记忆
定向力	能完全正确定向	除时间定向有轻微困难外，能完全正确定向	时间定向有中度困难；对检查的地点能定向；在其他地点可能有地理性失定向	时间定向有严重困难；通常对时间不能定向，常有地点失定向	仅有人物定向
判断力+解决问题能力	能很好解决日常问题、处理职业事务和财务；判断力良好，与过去的水平有关	在解决问题、判别事物间的异同点方面有轻微缺损	在解决问题、判别事物间的异同点方面有中度困难；社会判断力通常保存	在解决问题、判别事物间的异同点方面有严重损害；社会判断力通常受损	不能做出判断，或不能解决问题
社会事务	在工作、购物、志愿者和社会团体方面独立的水平与过去相同	在这些活动方面有轻微损害	虽然可能还参加但已不能独立进行这些活动；偶尔检查是正常	不能独立进行室外活动；但可被带到室外活动	不能独立进行室外活动；病重得不能被带到室外活动
家庭+爱好	家庭生活、爱好和需用智力的兴趣均很好保持	家庭生活、爱好和需用智力的兴趣轻微受损	家庭活动轻度障碍是肯定的，放弃难度大的家务，放弃复杂的爱好和兴趣	仅能做简单家务，兴趣保持的范围和水平都非常有限	丧失有意义的家庭活动
个人料理	完全有能力自我照料	完全有能力自我照料	需要督促	在穿着、卫生、个人财务保管方面需要帮助	个人料理需要很多帮助；经常二便失禁

注：评分标准：

记忆（M）是主要项目，其他是次要项目。

如果至少 3 个次要项目计分与记忆计分相同，则 CDR=M。

当 3 个或以上次要项目计分高于或低于记忆计分时，CDR=多数次要项目的分值。

当 3 个次要项目计分在 M 的一侧，2 个次要项目计分在 M 的另一侧时，CDR=M。

当 M=0.5 时，如果至少有 3 个其他项目计分为 1 或以上，则 CDR=1。

如果 M=0.5，CDR 不能为 0，只能是 0.5 或 1。

如果 M=0，CDR=0，除非在 2 个或以上次要项目存在损害（0.5 或以上），这时 CDR=0.5。

特殊情况：

1. 次要项目集中在 M 一侧时，选择离 M 最近的计分为 CDR 得分（例，M 和一个次要项目=3，2 个次要项目=2，2 个次要项目=1，则 CDR=2）。

2. 当只有 1 个或 2 个次要项目与 M 分值相同时，只要不超过 2 个次要项目在 M 的另一边，CDR=M。

3. 当 M=1 或以上，CDR 不能为 0；在这种情况下，当次要项目的大多数为 0 时，CDR=0.5。

附表 13　哈金斯基（Hachinski）缺血指数量表（HIS）

请根据病人的实际情况，选择最符合病人情况的答案

临床发现	是	否
1. 急性起病	2 分	0 分
2. 阶梯式恶化（指疾病或痴呆发生后，病情停留在一个水平上，然后病情又加重，接着又停留在一个水平上，多见于多次梗塞时）	1 分	0 分
3. 波动性病程（指病情好转后又恶化的情况）	2 分	0 分
4. 夜间意识模糊	1 分	0 分
5. 人格相对保持完整	1 分	0 分
6. 抑郁	1 分	0 分
7. 躯体不适叙述	1 分	0 分
8. 情绪失禁（指情感的控制能力减弱，易哭.易笑.易怒，但情感的维持时间很短）	1 分	0 分
9. 高血压病史	1 分	0 分
10. 卒中病史	2 分	0 分
11. 动脉硬化（主要指冠状动脉.肾动脉.眼底动脉的硬化，ECG.眼底检查或脑血流图检查的证据等）	1 分	0 分
12. 神经系统局灶性症状	2 分	0 分
13. 神经系统局灶性体征	2 分	0 分

HIS 法总分：满分 18 分。

评分	诊断
>7 分	血管性痴呆
4~7 分	边界，混合性痴呆
<4 分	变性病性痴呆（老年痴呆等）

附表 14　社会支持评定量表（SSRS）

下面的问题用于反映您在社会中所获得的支持，请按各个问题的具体要求，根据您的实际情况填写。

问题	选项
1. 您有多少关系密切，可以得到支持和帮助的朋友？（只选一项）	
（1）一个也没有　　（2）1～2 个　　（3）3～5 个　　（4）6 个或 6 个以上	
2. 近一年来您：（只选一项）	
（1）远离家人，且独居一室　　　　（2）住处经常变动，多数时间和陌生人住在一起 （3）和同学. 同事或朋友住在一起　（4）和家人住在一起	
3. 您和邻居：（只选一项）	
（1）相互之间从不关心，只是点头之交　　　　（2）遇到困难可能稍微关心 （3）有些邻居很关心您　　　　　　　　　　　（4）大多数邻居都很关心您	
4. 您和同事：（只选一项）	
（1）相互之间从不关心，只是点头之交　　　　（2）遇到困难可能稍微关心 （3）有些同事很关心您　　　　　　　　　　　（4）大多数同事都很关心您	

5. 从家庭成员得到的支持和照顾（在合适的框内划 "√"）			
	无	极少	一般	全力支持
A. 夫妻（恋人）				
B. 父母				
C. 儿女				
D. 兄弟姐妹				
E. 其他成员（如嫂子）				

问题	选项
6. 过去，在您遇到急难情况时，曾经得到的经济支持和解决实际问题的帮助的来源有：	
（1）无任何来源 （2）下列来源（可选多项） A. 配偶；B. 其他家人；C. 亲戚；D. 同事；E. 工作单位；F. 党团工会等官方或半官方组织；G. 宗教. 社会团体等非官方组织； H. 其它（请列出）	
7. 过去，在您遇到急难情况时，曾经得到的安慰和关心的来源有：	
（1）无任何来源 （2）下列来源（可选多项） A. 配偶；B. 其他家人；C. 亲戚；D. 同事；E. 工作单位；F. 党团工会等官方或半官方组织；G. 宗教. 社会团体等非官方组织； H. 其它（请列出）	
8. 您遇到烦恼时的倾诉方式：（只选一项）	
（1）从不向任何人倾诉　　　　　（2）只向关系极为密切的 1～2 个人倾诉 （3）如果朋友主动询问您会说出来　（4）主动倾诉自己的烦恼，以获得支持和理解	
9. 您遇到烦恼时的求助方式：（只选一项）	
（1）只靠自己,不接受别人帮助　　（2）很少请求别人帮助	
10. 对于团体（如党组织. 宗教组织. 工会. 学生会等）组织活动，您：（只选一项）	
（1）从不参加　　　　　（2）偶尔参加	

总分：

附表 15 健康状况调查简表（SF-36）

以下问题是询问您对自己健康状况的看法，您自己觉得做日常活动的能力怎么样。如果您不知如何回答是好，就请您尽量给出最好的答案（请用 √ 在选择的答案所对应的○内标注，将得分写入□中）。

1. 总体来讲，您的健康状况是：	非常好	○	□
	很好	○	
	好	○	
	一般	○	
	差	○	
2. 跟一年前相比，您觉得您现在的健康状况是：	比 1 年前好多了	○	□
	比 1 年前好一些	○	
	跟 1 年前差不多	○	
	比 1 年前差一些	○	
	比 1 年前差多了	○	

健康和日常活动

3. 以下这些问题都与日常活动有关。请您想一想，您的健康状况是否限制了这些活动？如果有限制，程度如何？

	限制很大	有些限制	毫无限制	
（1）重体力活动，如：跑步、举重物、参加剧烈运动等	○	○	○	□
（2）适度的活动，如：移动一张桌子、扫地、打太极拳、做简单体操等	○	○	○	□
（3）手提日用品，如买菜、购物等	○	○	○	□
（4）上几层楼梯	○	○	○	□
（5）上一层楼梯	○	○	○	□
（6）弯腰、曲膝、下蹲	○	○	○	□
（7）步行 1600m 以上的路程	○	○	○	□
（8）步行 800m 的路程	○	○	○	□
（9）步行 100m 的路程	○	○	○	□
（10）自己洗澡、穿衣	○	○	○	□

4. 在过去四个星期里，您的工作和日常活动有无因为身体健康的原因而出现以下这些问题？

	是	不是	
（1）减少了工作或活动的时间	○	○	□
（2）本来想要做的事情只能完成一部分	○	○	□
（3）想要干的工作和活动的种类受到限制	○	○	□
（4）完成工作或其他活动困难增多（比如需要额外的努力）	○	○	□

5. 在过去四个星期里，您的工作和日常活动有无因为情绪的原因（如压抑或者忧虑），而出现以下问题？

	是	不是	
（1）减少了工作或活动的时间	○	○	□

（2）本来想要做的事情只能完成一部分	○	○	☐
（3）干事情不如平时仔细	○	○	☐

6. 在过去的 4 个星期里，你的健康或情绪不好在多大程度上影响了您与家人、朋友、邻居或集体的正常社会交往？	安全没影响	○	☐
	有一点影响	○	
	中等影响	○	
	影响很大	○	
	影响非常大	○	
7. 过去 4 个星期里，您有身体疼痛吗？	完全没有疼痛	○	☐
	稍微有一点疼痛	○	
	有一点疼痛	○	
	中等疼痛	○	
	严重疼痛	○	
	很严重疼痛	○	
8.过去四个星期里，身体上的疼痛影响你的工作和家务事吗？	完全没有影响	○	☐
	有一点影响	○	
	中等影响	○	
	影响很大	○	
	影响非常大	○	

您的感觉

9.以下这些问题有关过去一个月里您自己的感觉，对每一条问题所说的事情，你的情况是什么样的？

	所有的时间	大部分时间	比较多时间	一部分时间	一小部分时间	没有这种感觉	
（1）您觉得生活充实	○	○	○	○	○	○	☐
（2）您是一个敏感的人	○	○	○	○	○	○	☐
（3）您情绪非常不好，什么事都不能使您高兴	○	○	○	○	○	○	☐
（4）您心里很平静	○	○	○	○	○	○	☐
（5）您做事精力充沛	○	○	○	○	○	○	☐
（6）你的情绪低落	○	○	○	○	○	○	☐
（7）你觉得筋疲力尽	○	○	○	○	○	○	☐
（8）您是个快乐的人	○	○	○	○	○	○	☐
（9）您感觉厌烦	○	○	○	○	○	○	☐
（10）不健康影响了您的社会活动（如走亲访友等）	○	○	○	○	○	○	☐

总体健康情况

10. 请看下列每一条问题，哪一种答案最符合您的情况？

	绝对正确	大部分正确	不能肯定	大部分错误	绝对错误	
（1）我好像比别人容易生病	○	○	○	○	○	□
（2）我跟周围人一样健康	○	○	○	○	○	□
（3）我认为我的健康状况在变坏	○	○	○	○	○	□
（4）我的健康状况非常好	○	○	○	○	○	□

　　注：评分积分越高，则表示健康状况越佳。

（杜琳）